ALEXANDER R. LURIJA

Der Mann, dessen Welt in Scherben ging

Zwei neurologische Geschichten

Mit einer Einführung
von Oliver Sacks

Deutsch von Barbara Heitkam

ROWOHLT

Die Originalausgaben erschienen unter den Titeln
«Malenkaja knishka o bolschoj pamjati» (1968) und
«Poterjannyj i waswraschtschennyj mir» (1971) im Verlag
Isdatelstwo Moskowskowo Universiteta, Moskau
Übersetzung der Einführung von Oliver Sacks: Martin Hielscher
Umschlagillustration Jan Rieckhoff
Schutzumschlag- und Einbandgestaltung Büro Hamburg /
Peter Wippermann

Redaktion Harald R. Fabian und Jens Petersen

1. Auflage April 1991
Copyright © 1991 by Rowohlt Verlag GmbH,
Reinbek bei Hamburg
Einführung von Oliver Sacks
Copyright © 1991 by Oliver Sacks
Alle deutschen Rechte vorbehalten
Satz Bembo (Linotronic 500)
Gesamtherstellung Clausen & Bosse, Leck
Printed in Germany
ISBN 3 498 03865 6

Inhalt

Einführung von Oliver Sacks

Die Zeitspanne von Alexander Romanowitsch Lurijas so außerordentlich produktivem Leben umfaßte den größten Teil dieses Jahrhunderts (1902–1977). In diesem Zeitraum veränderte sich unsere Auffassung vom Gehirn und von den geistigen Funktionen tiefgreifend. Lurijas Lebensziel war die Erforschung der Strukturen des menschlichen Denkens, Wahrnehmens und Handelns, der Umstände, unter denen sie beschädigt oder gestört, und der Umstände, unter denen sie, nachdem Verletzungen oder Krankheiten sie zerrüttet haben, wiederhergestellt werden können. Seine Interessen waren breitgefächert, und im Laufe von 55 Jahren ununterbrochener Produktivität (sein erstes Buch, über Psychoanalyse, erschien 1922; seine letzten, über Gedächtnis, Sprache und kognitive Entwicklung, wurden alle in seinem letzten Lebensjahr veröffentlicht) verfaßte er umfassende Untersuchungen zu so unterschiedlichen Themen wie Neurosen, der Parkinsonschen Krankheit, Sprachstörungen, Störungen des Willens und des Handelns, Verhaltens- und kognitiven Störungen bei Kindern, komplexen Formen «geistiger Blindheit» und – was, wie ich glaube, sein Lieblingsthema war – der Natur des Gedächtnisses und des Vorstellungsvermögens. Er schrieb rund zwanzig Bücher und ein paar hundert Aufsätze, die alle von der kristallklaren Transparenz seines Denkens und seines Stils, von leidenschaftlicher Ehrlichkeit und vor allem der Liebe zu seiner Arbeit geprägt sind. Er war der bedeutendste und fruchtbarste Neuropsychologe seiner Zeit und verhalf dieser Wissenschaft zu einer Subtilität und Einfachheit, die fünfzig Jahre zuvor nicht einmal vorstellbar waren.

Sein Denken war von Anfang an von einer Überzeugung geprägt, die sich als roter Faden durch all seine Forschungen zieht: Die zerebralen, geistigen Funktionen – selbst die elementaren – sind nie ausschließlich biologischer Natur, sondern immer durch die Erfahrungen, die Interaktionen, die Kultur des Individuums bestimmt. Wer die Fähigkeiten des Menschen als Einzelphänomene betrachtet, kommt nicht weit; nur im Zusammenhang mit den gestaltenden Einflüssen des Lebens können sie untersucht und verstanden werden. Diese «soziale» Sicht teilte Lurija im besonderen mit seinem großen Lehrer Lew Wygotski, und oft sprach er von seiner Arbeit als einer Erweiterung des Wygotskischen Werkes. Auch andere übten, zu verschiedenen Zeiten, nachhaltigen Einfluß auf ihn aus, vor allem Freud und Pawlow; doch in erster Linie war Lurija ein Forscher, der ganz eigene Wege erschloß.

Nur seine frühen Studien – er befaßte sich in ihnen mit der Ausformung von Sprache und Denken beim Kind, mit dem Spielen und, in kulturvergleichenden Analysen, mit der kognitiven Entwicklung – stehen unverkennbar in der Tradition Wygotskis. Später jedoch wurde ihm klar, daß es nicht genügte, die Entwicklung der geistigen Funktionen zu erforschen; ebenso wichtig war ihm die Erforschung ihres Zusammenbruchs. So wandte er sich Ende der dreißiger Jahre der klassischen Methode klinischer Analyse zu, an der er sich bis an sein Lebensende orientierte. Es ist immer die Grundmethode der klassischen Neurologie gewesen, die Auswirkungen von Hirnschäden (wie Verwundungen, Schlaganfälle und Tumoren) auf Wahrnehmung, Gedächtnis, Vorstellungsvermögen, Sprache, «Geist» zu beobachten – auf alle mentalen Aktivitäten der Betroffenen. Lurija aber erschloß durch seine radikal andere Auffassung von den Hirntätigkeiten und den geistigen Funktionen neue Wege zum Verständnis neurologischer Prozesse, Wege, die auch, jedenfalls potentiell, therapeutische Intervention ermöglichten (im Gegensatz zur «alten» Neurologie, in deren Macht es nicht lag, irgend etwas zu *tun*).

Infolge der schrecklichen Häufigkeit schwerer Kopfverwundungen im Zweiten Weltkrieg eröffnete sich der von Lurija gerade begründeten Neuropsychologie ein weites Betätigungs- und Untersuchungsfeld, und Lurijas Werk «Die Wiederherstellung der Gehirntätigkeit nach Verwundungen» vermittelte neues Verständnis und neue Hoffnung für die Behandlung solcher Patienten. Nach dem Krieg – er wandte sich nun Opfern des Zivillebens zu, speziell Menschen, die an Hirnaneurismen und -tumoren erkrankt waren – wurden seine Studien intensiver und führten zu umfassenden Erforschungen von Sprache, Gedächtnis, Wahrnehmung, Vorstellungs- und Urteilsvermögen – von *allen* geistigen, Geist konstituierenden Funktionen. Diese Forschungen sind in einer Reihe wichtiger Bücher dargestellt wie «Das menschliche Gehirn und psychologische Prozesse», «Traumatische Aphasie», «Grundprobleme der Neurolinguistik», «Die Neuropsychologie des Gedächtnisses» und, dem monumentalsten von ihnen, «Die höheren kortikalen Funktionen des Menschen».

Dies ist die große, «klassische» Seite Lurijas; doch es gibt noch eine andere, genauso wichtige Seite, die «romantische Wissenschaft», wie er sie gern nannte. In seiner Autobiographie stellt er sie der «klassischen» Wissenschaft gegenüber:

«Der klassische Wissenschaftler zerlegt Ereignisse in ihre Bestandteile. Schritt für Schritt nimmt er sich wesentliche Einheiten und Elemente vor, bis er schließlich allgemeine Gesetze formulieren kann. Diese Methode führt unter anderem dazu, daß die lebendige Wirklichkeit in ihrer reichen Vielfalt auf abstrakte Schemata reduziert wird. Die Eigenarten des lebendigen Ganzen gehen verloren, ein Vorgang, der Goethe zu seinem berühmten Satz ‹Grau, teurer Freund, ist alle Theorie, und grün des Lebens goldener Baum› führte.

Der romantische Wissenschaftler läßt sich von genau entgegengesetzten Interessen, Einstellungen und Vorgehensweisen leiten. Er folgt nicht dem Weg des Reduktionismus, jener maßgeblichen Philosophie der klassischen Schule. Romantiker in der Wissenschaft haben weder das Bedürfnis, die lebendige Wirklichkeit in elementare Komponenten aufzuspalten, noch wollen sie den Reichtum der konkreten Lebensprozesse in abstrakten Modellen darstellen, die die Phänomene ihrer Eigenheiten entkleiden. Ihre wichtigste

Aufgabe sehen sie darin, den Reichtum der Lebenswelt zu bewahren, und sie erstreben eine Wissenschaft, die sich dieses Reichtums annimmt.»

Diese Idee einer «romantischen Wissenschaft» hat Lurija schon sehr früh beschäftigt, doch kam sie erst während der letzten Jahre seines Lebens voll zum Ausdruck: in seinen beiden «neurologischen Romanen», «Kleines Porträt eines großen Gedächtnisses» und «Der Mann, dessen Welt in Scherben ging».

Als «Der Mann, dessen Welt in Scherben ging» 1973 in den USA veröffentlicht wurde, war ich so begeistert von diesem Buch, daß ich eine Rezension schrieb, die zu einem Essay über Lurija auswuchs. Noch größer war meine Begeisterung, als er mir antwortete (mir war, als hätte ich einen Brief von Freud bekommen!). In diesem Brief (vom 19. Juli 1973) umreißt er unter anderem seine Einstellung zu seiner eigenen Arbeit: «Frei heraus gesagt – mir liegt diese Art ‹biographischer› Studie, wie ich sie über Schereschewski [den Gedächtniskünstler] und Sassezki geschrieben habe, sehr am Herzen... erstens weil es sich um ein Stück ‹romantischer Wissenschaft› handelt, die ich einführen wollte, zum Teil aber auch deshalb, weil ich strikt *gegen* einen formalen statistischen Ansatz und *für* eine qualitative Untersuchung bin, *für* jedes Bemühen, die *Faktoren* ausfindig zu machen, die der Persönlichkeitsstruktur zugrunde liegen... Nur im *Stil* unterscheiden sich diese beiden Bücher von den anderen; das *Prinzip* bleibt erhalten.»

Und in einem anderen, sechs Tage später verfaßten Brief heißt es: «Ich war mir immer darüber im klaren und sehr sicher, daß einer guten klinischen Beschreibung von Fällen eine Leitfunktion in der Medizin zukommt, vor allem in der Neurologie und Psychiatrie. Leider ist die Kunst des Beschreibens, über die die großen Neurologen und Psychiater des 19. Jahrhunderts so souverän verfügten... heute fast vollkommen in Vergessenheit geraten.»

Lurija sah es als seine Aufgabe an (als eine seiner beiden Lebensaufgaben), eine romantische Wissenschaft neu zu begründen (die andere war die Etablierung der Neuropsychologie, einer neuen analytischen Wissenschaft). Die beiden Unternehmungen standen nicht im Gegensatz zueinander, sondern ergänzten sich in jeder Hinsicht. In diesem Sinne sprach er von seinem Bedürfnis, zwei Arten von Büchern zu schreiben: «systematische» Bücher (wie «Die höheren kortikalen Funktionen») und «biographische» oder «romantische» Bücher (wie die beiden Geschichten in diesem Band). Diese waren in seinen Augen nicht weniger wichtig als jene, sondern sie stellten für ihn nur eine andere (und, auf ihre Art, genauso exakte) Wissenschaft dar, so notwendig wie die klassische und diese ergänzend. Daß dabei eine Literatur entsteht, die so überaus lesbar, so zugänglich ist, ist kein Zufall, sondern entspricht dem Wesen des Unternehmens: einen Patienten, einen Menschen in seiner Ganzheit darzustellen und dabei gleichzeitig die persönlichen Muster seines Lebens zu zeichnen – jene Verschmelzung von Gemälde und Anatomie, von der Hume träumte.

Eine solche Synthese – einen Menschen abzubilden und zugleich zu zergliedern, den Traum eines Romanciers mit dem eines Wissenschaftlers vereinend – hat als erster Freud unternommen; und Freuds grandiose Fallgeschichten kommen einem sofort in den Sinn, wenn man die Texte Lurijas liest. In ihrer Präzision, ihrer lebendigen Kraft, ihrer Vielschichtigkeit, Tiefe und Detailfreude lassen sie sich in der Tat nur mit Freuds Beschreibungen vergleichen (obwohl sie sich natürlich auch stark von ihnen unterscheiden, so wie die Neuropsychologie sich von der Psychoanalyse unterscheidet). Beide erkunden letztlich das Wesen des Menschen; beide weisen neue Wege, über den Menschen nachzudenken.

Eine Besonderheit der «Biographien» Lurijas: Sie umfassen einen Zeitraum von *dreißig Jahren* – weder Freud noch irgend jemand sonst hat je eine Fallgeschichte veröffentlicht, in der ein so langer Lebensabschnitt geschildert wird. Wirklich einzigartig jedoch werden sie durch ihren Stil, die Verknüpfung von exakter Analyse mit einer zutiefst persönlichen Einfühlung. Die strenge Analyse dient dazu, ein «Syndrom» darzustellen, eine Krankheit oder Veranlagung oder

11

veränderte Funktion in ihrer Ganzheit; aber das Syndrom, auf diese Weise zerlegt, ist in eine Person eingebettet, in ein Individuum, das dem Leser mit einer an Belletristik erinnernden Natürlichkeit und Kraft vor Augen geführt wird. Und beide sind miteinander verwoben – immer ist das Syndrom auf die Person und die Person auf das Syndrom bezogen, immer das Persönliche mit dem Wissenschaftlichen verschmolzen. Ob Lurija diese Verschmelzung vollständig gelungen ist, muß letztlich der Leser beurteilen; aber der *Impuls* dazu – das muß immer wieder betont werden – war sehr mutig und neu. Es war Lurija, der dieses Genre des neurologischen «Romans» überhaupt erst erfunden hat.

Er schreibt: «Ich habe versucht, mich an Walter Paters ‹Imaginären Porträts› zu orientieren... nur daß meine Bücher keine *Phantasie*porträts waren.» Keine Phantasieporträts, aber mit Phantasie porträtiert; denn Lurija mußte eine gewaltige, kreative Synthese- und Phantasiearbeit leisten, um aus den nackten Tatsachen so ungeheuer lebendige und schöne Fallgeschichten zu machen wie die über Schereschewski und Sassezki. Diese Fallgeschichten schildern – was nicht überraschen kann – Extreme, denn gerade sie sind zugleich exemplarisch und äußerst lehrreich, ob es sich nun um die Hypertrophie bestimmter Fähigkeiten handelt (wie im Fall des Gedächtniskünstlers mit seinem gewaltigen Vorstellungs- und Erinnerungsvermögen) oder um den verheerenden Zusammenbruch bestimmter zerebraler und geistiger Funktionen, wie bei dem geplagten, hirngeschädigten Sassezki.

Ivy McKenzie, ein großer Arzt seiner Zeit, schrieb: «Der Arzt beschäftigt sich (im Gegensatz zum Naturwissenschaftler) ...nur mit einem einzigen Organismus, dem Menschen, der seine Identität unter widrigen Umständen zu bewahren sucht.» Als Neuropsychologe untersucht Lurija Krankheiten und Syndrome, den Aufbau und den Abbau zerebraler und geistiger Funktionen; aber als romantischer Wissenschaftler und Arzt beschäftigt er sich einzig und allein mit der Identität, spürt sie heraus, erkennt ihre Anfälligkeit, kümmert sich um sie und stärkt sie in ihrem Kampf mit den Widrigkeiten. Und daher sind seine «biographischen» Arbeiten in erster Linie und unabhängig von den konkreten Fällen Studien und Geschichten über einzelne Menschen in ihrer Ganzheit – über ihren Geist, ihr Leben, ihre Welt, ihr *Überleben*.

Im «Kleinen Porträt» ist die wissenschaftliche Studie in eine seltsame und sehr menschliche Geschichte eingebettet – hier verschmilzt der Wissenschaftler mit dem Romancier. Lurija beschreibt, wie der Chef des Mnemonikers – er arbeitete zu der Zeit noch als Journalist – darauf aufmerksam wurde, daß Schereschewski sich bei der morgendlichen Redaktionskonferenz, auf der die Aufträge verteilt wurden, erstens (im Gegensatz zu seinen Kollegen) nie Notizen zu machen brauchte und zweitens, obwohl er gar nicht aufzupassen schien, auch alle Aufträge seiner Kollegen behielt – ja, alle Aufträge, die sie je erhalten hatten! Er schickte Schereschewski («S.») zur Untersuchung in das «Laboratorium» des Autors. Der junge Lurija machte die üblichen quantitativen Tests von S.'s Erinnerungsvermögen und war dann bestürzt von der Entdeckung, daß die Fassungskraft seines Gedächtnisses überhaupt keine Grenzen zu haben schien. Was sein Gedächtnis auch aufnahm, es schien dort für immer und ohne jegliche Abnutzungserscheinung gespeichert zu werden.

Wie konnte S., überlegte Lurija, so mühelos und wirkungsvoll unzählige Dinge im Kopf behalten? Diese Frage war der Ausgangspunkt für eine umfassende Studie, die Jahre beanspruchte – eine Studie, die zeigte, wie S.'s Erinnerungsvermögen mit einer außerordentlichen Form der Visualisierung und Wahrnehmung gekoppelt war, vor allem aber, daß man sich nicht einfach das Gedächtnis vornehmen konnte, sondern alle geistigen Fähigkeiten erforschen mußte und, damit verbunden, die ganze Persönlichkeit. Die Einzigartigkeit von S.'s Wahrnehmungen und Assoziationen wird etwa in einer Äußerung gegenüber Wygotski deutlich: «Was für eine gelbe, mürbe Stimme Sie haben.» Jedes Geräusch, jeder Blick, jeder Geruch, jede Empfindung, jedes Wort und manchmal sogar jede Silbe von jedem Wort; jede Idee, jedes Bild, jeder Gedanke

– das wurde allmählich deutlich – führten in S.'s Kopf sofort zu einem Ausbruch synästhetischer Assoziationen, die alles, das Visuelle, Akustische und Taktile, miteinander verbanden. Jede Wahrnehmung und jeder Gedanke wurden auf diese Weise für immer in S.'s Geist eingeschrieben. Er konnte nichts mehr vergessen – er konnte jederzeit diese Eruption von Synästhesien reproduzieren und auf diese Weise die Wahrnehmung oder den Gedanken rekonstruieren, der sie hervorgerufen hatte.

Aber dieser wunderbare Vorgang hatte auch seine Tücken. So löste ein Gedichtvers bei S. wohl Tausende von Assoziationen aus (zur «Form», zum «Geruch», zum «Gefühl» jeder einzelnen Silbe), aber er war vollständig unfähig, die *Bedeutung* des Verses zu verstehen. So war der außerordentliche Reichtum seines Geistes zugleich eine Quelle der Verwirrung, eine Art Bühne, auf der unzählige beziehungslose (oder nur zufällig zusammenhängende) Phantasiegebilde und Fragmente von großer halluzinatorischer Lebendigkeit in chaotischen Turbulenzen durcheinanderwirbelten.

Wie konnte dieser Exzeß, dieser zerstörerische Reichtum geordnet werden? Gemeinsam fanden S. und Lurija eine Antwort darauf; eine Antwort (das ist wirklich faszinierend), die schon die Antike kannte und die als «Kunst der Erinnerung» hoch entwickelt war – was weder Lurija noch sein Klient wußten. Die beiden entdeckten, daß S.'s ausuferndes und maßloses Visualisierungs- und Erinnerungsvermögen geordnet wurde, indem er anschauliche Vorstellungsbilder (was in der Antike «imagines agentes» genannt wurde) an bestimmten Stellen («Topoi») innerhalb einer mentalen Struktur ansiedelte. Wurde S. dann gebeten, sich eine Tabelle mit willkürlich gewählten Zahlen einzuprägen, assoziierte er diese zum Beispiel mit Bäumen oder Statuen, die er im Geist in bestimmten Abständen an einer bekannten Straße in Moskau plazierte. Um die Zahlen wieder abzurufen, mußte er nun nur noch in der Vorstellung diese Gedächtnis-Straße hinuntergehen, wobei jeder «Baum» und jede «Statue», an der er vorbeikam, eine Zahl aus der vorgegebenen Reihe verkörperte, die er nur «abzulesen» brauchte. Als er diese Kunst immer besser beherrschte, hängte er seinen Beruf als Journalist an den Nagel und trat in Theatern und Varietés als Gedächtniskünstler auf. Auf diese Weise erzielte er eine gewisse Stabilität und konnte gleichzeitig aus der merkwürdigen Verfassung seines Geistes Kapital schlagen, eine Selbstausbeutung und Konzentration, die ihn vielleicht teuer zu stehen kam.

Man mag darin auch eine faszinierende Parallele zu Borges' Kurzgeschichte «Das unerbittliche Gedächtnis» sehen; denn beide, der argentinische Schriftsteller wie der russische Psychologe, zeigen in einer manchmal geradezu unheimlichen Parallelität das gleichermaßen Wunderbare wie Pathologische, Mitleiderregende einer solchen Geistesverfassung.

Über seinen Protagonisten Funes schreibt Borges: «Wir nehmen mit einem Blick drei Gläser auf einem Tische wahr; Funes alle Triebe, Trauben und Beeren, die zu einem Rebstock gehören… Ein Kreis auf einer Schiefertafel, ein rechter Winkel, ein Rhombus – das sind Formen, die wir ganz und gar wahrnehmen können; ebenso erging es Funes mit den verwehten Haaren eines jungen Pferdes, mit einer Viehherde auf einem Hügel… Ich weiß nicht, wie viele Sterne er am Himmel sah… Er war – vergessen wir das nicht – zu allgemeinen platonischen Ideen so gut wie nicht imstande.»

Wie Funes, so auch S., der Gedächtniskünstler: Die wunderbare Kraft seiner unmittelbaren, konkreten Wahrnehmungen, seiner Vorstellungen, Erinnerungen ging mit einem seltsamen Ausfall – oder vielleicht einem Überspringen – jener höchsten geistigen Funktionen einher, die Kurt Goldstein als das «Abstrakte» und das «Kategorielle» bezeichnete. Von Menschen mit solch einem geistigen Zustand könnte man sagen, daß sie nicht in einer einheitlichen Welt, einem «Universum» leben und es auch nicht zu entwerfen vermögen, sondern wohl eher in einer überreichen, völlig unbeständigen, halb traumartigen Welt, einer Welt, die William James «Multiversum» nannte. Die starke, überwältigende Anschaulichkeit der Wahrnehmungen, Vorstellungsbilder und Erinnerungen solcher Menschen ist für uns, mit unserer schwächlichen Einbildungskraft, fast unvorstellbar:

«In der vollgepfropften Welt von Funes», schreibt Borges, «gab es nichts als Einzelheiten, fast unmittelbarer Art... Niemand... hat die Hitze und den Druck einer derart nimmermüden Wirklichkeit gefühlt, wie sie Tag und Nacht auf dem unseligen Ireneo [Funes]... lastete.»

Genauso erging es S.; und im letzten Abschnitt seines «Porträts» wendet sich Lurija von der phänomenologischen Beschreibung von S.'s Geist ab, um eine ergreifende Schilderung seines existentiellen Dilemmas zu geben:

«Wenn man S.'s diffuse synästhetische Erfahrungen und seine besonders verfeinerten Vorstellungen bedenkt, wie sollte er etwas anderes werden als ein Träumer?... seine Träume ersetzten allmählich das Handeln.»

Die ungeheuer starken Vorstellungs- und Traumbilder überschwemmten S. immer mehr, lösten sich von seinem Willen und seinem Leben zunehmend ab; verstärkten, in Lurijas Worten, ein «Er» statt des «Ich». Und umgekehrt führte das zu einer tragischen und unvermeidlichen Hilflosigkeit und Passivität des «Ich», einem mitleiderregenden Warten darauf, daß irgend etwas geschähe.

«Er lebte in der Erwartung, daß etwas, an dessen Kommen er fest glaubte, irgendwann eintreten würde, und überließ sich dem Träumen und ‹Sehen›, statt sein Leben aktiv in die Hand zu nehmen. Sein Gefühl, daß etwas besonders Schönes mit ihm geschehen würde, begleitete ihn das ganze Leben, etwas, das all seine Probleme lösen und sein Leben einfach und verständlich machen würde. Das ‹sah› er und wartete. Dementsprechend war alles, was er in seinem Leben tat, bloß ‹vorübergehend›, etwas, das er tun mußte, bis das, worauf er wartete, schließlich kam...»

Es dürfte – so Lurija in seiner Schlußfolgerung – schwerfallen zu sagen, was für S. realer war: die Phantasiewelt, in der er lebte, oder die Wirklichkeit, in der er nur vorübergehend Gast war.

Im «Kleinen Porträt» liefert Lurija dem Leser nicht nur eine brillante Analyse von der geistigen Verfassung des Mnemonikers S.; er zeigt auch, wie sehr ihn die Misere des Gedächtniskünstlers berührt. Diese Anteilnahme und dieses

Mitleid sind sogar noch auffallender im «Mann, dessen Welt in Scherben ging»; S.'s Elend ist so außerordentlich quälend.

Beide Fallgeschichten lassen die rein medizinische oder wissenschaftliche Darstellungsform hinter sich und begründen ein neues literarisches Genre, das von einer übergreifenden und umfassenden Idee des Narrativen und einer so unangestrengt schönen wie luziden Sprache geprägt ist. In der Geschichte vom «Mann, dessen Welt in Scherben ging» spürt man von Anfang an das spannungsvolle Arrangement, man merkt, daß hier ein Geschichtenerzähler am Werk ist (auch wenn die Geschichte, wie die meisten wahren Geschichten, kein Ende hat). Obwohl, wie Lurija anmerkt, der Autor dieser Lebensgeschichte ihr Held Sassezki ist, sollten wir sie in jedem Punkt als reines Gemeinschaftswerk betrachten. Eine solche Darstellung ist in diesem Jahrhundert wohl ohne Beispiel; man muß schon bis ins 19. Jahrhundert zurückgehen, zu den anonymen «Confessions d'un Ticqueur», in deren Text die Kommentare des behandelnden Arztes verwoben sind; die «Bekenntnisse» bilden den Anfang von Meiges und Feindels Buch über «Tics». Lurija ist sich dieser Tradition durchaus bewußt, aber er erneuert sie radikal.

Sassezki wird 1942 von Granatsplittern schwer verwundet und seine linke Gehirnregion im Bereich der Scheitel- und der Hinterhauptslappen schwer geschädigt (mit den Erzählerstimmen von Sassezki und Lurija verwoben ist eine Reihe von wunderbar klar und einfach formulierten «Abschweifungen» über Neuroanatomie und zerebrale Funktionen). Diese Zerstückelung wirkt sich auf sein ganzes Leben aus: Er leidet an einem unerträglichen, andauernd wechselnden visuellen Chaos – die Gegenstände in seinem Sehfeld (in dem, was von seinem Sehfeld übriggeblieben ist) sind unstabil, schimmern unbeständig, verschieben sich, so daß alles wie in einem ständigen Fluß erscheint. Es ist ihm unmöglich, seine rechte Körperhälfte zu sehen oder sie sich auch nur vorzustellen, ja das Gefühl für eine «rechte Seite» ist sowohl aus der Außenwelt als auch aus seinem Selbst verschwunden. Er ist einer dauernden, beinahe unvorstellbaren Unsicherheit über seinen Körper ausgesetzt: Manchmal denkt er, daß Teile davon sich verändert haben, daß sein Kopf ungeheuer groß, sein Rumpf extrem klein, seine Beine versetzt sind. Manchmal denkt er, daß sein rechtes Bein irgendwo oberhalb seiner Schulter ist, möglicherweise auch über seinem Kopf. Er vergißt ebenfalls, wie Teile seines Körpers überhaupt funktionieren – so daß er sich zum Beispiel auf der Toilette nicht daran erinnert, wie er seinen Darm entleeren kann.

Aber, was alles überschattet und unendlich schwerer als alles andere wiegt: sein Gedächtnis, seine Sprache und sein Denken haben sich vollkommen aufgelöst: «In meinem Gedächtnis ist nichts, ich kann mich an kein einziges Wort erinnern... Alles, was ich im Gedächtnis behalten habe, ist buchstäblich in einzelne Teile zersplittert...» Und so fühlt er sich wie «ein seltsames Kind» oder wie jemand, der verhext worden ist oder sich in einem grauenhaften Traum verloren hat, obwohl auch «ein Traum... nicht so lange dauern und nicht so eintönig sein [kann]. Also bringe ich diese Jahre nicht im Traum zu... was ist das für eine schreckliche Krankheit!» Manchmal glaubt er sogar, daß er getötet worden ist, weil der frühere Sassezki, sein früheres Ich und seine Welt, «verloren» sind. Aber weil seine Frontallappen noch intakt sind, ist er sich seiner Situation vollkommen bewußt und in der Lage, entschlossen und einfallsreich alles nur Erdenkliche zu tun, um seine Lage zu bessern. Der Bericht erzählt die Geschichte dieser Anstrengungen, bei der Arzt und Patient eine sehr intime, kreative und ernsthafte Beziehung eingehen, eine Form der Beziehung, die weit über alles aus dem «Kleinen Porträt» hinausgeht, eine Beziehung – über die nie gesprochen wird, die unsichtbar bleibt und doch allgegenwärtig ist –, die auch das eigentliche Wesen der Medizin, der Fürsorge, ist und diesem Bericht so viel Wärme, Gefühl und ethische Schönheit verleiht; er erzählt gleichermaßen von dieser gemeinsamen Anstrengung wie von Schäden und Ausfällen. Und damit wird er zu einer Geschichte vom *Überleben* – vom Überleben und, mehr noch, von einer Art Transzendenz.

Sassezkis Hoffnungslosigkeit und Verzweiflung gehen mit dem heftigen und unzähmbaren Willen einher, sein Schicksal zu bessern und alles nur Erdenkliche zu tun, um zu gesunden und seinem Leben wieder *Sinn* zu geben. Sowohl in Sassezkis als auch in Lurijas Sprache wimmelt es dabei von militärischen Metaphern. Der ursprüngliche Titel der Aufzeichnungen, Sassezkis Titel, lautete «Ich kämpfe von neuem!», und vom Anfang bis zum Schluß zeichnet und bewundert Lurija ihn als einen Kämpfer.

Dieses Werk wäre ohne Sassezkis eigene Aufzeichnungen nicht möglich gewesen, der wegen seiner schweren Amnesie und Aphasie seine Erinnerungen und Gedanken nur dann festhalten konnte, wenn sie ihm gerade einfielen (denn er konnte weder lesen noch behalten, was er aufgeschrieben hatte); diese Aufzeichnungen entstanden völlig willkürlich, unter den entsetzlichsten Schwierigkeiten und sehr langsam. Sassezki war oftmals ganz unfähig, sich an irgend etwas zu erinnern oder zu schreiben, und er konnte bestenfalls ein paar Sätze pro Tag notieren. Dennoch gelang es ihm mit seiner schier unglaublichen Ausdauer und Zähigkeit, *dreitausend Seiten* in zwanzig Jahren zu schreiben und sie dann – und das ist der springende Punkt – zusammenzustellen, zu ordnen und auf diese Weise sein verlorenes Leben wiederzuerlangen, zu rekonstruieren und aus den Fragmenten ein sinnvolles Ganzes zu machen. Es sprach alles total gegen ihn, wie Lurija sagt; viel wahrscheinlicher ist (und ist es für solche Patienten auch heute noch), daß sie für immer «verloren» sind, daß ihre Welt für immer in «Scherben» liegt. Das galt mit Sicherheit für einige seiner zerebralen Funktionen («in mancher Hinsicht ist er so hilflos wie zuvor geblieben»), aber es galt nicht für sein «Leben» – für die Art, wie er, indem er seine eigene Erzählung konstruierte, auch das Gefühl für die Lebenswelt, für gelebtes Leben, für sein *eigenes* Leben wiedererlangte, es sich wiederaneignete und mit Sinn erfüllte. Das meint Lurija, glaube ich, wenn er sagt: «In einem gewissen Sinne kann man von ihm wohl behaupten, daß er gesiegt hat.»

Und vielleicht verweist das auch auf eine allgemeine Wahrheit, die für uns alle gilt, auch wenn wir sie von Sassezki noch einmal neu lernen müssen – eine Lektion, die uns auch Sokrates, Freud, Proust erteilen: daß ein Leben, ein menschliches Leben, erst dann wirklich eines ist, wenn man es erforscht;

daß es erst dann ein Leben ist, wenn man es sich durch wahr-
haftige Erinnerungsarbeit aneignet; und daß solch eine Erinnerungsarbeit nichts Passives, sondern etwas sehr Aktives
ist: die aktive und kreative Konstruktion des eigenen Lebens,
das Entdecken und Erzählen der eigenen Lebensgeschichte.
So gesehen liegt eine tiefe Ironie darin, daß es in diesen beiden
wunderbaren und einander ergänzenden Geschichten der
Mann der Erinnerung ist, der Gedächtniskünstler, der in diesem Sinne sein Leben verliert, während der Amnesist, dessen
Welt in Scherben gegangen ist, sein Leben gewinnt und wie-
dergewinnt.

Über den Verfasser

Dies ist eine Erzählung über einen Augenblick, der ein Leben zerstörte.

Dies ist eine Erzählung darüber, wie eine Kugel den Schädel eines Menschen durchschlug, in sein Gehirn drang und seine Welt in Tausende von Bruchstücken zertrümmerte, die er bei bestem Willen nicht wieder zusammenfügen konnte.

Dies ist die Geschichte eines Menschen, der alle Kräfte einsetzte, um seine Vergangenheit zurückzugewinnen und dadurch seine Zukunft zu erobern, der Bericht über einen Kampf, der nicht zum Sieg führte, und über einen Triumph, der den Kampf nicht beendete.

Der Verfasser dieser Zeilen ist nur bedingt der Autor der Geschichte. Der wahre Autor ist deren Held.

Vor mir liegt ein Stoß von Heften, von vergilbten, selbstgemachten Heften der Kriegszeit und von dicken, in Wachstuch eingeschlagenen Heften der folgenden Jahre friedlichen Lebens.

Sie enthalten fast dreitausend Seiten.

Ihnen hat der Held dieses Berichts ein Vierteljahrhundert Arbeit gewidmet, in dem Bemühen, die Geschichte seines Lebens, die Folgen seiner schrecklichen Verwundung aufzuschreiben – tagaus, tagein, Stunde um Stunde.

Zusammengefügt hat er seine Erinnerungen aus Gedächtnissplittern, die ohne Zusammenhang plötzlich auftauchten. Er hat sich bemüht, sie in einen logischen Kontext einzuordnen, obwohl jedes Wort, an das er sich zu erinnern, jeder Satz, den er zu bilden, jeder Gedanke, den er zu fassen versuchte, ihm quälende Anstrengungen abverlangte. Wenn es gut lief, schaffte er eine, höchstens zwei Seiten an einem Tag, und danach fühlte er sich völlig erschöpft. Schreiben war seine einzige Verbindung mit dem Leben, seine einzige Hoffnung, der Krankheit nicht zu erliegen und zumindest einen Teil dessen zurückzugewinnen, was er verloren hatte. Dieses Tagebuch erzählt von einem verzweifelten Kampf ums Leben, mit einer Meisterschaft, um die Psychologen ihn beneiden könnten. Es ist das Buch eines unauffälligen Helden, den der Krieg hervorgebracht hat.

Die Seiten des Tagebuches, dem unser Held selbst zunächst den Titel «Geschichte einer schrecklichen Verwundung» gab und das er später «Ich kämpfe von neuem!» nannte, sind in unterschiedlichen Perioden geschrieben worden. Begonnen hat er sein Tagebuch im zweiten Jahr nach seiner Verwundung. Er hat es während eines Vierteljahrhunderts weitergeführt, wobei er immer wieder auf frühere Episoden zurückkam.

Der Verfasser dieser Zeilen hat sich mit aller zu Gebote stehenden Sorgfalt bemüht, das bewundernswerte Dokument zu studieren. Ich habe die Eintragungen chronologisch geordnet und so die Geschichte der Verwundung anhand der Aufzeichnungen des Kranken rekonstruiert. Ich habe sodann versucht, eine Charakteristik jener so tiefgreifenden Veränderungen im Bewußtsein zu liefern, die durch die Kugel hervorgerufen wurden, durch die Zerstörung von Bereichen des Gehirns, die für dessen normales Funktionieren unabdingbar sind.

Ich habe dem eigene Beobachtungen im Lauf des Vierteljahrhunderts hinzugefügt, in dem ich den Helden dieser Geschichte als Patient im Lazarett und in der Klinik regelmäßig besuchte. Ich freundete mich mit meinem Helden an; ich begriff, welch brillanten Geist diese Verwundung zerstört hatte; und in mir regte sich der Wunsch, anderen jene Gefühle und Gedanken mitzuteilen, die sich in den vielen Arbeitsjahren herauskristallisiert hatten.

Das Resultat ist dieser knappe Beriucht, ein Bericht, der zu einem erheblichen Teil von einem Menschen verfaßt wurde, für den das Schreiben jeder Zeile das Ergebnis titanischer Anstrengungen war und dem es gelang, ganze Bilder seiner in Tausende von Bruchstücken zertrümmerten Welt wieder zusammenzufügen.

Hier ist keine einzige Zeile erfunden. Jede Aussage ist durch Hunderte von Beobachtungen und Protokollen bestätigt worden. Der Verfasser dieser Zeilen fühlte sich nicht berechtigt, irgendwelche Eingriffe an den Eintragungen im Tagebuch seines Helden vorzunehmen. Ich habe daher nur Passagen aus einzelnen Heften ausgewählt, ohne deren Stil oder Sinn zu verändern.

Der Leser wird diesen Bericht zu würdigen wissen – den Bericht über einen Menschen, der mit der Zähigkeit des Verdammten darum kämpfte, die Funktionen seines geschädigten Gehirns zurückzugewinnen. Auch wenn er in mancher Hinsicht so hilflos blieb wie zuvor – letztlich ging er als Sieger aus diesem zermürbenden, ungleichen Kampf hervor.

A. R. Lurija

Vielleicht wird jemand mit Fachwissen vom menschlichen Gehirn meine Krankheit verstehen und dahinterkommen, was eine Hirnverletzung im Verstand, im Gedächtnis und im Körper eines Menschen anrichtet. Vielleicht wird er meine Anstrengungen zu würdigen wissen und mir helfen, einige der Probleme in meinem Leben zu vermeiden. Ich weiß, es wird zur Zeit viel geredet, über den Kosmos, über kosmische Räume und davon, daß unsere Erde nur ein winziges Teilchen dieses unendlichen Universums ist. Aber in Wirklichkeit machen sich die Menschen selten Gedanken darüber; das Höchste, was sie sich vorstellen können, sind Flüge zu benachbarten Planeten, die um die Sonne kreisen. Flüge von Kugeln, Granat- oder Bombensplittern, die den Schädel eines Menschen aufreißen, das Gehirn vergiften und verbrennen, Gedächtnis, Sehvermögen, Gehör und Bewußtsein verstümmeln – daran finden die Menschen heutzutage nichts Ungewöhnliches. Aber wenn das nichts Ungewöhnliches ist, warum bin ich dann krank? Warum funktioniert mein Gedächtnis nicht, warum kehrt mein volles Sehvermögen nicht zurück? Warum rauscht und schmerzt mein Kopf ständig? Warum höre und verstehe ich nicht gleich, was andere Menschen sagen? Es ist deprimierend, die Welt, die man durch Verwundung und Krankheit verloren hat, von neuem begreifen, diese winzigen Trümmer wieder zu einem geschlossenen Ganzen zusammenfügen zu müssen.

Ich habe meiner Schrift den Titel «Ich kämpfe von neuem!» gegeben. Ich wollte beschreiben, wie dieses Unglück über mich kam und wie es mich seit meiner Verwundung quält. Ich habe die Hoffnung nicht aufgegeben. Ich bemühe mich, meine Situation durch Weiterentwicklung von Sprache, Gedächtnis, Denken und Verstehen zu verbessern. Ja, ich kämpfe darum, ein Leben zurückzugewinnen, das ich verloren habe, als ich verwundet und krank wurde.

L. Sassezki

Der Mann, dessen Welt
in Scherben ging

Die Vergangenheit

Am Anfang war alles so einfach.

Seine Vergangenheit war wie die anderer Menschen: Das Leben war nicht leicht, aber unkompliziert; die Zukunft schien vielversprechend zu sein.

Noch heute erinnert er sich gern daran, und auf den Seiten seines Tagebuchs kommt er immer wieder auf dieses verlorene Leben zurück:

«1941, unmittelbar vor Kriegsbeginn, beendete ich mein drittes Studienjahr an einem polytechnischen Institut und hoffte, bald praktische Erfahrungen in einem Spezialbetrieb sammeln zu können. In meiner Phantasie malte ich mir meine Arbeit in dem Betrieb, der einige der bedeutendsten Projekte in der Entwicklung hatte, schon aus. Eine selbständige Arbeit für eine bessere Zukunft – das erschien mir als ideales Praktikum für meinen Studienabschluß am Institut.

Schon als Kind war ich aus irgendeinem Grund fasziniert von den Wissenschaften, vom Wissen im allgemeinen, und begierig sog ich jede Information, die ich aufschnappen konnte, in mich hinein – in der Schule, in studentischen Arbeitsgruppen, im täglichen Leben. Ich wollte ein vielseitiger Sowjetbürger werden, der fähig ist, seinem Land mit Hilfe von Wissenschaft und Technik auf mannigfaltige Weise zu dienen.

Ich war keine zwei Jahre alt, als mein Vater in den Kohlengruben, in denen er als Minenningenieur arbeitete, unerwartet verstarb. Nach seinem Tod machte meine Mutter mit vier kleinen Kindern schwere Zeiten durch, denn sie war völlig ungebildet und wußte nicht, wie sie es anstellen sollte, eine Rente für die Kinder zu erhalten. Aber sie war harte Arbeit gewöhnt, und so schreckte sie nicht vor der Mühsal des neuen Lebens zurück, sondern brachte es irgendwie fertig, uns Kinder mit Kleidung und Schuhwerk zu versehen, uns zu essen zu geben und für ein Dach über unseren Köpfen zu sorgen; sie schaffte es sogar, uns zur Schule zu schicken, als die Zeit gekommen war. Auch ich wurde eingeschult, machte mich sehr gut in der Grundschule und absolvierte nach weiteren sechs Jahren die Mittelschule mit Auszeichnung. Bald, so dachte ich, würde ich auch das Institut absolviert haben. Zwei Jahre noch? Eine Kleinigkeit! Was sollte mich jetzt noch auf meinem Weg aufhalten? Sobald ich mein Diplom hatte, würde ich beginnen, meine Mutter zu unterstützen. Es wurde Zeit, daß sie sich ausruhen konnte.»

Manchmal erinnerte er sich an seine Kindheit, anfangs nur dunkel, später jedoch mit erstaunlicher Klarheit:

«Wie sich herausstellt, kann ich mich doch an meine Kindheit erinnern, sogar an mein erstes und zweites Jahr in der Grundschule. Ich erinnere mich an die Lehrerin, die mich damals unterrichtete, an ihren Namen – Marja Gawrilowna Lapschina – und an die Namen meiner besten Freunde – Sanka Mironow, Wolodka Salomatin, Tanja Rasina, Adja Protopowa, Marussja Lutschnikowa.

Ich erinnere mich an Kinderspiele, die Melodien unserer Kinderlieder, daran, wie ich in der zweiten Klasse gemeine Verse über Kinder schrieb, die ich nicht mochte. Ich erinnere mich, daß man mich zu einem Treffen der Jungen Pioniere nach Moskau schickte; irgendwie kam es nie richtig in Gang, aber ich erinnere mich an das Pionierlager und die Versammlung, die wir abhielten. Ich erinnere mich auch an meine Heimatstadt Jefipan, an bestimmte Teile und an die Stadt als Ganzes, an meine besten Freunde und die Lehrerin in der Grundschule.

Ich erinnere mich, was mit Wörtern wie Erde, Sonne, Mond, Sterne und Weltall gemeint war (wie nur ein Kind – ein Schüler – sich daran erinnern und daran denken kann).»

Weiter hinten in seinem Tagebuch finden wir weitere Erinnerungen an das Leben in dem friedlichen Städtchen, in dem er seine Kindheit und Jugend verbrachte:

«Jefipan war einst ein altes Kaufmannsstädtchen. In der Stadtmitte steht eine große Kathedrale mit vielen Fresken der Jungfrau und des Jesuskinds und mit einem goldenen Kreuz auf der Turmspitze. Von der Kathedrale führen strahlenförmig die Straßen durch die Stadt, anfangs gesäumt von zwei- und dreistöckigen Häusern, weiter weg von einstöckigen hölzernen Kaufmannshäusern. In den Vororten stehen noch drei oder vier Kirchen... Einen Kilometer von Jefipan entfernt gibt es ein Flüßchen, das von Norden nach Süden fließt... Um dorthin zu kommen, muß man links eine abschüssige Straße hinuntergehen oder bei der Kirche Mariä Himmelfahrt einem steilen, gewundenen Pfad folgen... Und unsere Familie... Sie wohnte in einer kleinen Straße, der Parkowaja, im zweiten Stock... Drei Häuser weiter kommt ein kleiner Park, in dem es immer so still und friedlich ist.»

Der Krieg

Und plötzlich war alles jäh zu Ende.

«Ich ging frühmorgens durch die Stadt und dachte auf dem Weg zum Institut über meine Zukunft nach, als ich plötzlich (ich zuckte wirklich zusammen!) die schreckliche Nachricht hörte: Krieg mit Deutschland. Das Praktikum wurde abgesagt. Unser Institut mußte die Ferien streichen und den Lehrplan verkürzen, so daß wir das Studium mit dem Programm des Abschlußjahres fortsetzen konnten. Meine Kurse, jetzt als Programm des vierten Studienjahrs bezeichnet, bildeten keine Ausnahme. Doch die deutschen Faschisten, diese Barbaren, begannen unser Territorium zu besetzen. Es war notwendig, die Heimat zu verteidigen. Der Mobilmachung des Komsomol folgend, erboten sich die Komsomolzen unseres vierten Studienjahrs, an die Front zu gehen und das Institut bis zur Beendigung des Krieges vorübergehend zu verlassen.

Und nun erinnere ich mich, daß ich irgendwo an der Westfront kämpfte. Und daß ich an der Schläfe verwundet wurde. Einen Monat später war ich wieder an der Front, kämpfte gegen die Feinde. Die Zeit unseres Rückzugs gehörte längst der Vergangenheit an. Unsere Truppen griffen nur noch an, waren ständig auf dem Vormarsch. Schon war das Jahr 1943 gekommen. Westlicher Frontabschnitt. Raum Smolensk. Irgendwo bei Wjasma an der Worja hatte ein Zug Schützen mit Tornisterflammenwerfern Stellung bezogen. Er hatte den Auftrag, sich während der geplanten Offensive gegen die Deutschen einer Schützenkompanie anzuschließen. Der Zug der Flammenwerfer sollte zusammen mit der Schützenkompanie die Verteidigungsstellung der Deutschen am anderen Ufer der Worja durchbrechen. Wir warteten auf den Befehl zum Angriff. Auf diesen Befehl warteten Kompanie und Zug schon den zweiten Tag. Es war Anfang März, das Wetter warm und sonnig, aber noch feucht. Unsere Filzstiefel waren völlig durchnäßt, und wir alle wollten unverzüglich angreifen. Wenn nur der Befehl zum Angriff käme, wenn er nur käme...

Ich ging noch einmal durch die Reihen der Soldaten (ich war nämlich der Kommandeur des Flammenwerferzuges), unterhielt mich mit jedem der Kämpfer, teilte den Zug gleichmäßig auf die Schützenkompanie auf und begann ebenfalls auf den Befehl zu warten. Ich schaute nach Westen – zum anderen Ufer der Worja, wo die Deutschen lagen. Das Ufer war sehr steil. Aber Schwierigkeiten sind dazu da, daß man sie überwindet, dachte ich, und wir werden sie überwinden! Wenn nur der Befehl käme!

Und dann kam er. Alle begannen sich zu rühren. Unsere Geschütze krachten. Eine Minute lang, eine zweite, eine dritte. Und dann war alles still. Doch plötzlich kam Bewegung in die Reihen – alle rückten über den vereisten Fluß vor.

Die Sonne schien hell zu strahlen, obwohl sie längst untergegangen war. Die Deutschen schwiegen. Zwei oder drei Deutsche verschwanden rasch in der Tiefe des Geländes. Kein Schuß, kein Laut. Auf einmal begannen die Kugeln der Deutschen zu pfeifen, Maschinengewehre hämmerten links und rechts. Auch über meinen Kopf pfiffen Kugeln hinweg. Ich warf mich in Deckung. Aber lange warten konnte ich nicht, zumal unsere Männer das steile Ufer zu erklimmen begannen. Unter MG-Beschuß sprang ich vom Eis, stürmte vor – dorthin, nach Westen, und...»

Nach der Verwundung

«In einem hell erleuchteten Zelt, irgendwo nicht weit von der vordersten Frontlinie, kam ich zu mir...

Aus unerfindlichen Gründen konnte ich mich auf nichts besinnen, konnte ich nichts sagen. Es war, als sei mein Kopf völlig hohl und leer und hätte keinerlei Bilder, Gedanken oder Erinnerungen, als schmerzte er nur dumpf und rauschte, als drehte sich alles darin.

Nur von Zeit zu Zeit tauchte das undeutliche Bild eines Menschen mit robustem breitem Gesicht auf. Er trug eine Brille, durch die gereizte, ja wütende Augen blickten und den Ärzten und Sanitätern bedeuteten, was mit mir – ich lag auf dem Operationstisch – zu tun sei. Über mich beugten sich mehrere Leute in blendendweißen Kitteln, mit schneeweißen Kappen auf dem Kopf, mit Mullbinden, die das Gesicht bis zu den Augen verdeckten. Ich erinnere mich sehr dunkel, daß ich auf dem Operationstisch lag und mich mehrere Leute so fest an den Armen, an den Beinen und am Kopf gepackt hielten, daß ich nicht ein einziges Glied rühren konnte.

Ich weiß nur noch, daß mich Sanitäter und Ärzte festhielten, erinnere mich, daß ich aus irgendeinem Grund schrie und nach Luft rang... erinnere mich, daß über meine Ohren, meinen Hals dunkles, klebriges Blut lief und ich auf den Lippen und im Mund einen salzigen Geschmack verspürte...

Ich weiß noch, daß mein Schädel fast zersprang, daß er brummte und dröhnte, daß sich im Kopf ein starker und heftiger Schmerz bemerkbar machte. Aber ich habe keine Kraft mehr, kann nicht mehr schreien, ich bekomme keine Luft, mein Atem stockt, das Leben kann jeden Augenblick aus meinem Körper entweichen.

Zu jener Zeit hatte ich keinerlei Gedanken. Ich schlief ein, wachte auf. An irgend etwas denken, irgend etwas überlegen, mich auf irgend etwas besinnen – das konnte ich damals überhaupt nicht, weil mein Erinnerungsvermögen sehr schwach war, so, wie auch mein Leben nur noch an einem seidenen Faden hing. Ich wurde mir nicht sofort meiner selbst bewußt, begriff nicht gleich, was mit mir war, und konnte lange (viele Tage lang!) nicht dahinterkommen, wo ich denn die Wunde hatte. Ich schien mich durch die Kopfverletzung einfach in ein seltsames Kind verwandelt zu haben.

Ich höre die Stimme des Arztes, der sich mit jemandem unterhält. Ich kann den Arzt nicht sehen und schenke ihm keine Beachtung. Plötzlich kommt der Arzt zu mir, berührt mich mit irgend etwas und fragt: ‹Nun, wie geht es, Genosse Sassezki?› Ich schweige, beginne aber schon zu überlegen, was er da zu mir sagt. Und als er mir mehrmals meinen Namen nennt, erinnere ich mich endlich, daß ‹Sassezki› mein Familienname ist, und da erst antworte ich ihm: ‹Ganz gut.›

Kurz nach meiner Verwundung schien ich ein neugeborenes Wesen zu sein, das schaut, hört, bemerkt, beobachtet, wiederholt, wahrnimmt, selbst aber noch nichts weiß. So war ich anfangs. Im Laufe der Zeit, durch häufiges Hören von Wörtern, die immer wieder verwendet wurden, bildeten sich gleichsam Merkblätter, Gedächtnisinseln, mit deren Hilfe ich mir das Leben um mich herum zusammenreimen und mich an die Bedeutung von Wörtern zu erinnern begann.

Gegen Ende des zweiten Monats nach der Verwundung konnte ich mich schon an Lenin, an Sonne und Mond, Wolke und Regen, an meinen Familiennamen, meinen Vor- und Vatersnamen erinnern. Manchmal fiel mir sogar wieder ein, daß ich irgendwo eine Mutter und zwei Schwestern, daß ich auch einen Bruder hatte, der zu Beginn des Krieges (er diente in Litauen in der Armee) als vermißt gemeldet worden war.

Später fing mein Bettnachbar an, sich für mich zu interessieren. Er versprach sogar, meinen Angehörigen einen Brief zu schreiben, sobald ich mich an meine Heimatadresse

erinnern würde. Aber wie soll ich mich an meine Heimatadresse erinnern? Das ist schrecklich schwer. Und ich werde
mich wohl nicht an meine Adresse erinnern können, wenn
mir nicht einmal die Vornamen meiner Schwestern und meiner Mutter einfallen wollen.»

«Was ist denn nur mit mir?»

Er begriff alles, er sah alles, was ihn umgab. Er wußte, daß er
in einem Lazarett war; daß um ihn Kameraden waren; daß
Schwestern und Krankenwärterinnen ihn pflegten; daß er
verwundet worden und mit ihm etwas Entsetzliches geschehen war. Aber er fühlte, daß er in irgendeinem Nebel lebte,
daß die Welt nicht mehr die gleiche war wie früher, daß er
selbst ein anderer geworden, daß jetzt alles anders war. Was
war das nur? Was war mit ihm?

«Durch die Verwundung habe ich alles vergessen, was ich
einmal gelernt und was ich einmal gewußt habe... Ich habe
alles vergessen und nach der Verwundung angefangen, mich
wieder zu entwickeln und zu vervollkommnen – wenigstens
bis zu einem gewissen Punkt. Dann ist meine Entwicklung
plötzlich stehengeblieben, und seither befinde ich mich auf
jenem Entwicklungsstand. Am schlimmsten steht es mit
meinem Gedächtnis: Ich habe alles auf der Welt vergessen,
und jetzt fange ich wieder an, mit dem Gedächtnis eines
Kindes Dinge zu erfassen, mir einzuprägen und zu begreifen...

Ich bin durch die Verwundung ein abnormer Mensch geworden, wenn auch nicht in dem Sinne, daß ich geisteskrank
wäre – ganz und gar nicht. Ich bin in dem Sinne zu einem
abnormen Menschen geworden, daß ich einen ungeheuren
Gedächtnisverlust und lange Zeit nicht einmal Spuren von
Erinnerungen hatte.

In meinem Gehirn herrschen ständig Durcheinander und
Wirrwarr, machen sich andauernd Defekte und Mängel bemerkbar.

Bei mir war früher alles so (a); jetzt ist es so (b) geworden:

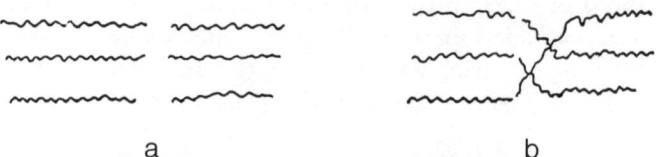

a   b

Ich befinde mich in einer Art Nebel, wie in einem schweren Halbschlaf. In meinem Gedächtnis ist nichts, ich kann mich an kein einziges Wort erinnern, in der Erinnerung fliegen nur irgendwelche Bilder vorbei, undeutliche Visionen, die plötzlich auftauchen und ebenso plötzlich wieder verschwinden, um einer neuen Vision Platz zu machen, und ich bin außerstande, auch nur eine einzige zu begreifen oder mir zu merken.

Alles, was ich im Gedächtnis behalten habe, ist buchstäblich in einzelne Teile ohne Zusammenhang zersplittert und zerstückelt. Deshalb reagiere ich so abnorm auf jedes Wort, auf jeden Gedanken, bei jedem Versuch, den Sinn von Wörtern zu verstehen.»

Das erkannte nicht nur er. Ihm schien – nein, er war überzeugt, daß auch andere das bemerkten und alles wußten, daß er jetzt ein anderes Wesen war, zu nichts fähig, nur noch dem Anschein nach ein Mensch; daß er in Wirklichkeit gestorben war und lediglich äußerlich weiterlebte; daß er im Krieg getötet worden war.

«Sie haben jetzt endgültig begriffen, was eine Hirnverletzung bedeutet; sie wissen, wie ich vor dem Krieg, vor der Verwundung war und wie ich jetzt bin – unfähig und untauglich zu jeder Arbeit, zu nichts nütze.

Ich habe allen immer und immer wieder gesagt, daß ich mich nach der Verwundung in einen anderen Menschen verwandelt habe, daß ich 1943, am 2. März, getötet worden, doch infolge der besonderen Lebenskraft meines Organismus wie durch ein Wunder am Leben geblieben bin. Aber wenn ich jetzt auch lebendig zu sein scheine, die Schwere der Verwundung schwächt meine Konstitution, läßt mir keine Ruhe, und ich fühle mich ständig so, als ob ich in einem Traum, einem schrecklichen und grausamen Traum lebe; als ob ich einfach kein Mensch mehr bin, sondern nur noch dessen Schatten; als ob ich mich in einen zu nichts fähigen Menschen verwandelt habe.»

Er wurde am 2. März «getötet» – und lebte jetzt ein unbegreifliches Leben, in einem Halbschlaf, der es ihm schwermachte zu glauben, daß er wirklich lebte...

«Seit meiner Verwundung lebe ich bis heute eine Art unbegreifliches Doppelleben. Einerseits träumt mir im Schlaf, daß ich plötzlich ganz anomal geworden bin – fast ein völliger Analphabet, halbblind und krank. Ich kann dieses Unglück, zu dem es nach meiner Kopfverwundung gekommen ist, einfach nicht fassen...

Ich beginne, anders zu denken, und zwar, daß ein Mensch nicht so lange schlafen kann, zumal wenn er weiß, daß Jahr um Jahr vergeht... Ich habe angefangen zu glauben, daß ich träume, einen schrecklichen Traum!

Doch mir kamen auch andere Gedanken: Und wenn das nun kein Traum ist, sondern das Ergebnis der Kopfverwundung! Und ich dann neu lernen muß, mir alle Buchstaben einzuprägen, um Bücher lesen zu können...

Es fiel mir schwer zu glauben, daß dies wirklich das Leben war, aber warten, bis ich aus dem Traum erwachen würde (ist es denn ein Traum?), wollte ich auch nicht. Überdies versuchte meine neue Therapeutin mich zu überzeugen, daß ich nicht im Traum, nicht im Schlaf lebe, sondern im wachen Zustand, daß schon das dritte Kriegsjahr ins Land gegangen ist und daß ich durch die schwere Kopfverletzung krank und zum Analphabeten geworden bin.

Träume ich also nicht die ganze Zeit? Ein Traum kann nicht so lange dauern und nicht so eintönig sein. Also bringe ich diese Jahre nicht im Traum zu, also schlafe ich nicht, sondern bin wach. Doch was ist das für eine schreckliche Krankheit! Bis heute kann ich nicht zu mir kommen, bis heute erkenne ich mich selbst nicht, wie ich war und wie ich geworden bin.

Ab und zu, wenn ich meinen heutigen Geisteszustand betrachte, frage ich mich: ‹Bin ich das wirklich? Träume ich oder ist dies die Realität? Es dauert schon zu lange, um ein Traum zu sein. So etwas gibt es nicht, vor allem dann nicht, wenn man weiß, wie schnell die Zeit vergeht. Aber wenn das kein Traum ist, sondern Wirklichkeit, warum bin ich dann immer noch krank? Warum schmerzt und rauscht mein Kopf immer noch, wird mir immer schwindlig? ...

Und nach wie vor träume ich davon, mich wieder in die Gesellschaft einzugliedern, denn ich will kein hoffnungsloser Fall sein. Ich bemühe mich aus Leibeskräften, diesen Traum zu verwirklichen, wenn auch nur tröpfchenweise, nach und nach, den mir verbliebenen Möglichkeiten entsprechend. Diese zwiespältige Empfindung: ‹Bin ich das oder bin ich es nicht?› – ‹Träume ich das alles oder erlebe ich das im wachen Zustand?› bewirkt, daß ich lange mit krankem Kopf nachdenken und überlegen muß, was ich tun und wie es weitergehen soll.»

Die Zeit verging, doch der qualvolle Zustand dieses Menschen, dessen Bewußtsein in lauter Scherben zerschlagen war, dauerte an.

Zu der Zeit hatte er die Front weit hinter sich gelassen. Eine ganze Kette von Lazaretten war an ihm vorübergezogen – zuerst in Moskau (damals eine Frontstadt), später in kleinen Provinzstädten. Das Gebäude einer früheren Schule – saubere große Krankenzimmer, ehemalige Klassenräume. «Wie fühlen Sie sich, Sassezki?» Dann wieder Züge, Busse. Später die lange Eisenbahnreise, Stationen huschen vorbei, immer neue Nachbarn in den Abteilen des Lazarettzuges. Und dann der Ural – das Rehabilitationshospital.

Das Rehabilitationshospital

Er kam an einen stillen, bezaubernden Ort, eine Oase in den Stürmen des Krieges, in ein Lazarett, wo Hunderte von Soldaten mit ähnlich schweren Verwundungen untergebracht waren.

Er hat diesen Ort gut in Erinnerung behalten und ihn mit beneidenswerter Prägnanz beschrieben:

«Ringsum breitet sich eine herrliche Landschaft aus: Bald taucht ein riesiger, von Nadelbäumen gesäumter See auf, bald ein anderer See von noch größeren Ausmaßen, bald ein dritter See; ringsum aber, wohin man auch blickt, ragen gewaltige Nadelbäume auf... und wenn man nach oben schaut, wirkt der Himmel dunkler und schimmert bläulich, während die Sonne ganz grell erscheint.

Die Stöße des Lastwagens reizen mich, und mir tut die Wunde irgendwo im Innern meines Kopfes weh... Aus unerfindlichen Gründen scheint sich das Auto seit einiger Zeit auf der Stelle zu drehen... Doch dann taucht noch ein See auf, und dann sehe ich plötzlich ein großes dreistöckiges Gebäude, dann noch andere, alle im Wald verstreut. Das Auto hält, wir sind am Ziel.»

Diese erstaunliche Schönheit umgibt ihn; in seinem Innern aber ist Leere. Der Kopfverband ist abgenommen worden, er wird nicht mehr benötigt; äußerlich ist die Wunde verheilt. Doch in welchem Kontrast zu allem, was ihn umgibt, steht auch weiterhin sein qualvoller Zustand!

«Ich muß immer noch Silbe für Silbe lesen wie ein Kind; nach wie vor leide ich darunter, daß ich mich nicht an bestimmte Worte und ihre Bedeutung erinnern kann; nach wie vor hält mich ‹geistige Aphasie› gefangen; noch immer kehren das Gedächtnis, mein Wissen, meine Bildung nicht zurück.

In meinem Kopf streiten zwei Gedanken. Der eine sagt mir hartnäckig, daß mein Leben verloren ist und jetzt niemandem mehr nützt, daß ich so bleiben werde bis zu meinem Tod, der nicht mehr fern ist. Der andere Gedanke sagt mir immer, daß noch nicht alles verloren ist, daß ich leben muß, daß man durch die Zeit geheilt werden kann, daß auch die Medizin ihren Teil dazu beitragen wird.

Ich bin zu einem abnormen Menschen geworden, in dem Sinne, daß ich einen riesigen Teil des Gedächtnisses eingebüßt habe und mich beim Denken lange Zeit nicht an seine Reste erinnern konnte...

Ich bin zu einem Menschen geworden, der nicht mit anderen Menschen sprechen kann, verschiedene Dinge und Begriffe nicht verstehen, nicht richtig lesen kann; den Kopfschmerzen und Schwindelgefühle, verschiedenartige Anfälle und Schmerzen quälen.

Und ich habe angefangen, öfter über das Leben nachzudenken, darüber, ob es gebraucht wird.

Und dann sind da noch die ewigen Zweifel: ‹Lebe ich im Traum oder im Wachen?› Ich kann immer noch nicht glauben, daß ich so stark am Kopf verwundet worden bin, und klammere mich daran, daß ich das alles nur träume. Und die Zeit jagt so seltsam und schnell dahin, als ob ich im Traum lebe...

Monate, Jahre, Jahrzehnte gehen an mir vorüber. Also träume ich das alles doch nicht, sondern nehme die Wirklichkeit wahr, die sich nach meiner Verwundung hundertfach zum Schlechten gewandelt hat!...

Es kommt mir so vor, als befinde ich mich in einem Alptraum, in einem Teufelskreis, aus dem es für mich keinen Ausweg gibt...

Ich blicke mit Augen, die nichts begreifen, auf die Welt, die mich umgibt, erinnere mich an die vor nicht allzu langer Zeit erlittene seltsame Kopfverletzung, an die Folgen dieser schrecklichen Verwundung. Und oft stehen mir einfach die Haare zu Berge, und ich denke: Ist das wirklich alles im Wachen geschehen und nicht im Schlaf, im Traum? Wird das wirklich... wirklich... bis an das traurige Ende meines Lebens so sein?»

Wie bildhaft er die Natur wahrnimmt, wie reizvoll die Umwelt für ihn ist, wie schwer er verstandesmäßig in alles eindringt, was er wahrnimmt...

«Ich verstehe, daß Umwelt all das ist, was ich sehe, höre, empfinde, mit meinem Kopf begreife. Seit der Verwundung fällt es mir schwer, die Welt um mich herum zu verstehen und zu begreifen. Dazu kommt, daß ich mir bis heute nicht gleich das entsprechende Wort ins Gedächtnis rufen kann, wenn ich etwas sehe oder mir im Geiste vorstelle (einen Gegenstand, eine Erscheinung, eine Pflanze, ein Tier, einen Vogel, einen

Menschen); oder aber ich höre einen Laut, ein Wort, ein Gespräch, kann mich jedoch nicht gleich daran erinnern, was sie bedeuten.»

Was ist das nur? Warum ist alles so anders geworden? Warum befindet er sich plötzlich in einer Welt, die in Tausende von Bruchstücken zersplittert ist? Warum können sich seine Gedanken nicht zu einem Ganzen zusammenfügen?

Unsere erste Begegnung

Ich begegnete meinem Helden Ende Mai 1943 zum erstenmal, fast drei Monate nach seiner Verwundung. Um den Verlauf seiner Krankheit zu verfolgen, besuchte ich ihn dann über einen Zeitraum von sechsundzwanzig Jahren hinweg ziemlich regelmäßig, manchmal nur in längeren Abständen, sonst jede Woche.

So begann unsere Freundschaft, so wurde ich Zeuge der langen, qualvollen Jahre seines beharrlichen Kampfes, um die Funktionen seines geschädigten Gehirns wiederzugewinnen – um, am Leben geblieben, zum Leben zurückzufinden.

Mein Arbeitszimmer im Rehabilitationshospital betrat ein junger Mann, fast ein Knabe noch. Er sah mich mit verlegenem Lächeln an und hatte dabei irgendwie linkisch den Kopf gebeugt. Später erfuhr ich, daß die rechte Seite seines Gesichtssinns ausgefallen war und er sich, um etwas zu erkennen, umdrehen und die unversehrt gebliebene linke Hälfte benutzen mußte.

Ich fragte ihn, wie es ihm gehe. Er schwieg eine Zeitlang und sagte dann schüchtern: «Ganz gut.» Ich fragte, wann er verwundet worden sei, und diese Frage brachte ihn offenkundig in Verlegenheit: «... das ist... nun, das ist... wie ist das... schon wieviel... wahrscheinlich zwei... oder drei...» Wo er zu Hause sei? «Nun da... zu Hause... ich will da schreiben... und kann nicht...» Wen er dort habe? «... das ist... Mama... und noch... nun, wie heißen die beiden?...»

Augenscheinlich erfaßte er den Sinn meiner Fragen nicht sofort, und die Worte fielen ihm nicht gleich ein; jeder Versuch einer Antwort löste bei ihm eine qualvolle Suche aus.

«Versuchen Sie, diese Seite zu lesen!» – «Nein, was ist das? ...ich weiß nicht... ich verstehe nicht, was das ist... Nein, was ist das?» Er versuchte, sich das Blatt anzusehen, wobei er es seitwärts vor das linke Auge hielt, es weiter nach rechts und nach links bewegte und verwundert die Wörter und Buchstaben betrachtete: «Nein... ich kann nicht! ...» – «Nun, dann schreiben Sie, wie Sie heißen und woher Sie sind!» Und abermals verzweifelte Versuche: Ungelenk ergreift er den Bleistift, zuerst am falschen Ende, tastet dann nach dem Papier, wieder erfolglose Versuche – aber die Buchstaben gelingen nicht – er ist verwirrt – er kann nicht schreiben! Er ist wirklich zum Analphabeten geworden. «Versuchen Sie zu rechnen, irgend etwas Einfaches, addieren Sie zum Beispiel sieben und sechs!» – «Sieben... sechs... wie geht denn das? ...sieben... nein, ich kann nicht... nein, ich habe keine Ahnung...» – «Beschreiben Sie, was Sie auf dem Bildsehen.»–«...das ist...was denn...sitzt...und dieser... aber hier irgendwie... was ist denn das? Und dieser hier... ich weiß nicht... wahrscheinlich ist hier etwas... wie ist denn das?...» – «Und jetzt heben Sie Ihren rechten Arm!» – «Der rechte... rechte... linke... nein, ich weiß nicht... Wo ist denn der rechte Arm? ...Was ist rechts... oder links... Nein...Nein...Bei mir kommt doch nichts dabei heraus...»

Was für qualvolle, krampfhafte Versuche jede Frage hervorruft, was für heftige Emotionen der Hilflosigkeit sie erzeugt.

«Dann erzählen Sie, wie Sie an die Front gekommen sind!» – «...nun, es begann hier schon... das... begann sich bei uns abzuzeichnen... etwas Schlimmes... den Rückzug anzutreten... nun... und damit Schluß!...Ich habe schon geglaubt, daß alles... wenn schon einmal so eine Sache herausgekommen ist... nun also... nun also... Man hat mich instruiert... wie lange!...Fünf...das ist...dann hat man mich gehen lassen... und dann der Angriff... Ich erinnere mich deutlich... das ist... Tja, dann bin ich verwundet worden... tja, und das ist alles...» Wie qualvoll das Bemühen, das zu erzählen, was noch frisch im Gedächtnis ist, wie erfolglos die Versuche, die richtigen Worte zu finden!

«Sagen Sie, welchen Monat haben wir jetzt?» – «Jetzt... wie ist das... jetzt ist Mai!!» Ein Lächeln erscheint auf seinem Gesicht: Immerhin hat er das Wort gefunden. «Nun zählen Sie auf: Januar, Februar, März...» – «Ja, ja... März, April, Mai, Juni... also...» Und wieder ist er zufrieden. – «Welcher Monat kommt vor dem September? ... – «Vor dem September? ... Wie geht denn das? ... September, Oktober, nein, nicht so... bei mir wird das nichts...» – «Und was kommt vor dem Winter?» – «Vor dem Winter... oder nach dem Winter... Sommer... oder irgend etwas... nein. Das gelingt mir nicht...» – «Und vor dem Frühjahr?» – «Vor dem Frühjahr... jetzt haben wir Frühjahr... aber davor... oder danach... ich bin schon völlig durcheinander... nein... Bei mir kommt nichts dabei heraus...» Und wieder qualvolle, erfolglose Versuche.

Was ist das nur?

Nach wie vor nimmt er die Natur deutlich wahr. Er erlebt die Stille, die ihn umgibt; begeistert lauscht er dem Rauschen des Waldes, und aufmerksam betrachtet er den Spiegel des Sees. Beharrlich bemüht er sich, einen Auftrag zu erfüllen, eine Frage zu beantworten, das richtige Wort zu finden. Jede Schwierigkeit, jeden Mißerfolg nimmt er sich zu Herzen. Mit Leichtigkeit zählt er die gewohnte Reihenfolge auf: «Januar, Februar, März, April...» Wie einfach das ist! Aber warum kann er nicht sagen, welcher Monat vor dem September kommt? Warum weiß er nicht, wo seine rechte und wo seine linke Hand ist? Warum kann er nicht zwei einfache Zahlen addieren? Warum erkennt er die Buchstaben nicht mehr? Warum kann er nicht schreiben? Warum macht ihn jeder Versuch, einen Gegenstand zu benennen oder den Inhalt einer Abbildung zu erzählen, so hilflos?

Was ist mit ihm?

Was ist das für eine Hirnverletzung, die die unmittelbare Wahrnehmung der Welt und die Subtilität der Emotionen unversehrt gelassen hat; die Absichten, Wünsche und die Fähigkeit, jeden der eigenen Mißerfolge klar einzuschätzen, verschont; die solche schrecklichen Schwierigkeiten auslöst bei jedem Versuch, ein Wort zu finden, einen Gedanken auszudrücken, Geschriebenes zu lesen oder zwei Zahlen zu addieren, die ein Zweitkläßler mit Leichtigkeit zusammenzählt? Was ist mit ihm geschehen? Was ist nur los?

Auszüge aus der Krankengeschichte Nr. 3712

«Unterleutnant Sassezki, 23 Jahre alt, erlitt am 2. März 1943 eine Schußverletzung des Schädels im Bereich des Scheitelbeins links am Hinterkopf. Die Verwundung hatte einen längeren Bewußtseinsverlust zur Folge und wurde, trotz rechtzeitiger Versorgung der Wunde unter den Bedingungen eines Feldlazaretts, durch eine Entzündung kompliziert, die Adhäsionen in den Hirnhäuten sowie ausgeprägte Veränderungen in den umgebenden Geweben der Hirnsubstanz hervorrief.

Der Splitter ist in die Substanz der hinteren Scheitelbeinregionen des Gehirns eingedrungen und hat das Gewebe dieser Bereiche zerstört.

Kompliziert wurde die Verwundung durch den lokalen entzündlichen Prozeß, der begrenzt wurde durch die Bereiche in der unmittelbaren Umgebung der Verwundung. Aber die hinteren Regionen der linken Hemisphäre, die entscheidend sind für die räumliche Wahrnehmung, sind irreversibel geschädigt. Die bereits einsetzende Narbenbildung wird unvermeidlich eine partielle Atrophie der in der Nähe der Wunde gelegenen Strukturen der Hirnsubstanz zur Folge haben.»

Ein anderer Auszug aus der Krankengeschichte basiert auf einem Röntgenbild und gibt den Zustand zehn Jahre nach der Verwundung wieder.

Man hatte Luft in den Rückenmarkskanal eingeleitet, mit dem Ergebnis, daß diese die Konturen der Hirnkammern sowie jene Hohlräume ausfüllte, die durch Schrumpfung des Gewebes in der unmittelbaren Umgebung des Einschusses entstanden waren. «Der Prozeß der Vernarbung hat atrophische Veränderungen der Medulla und im linken Seitenventrikel verursacht. Seine Wände sind an die Oberfläche des Gehirns hochgezogen, die unter der Membran gelegenen Räume stark erweitert worden.»

Aber welche Folgen wird dieser Prozeß haben? Wie soll man das Bild jener tiefgreifenden Veränderungen erklären, die wir oben beschrieben haben und die der Kranke selbst so gut kennt?

Wenden wir uns wissenschaftlichen Erkenntnissen über die Funktionen des Gehirns und seiner einzelnen Teile zu.

Exkurs über die Anatomie des Gehirns

Erste Abschweifung

Stellen wir uns vor, ein Gehirn ist dem Schädel entnommen und auf ein Glastischchen gelegt worden. Vor uns haben wir eine graue Masse, die von tiefen Furchen und konvexen Windungen durchzogen ist. Sie läßt sich in zwei Hemisphären unterteilen – eine linke und eine rechte; sie sind durch ein festes kallöses Band, den Balken, verbunden. Äußerlich ist diese Substanz von gleichmäßig grauer Farbe, es handelt sich um die Rinde der großen Hemisphären. Obwohl höchstens vier bis fünf Millimeter stark, besteht sie aus einer riesigen Zahl von Nervenzellen, die das Substrat der überaus komplexen psychischen Prozesse sind. Die äußeren Schichten der Rinde sind ihrer Entstehung nach jünger als die inneren. Unter der feinen Rinde befindet sich eine weiße Substanz aus unzähligen, dicht an dicht liegenden Fasern, die einzelne Sektoren der Rinde verbinden, an der Peripherie entstehende Reize weiterleiten und in der Rinde ausgelöste Reaktionen zur Peripherie zurücksenden. Noch tiefer folgen weitere Schichten grauer Substanz. Sie bilden die subkortikalen Kerne des Hirns, die ältesten und am höchsten entwickelten Apparate, in denen von der Peripherie ausgehende Reize eintreffen und verarbeitet werden.

So gleichförmig und unscheinbar das Gehirn auch aussieht – es ist das höchste Produkt der Evolution, dieses Organ, das Informationen aufnimmt, verarbeitet und speichert, das Verhaltensprogramme entwirft und deren Ausführung steuert.

Vor ganz kurzer Zeit wußten wir noch wenig über das Gehirn, über seinen Aufbau und seine funktionale Organisation. Die Lehrbücher waren voll von vagen Mutmaßungen, aus denen lediglich winzige Inseln exakten Wissens hervorragten, und von phantastischen Annahmen, die dazu führten, daß sich Darstellungen des Gehirns kaum von mittelalterlichen Weltkarten unterschieden.

Heute wissen wir dank der Arbeiten bedeutender Wissenschaftler vieler Länder der Welt weitaus mehr über das menschliche Gehirn, und obwohl sich unsere Vorstellungen noch auf den untersten Stufen wahrer Wissenschaft befinden, sind sie doch schon weit entfernt von jenen unklaren Mutmaßungen und nicht überprüften Annahmen, auf die sich das Wissen unserer Großväter beschränkte.

Diese neuen Erkenntnisse ermöglichen es uns denn auch, besser zu erfassen, was die Verwundung bei Sassezki bewirkt hat.

Man kann mit Bestimmtheit sagen, daß der oberflächliche Eindruck, den wir beim Betrachten der unscheinbaren Masse des Gehirns gewinnen, in denkbar starkem Gegensatz steht zu der unglaublichen Komplexität und Differenziertheit, die dieses Organ in Wirklichkeit besitzt. Die graue Kernsubstanz, sein Hauptteil, setzt sich ja nicht nur aus einer enormen Menge von Nervenzellen (Neuronen), den Grundelementen der Hirntätigkeit, zusammen; einige Wissenschaftler schätzen ihre Zahl auf 14 Milliarden, andere noch höher. Wichtiger ist, daß diese Neuronen ein strenges Organisationsschema haben: Einzelne Regionen oder «Blöcke» unterscheiden sich radikal in ihren Funktionen.

In Anbetracht der Komplexität der hier behandelten Fragen heben wir zur Vereinfachung die drei wichtigsten Komponenten des menschlichen Gehirns, die drei Hauptblöcke dieses erstaunlichen Apparates, hervor (vgl. Abb. 1).

Den ersten von ihnen könnte man als «energetischen Block» oder «Tonusblock» bezeichnen. Er liegt an der Basis des Gehirns, in den oberen Schichten des Hirnstammes und in der Formatio reticularis, dem Steuerzentrum für alle lebenswichtigen Hirnaktivitäten.

Ein Teil dieses Blocks, der in den Tiefen der grauen Substanz liegt, ist das, was die Alten als «Sehhügel» (Thalamus) bezeichneten, was in Wirklichkeit nur entfernt mit dem Sehen zu tun hat. Er ist die erste Station für die Impulse, die von den Sinnesorganen zum Gehirn geleitet werden.

Wenn diese Impulse zur Hirnrinde zurückgeleitet werden, versetzen sie sie in den Normalzustand von Tonus und Energie. Wenn der Zustrom dieser Impulse aufhört, wird der Tonus der Rinde herabgesetzt, und der Mensch gerät in einen schläfrigen Zustand, später fällt er in den Schlaf. Dieser Apparat speist das Gehirn wie eine Energiequelle elektronische Geräte.

Dieser Block blieb bei unserem Patienten unversehrt, sein waches Bewußtsein und die allgemeine Aktivität daher unbeeinträchtigt.

Der zweite Hauptblock des Gehirns liegt in den hinteren Bereichen der großen Hemisphären und erfüllt eine sehr wichtige Funktion. Da ein Teil gerade dieses Blocks bei unserem Patienten durch die Verwundung zerstört worden ist, sollten wir ausführlicher darauf eingehen.

Dieser Block ist nicht zuständig für die Energieversorgung der Hirnrinde, sondern für die Aufnahme, Verarbeitung und Speicherung der Informationen, die der Mensch von der Außenwelt empfängt. Der Mensch nimmt Tausende von Gegenständen – vertraute und fremde – wahr. Er nimmt unzählige Signale seiner Umwelt auf. Die Widerspiegelungen, die diese Reize auf der Netzhaut unseres Auges hervorrufen, gelangen über feinste Nervenfasern zu den hinteren Bereichen des Gehirns, genauer: zum optischen Cortex, der Sehrinde.

Dort wird das visuelle Bild in Millionen von Komponenten zerlegt, denn die Nervenzellen der hinteren Hirnrinde sind hochspezialisiert. Einige unterscheiden feinste Farbschattierungen, andere reagieren nur auf fließende, runde oder eckige Umrisse, wieder andere nur auf Bewegung von einem peripheren zu einem zentralen Punkt oder umgekehrt. Das ist das «primäre, kortikale Sehzentrum» – ein wahrhaft erstaunliches Laboratorium, das die Bilder der Außenwelt in Millionen von Bestandteilen zerlegt. Auch dieser Teil der Rinde ist bei Sassezki unversehrt geblieben.

An ihn schließt sich an, was die Fachleute als «sekundäres Sehzentrum» bezeichnen. Die gesamte Rinde besteht aus winzigen Nervenzellen mit kurzen Fortsätzen; sie ähneln kleinen Sternen und werden daher «Sternzellen» genannt. Sie sind über die oberen Schichten der Großhirnrinde verteilt und verknüpfen Stimuli, die von den Zellen des «primären Sehzentrums» übermittelt werden, zu umfassenden, verzweigten Komplexen, zu «dynamischen Mustern». Sie wandeln die einzelnen Merkmale eines wahrgenommenen Objekts um in vollständige, vielfältige Strukturen.

Gibt man dem «primären Sehzentrum» einen Stromstoß (das kann man bei einer Gehirnoperation ohne weiteres tun, es ist völlig schmerzlos), so werden vor den Augen des Patienten leuchtende Punkte, Kreise und Flammenzungen erscheinen. Gibt man dem «sekundären Sehzentrum» an irgendeiner Stelle einen Stromstoß, wird der Patient komplexe Muster, mitunter ganze Bilder sehen: schwankende Bäume, ein hüpfendes Eichhörnchen, einen Freund, der auf ihn zukommt und winkt. Es hat sich gezeigt, daß die Stimulierung dieser «sekundären» Zonen der Sehrinde die Wirkung hat, Bilder der Vergangenheit, zum Beispiel von Gegenständen, hervorzurufen. Dieser Teil des Gehirns ist der Apparat, der Informationen verarbeitet und speichert, und wir haben Wissenschaftlern aus verschiedenen Ländern – Förster aus Deutschland, Pötzl aus Österreich und Penfield aus Kanada – für diese neue und faszinierende Entdeckung der Aktivität des Gehirns zu danken.

Bei solch komplexen Funktionen kann man sich vorstellen, welch schwere Folgen eine Verletzung dieser Teile des Cortex hat. Eine Verwundung, die das primäre Sehzentrum einer Hemisphäre oder Bündel von Nervenfasern zerstört, die zu dieser Cortexregion hinführen und visuelle Reize transportieren (sie verbreiten sich in feiner Schleife innerhalb des Hirns und haben den treffenden Namen «Sehstrahlung» erhalten), bewirkt, daß sich ein Teil des Gesichtsfeldes verwischt, daß es verschwindet. Die Zerstörung des primären Sehzentrums oder der Fasern der linken Hemisphäre verursacht den Ausfall der rechten Hälfte des Sehfeldes, die Zerstörung des entsprechenden Teils der Rinde der rechten Hemisphäre den Ausfall der linken Hälfte des Sehfeldes. Mediziner umschreiben diese Erscheinung mit dem komplizierten und ungeeigneten Terminus «Hemianopsie» (Halbseitenblindheit).

Ein noch verwickelteres Bild ergibt sich bei der Zerstörung des sekundären Sehzentrums. Wenn ein Granatsplitter oder eine Kugel die vorderen Zonen des okzipitalen Bereichs getroffen hat – sie sind Teil des sekundären Sehzentrums –, sieht der Verwundete Gegenstände mit der gleichen Klarheit wie vorher. Doch seine kleinen «Sternzellen», die einzelne, bruchstückhafte visuelle Reflexe zu kompletten Systemen verbinden, funktionieren nicht mehr. Sein Sehvermögen macht einen erstaunlichen Wandel durch: Wie früher kann er einzelne Teile gut sehen, sie jedoch nicht zu ganzen Bildern zusammenfügen, und er ist daher gezwungen, die Bedeutung der von ihm wahrgenommenen Gegenstände zu erraten – wie ein Wissenschaftler, der eine alte assyrische Keilschrift dechiffriert. Nehmen wir an, auf einem Bild, das man solchen Patienten zeigt, ist eine Brille dargestellt. Was sieht er? Einen Kreis, noch einen, dann einen Querbalken, einen Stock und noch einen Stock. Er vermutet: Das muß ein Fahrrad sein. Solch ein Patient kann Gegenstände nicht wahrnehmen, obwohl er einzelne Merkmale erkennt. Bei ihm ist eine komplizierte Störung entstanden, für den die Ärzte den lateinisch-griechischen Terminus «optische Agnosie» (Zerfall des visuellen Erkennens) gebrauchen.

Das Erkennen wird jedoch noch von anderen Faktoren als

den beschriebenen beeinflußt. Wir nehmen ja nicht einfach nur einzelne Gegenstände wahr, sondern ganze Situationen; wir nehmen komplexe Verbindungen und Beziehungen von Gegenständen wahr, die Anordnung der Dinge im Raum: Das Heft liegt auf dem Tisch rechts, das Tintenfaß steht links; um ins eigene Zimmer zu gelangen, müssen wir auf dem Flur zuerst nach links, dann nach rechts gehen. Da die Dinge in einem ganzen System räumlicher Koordinaten angeordnet sind, können wir sie sofort lokalisieren.

Die Fähigkeit, Situationen zu erfassen oder räumliche Beziehungen abzuschätzen, ist weit komplexer als die rein visuelle Wahrnehmung von Figuren oder Gegenständen. Dabei spielt nicht nur unser Auge eine Rolle, sondern auch unsere motorische Erfahrung: Man kann das Heft mit der rechten Hand, das Tintenfaß mit der linken greifen. Unsere Fähigkeit, Dinge räumlich zu lokalisieren, wird darüber hinaus gefördert durch ein besonderes Organ tief im Ohr – den «Vestibular- apparat», der den zum Abschätzen des dreidimensionalen Raumes so notwendigen Gleichgewichtssinn gewährleistet. Eng verbunden mit dieser Funktion sind die Augenbewegun- gen, die den Abstand eines Gegenstands zu einem anderen messen und deren Korrelationen durch die Verlagerung des Blicks verfolgen. Nur das organisierte, gemeinsame Funktio- nieren dieser vielen Systeme kann die Umkodierung unter- schiedlicher, aufeinanderfolgender Eindrücke zu einem kom- pletten, unverzüglichen Gesamtsystem sicherstellen.

Es ist ganz natürlich, daß eine solche «simultane», räum- liche Wahrnehmung die Mitwirkung neuer, noch komplexe- rer Felder der Großhirnrinde erfordert. Solche Areae gibt es. Sie befinden sich an der Grenze von Hinterhaupt-, Scheitel- und Schläfenregion und bilden den «tertiären», kognitiven Teil des Cortex (jetzt können wir schon sagen: den «gnosti- schen» Teil), in den die Aktivitäten der visuellen Hinter- haupt-, der tast-motorischen Scheitel- und der audio-vesti- bulären Schläfensektoren des Gehirns kombiniert werden. Diese Zonen sind die kompliziertesten Gebilde im zweiten Block des menschlichen Gehirns. In der Geschichte der Evolu- tion sind sie am spätesten entstanden und erst beim Menschen

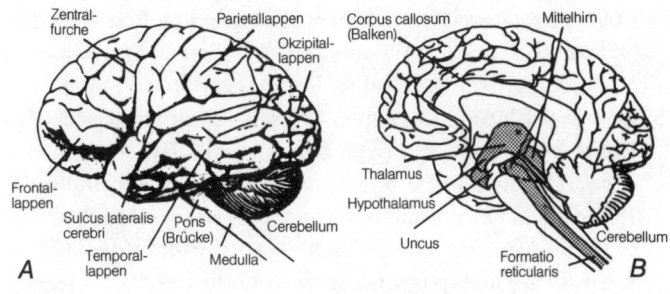

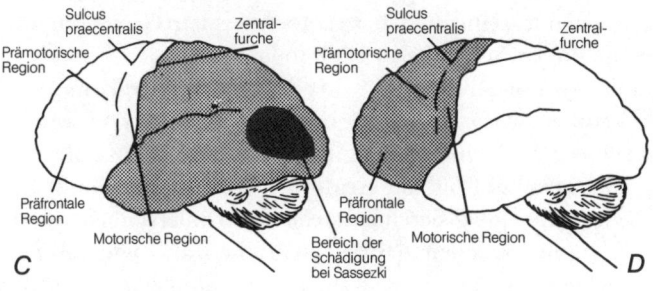

Abb. 1
Die Regionen des Gehirns. *A.* Gesamtansicht des Gehirns. *B.* Erster «Block» mit Hirnstamm und Paläocortex; er ist zuständig für die Wachheit und die Reaktion auf Reize. *C.* Zweiter «Block». Er spielt eine zentrale Rolle bei der Analyse, Kodierung und Speicherung von Informationen. *D.* Dritter «Block». Er ist wesentlich an der Steuerung von Intention und Verhalten beteiligt.

voll ausgebildet. Bei einem neugeborenen Kind sind sie noch nicht voll entwickelt, sie reifen allmählich und sind zwischen dem vierten und siebenten Lebensjahr ausgebildet. Sie sind sehr verletzlich, und kleine Störungen setzen sie leicht außer Funktion. Sie bestehen ausschließlich aus hochkomplizierten «assoziativen» Zellen, und viele Wissenschaftler bezeichnen sie als «Zonen der Konvergenz» der visuellen, tast-motorischen und der audio-vestibulären Teile des Gehirns (Abb. 1).

Eben diese «tertiären» Zonen der Hirnrinde hat der Granatsplitter bei unserem Patienten zerstört. Was verändert sich, wenn Teile dieser Zonen durch einen Splitter oder eine Kugel, eine Blutung oder einen Tumor vernichtet werden?

Das Sehvermögen des Betroffenen kann relativ unversehrt bleiben. Erst wenn die Kugel die Fasern der Sehstrahlung durchdringt und Teile davon zerstört, entstehen blinde Flekken, und ein ganzer Teil des Sehfeldes (mitunter die Hälfte) fällt aus. Der Mensch nimmt auch weiterhin einzelne Gegenstände wahr (da die «sekundären» Bereiche des visuellen Cortex unversehrt geblieben sind), kann Gegenstände ertasten, Geräusche hören und Gesprochenes erkennen. Dennoch, eine sehr wichtige Funktion ist ernsthaft gestört: Er ist außerstande, seine Eindrücke sofort zu einem Ganzen zusammenzufügen; seine Welt zerfällt in Fragmente.

Er spürt seinen Körper, seine Arme und seine Beine, aber er kann nicht sagen, welcher der rechte Arm ist und welcher der linke. Es ist ihm unmöglich, das sofort herauszufinden. Denn dazu muß er die Arme im System der räumlichen Koordinaten lokalisieren und rechts von links unterscheiden. Er beginnt, sagen wir, das Bett zu machen, aber wie soll er die Bettdecke hinlegen – längs oder quer? Und wie soll er den Morgenrock anziehen: Welcher Ärmel ist der rechte, welcher der linke? Und wie soll er begreifen, welche Zeit die Zeiger auf der Uhr anzeigen? Die «3» und die «9» sind vollkommen parallel angeordnet, nur ist die eine Zahl links, die andere rechts. Wie aber kann solch ein Mensch «rechts» und «links» bestimmen? Kurz, jede Handlung gestaltet sich äußerst schwierig.

Doch das sind längst nicht alle Probleme, mit denen ein Mensch in einer «fragmentarischen» Welt konfrontiert wird. Die «tertiären» Bereiche des Scheitel-Hinterhaupts-Schläfenhirns in der linken Hemisphäre sind eng verbunden mit einer der wichtigsten psychischen Tätigkeiten – der des Sprechens.

Schon vor über hundert Jahren entdeckte der französische Anatom Paul Broca, daß eine Schädigung der hinteren Partien der unteren Stirnhirnwindung in der linken Hemisphäre bei einem Menschen den Zerfall der «motorischen Wortbilder» verursacht und ihn der Möglichkeit zu sprechen beraubt, wenige Jahre nach ihm stellte der deutsche Psychiater C. Wernicke fest, daß eine Schädigung der hinteren Partien der oberen Schläfengegend derselben Hemisphäre einem Rechtshänder die Fähigkeit nimmt, Sprechlaute zu unterscheiden und zu verstehen.

Der Mensch arbeitet mit der rechten Hand, sie spielt eine dominierende Rolle in seinem Leben. Gesteuert aber wird sie durch die entgegengesetzte, die linke Hemisphäre, ebenso wie die Fähigkeit zu sprechen, eine der komplexesten menschlichen Aktivitäten. Sprache ist nicht nur ein Mittel zur Verständigung, sondern ein entscheidender Faktor im Prozeß des Erkennens. Wir benutzen Wörter, um Dinge und deren räumliche Anordnung zu benennen: rechts, links, hinten, vorn. Mittels grammatischer Strukturen drücken wir Beziehungen und Gedanken aus. Egal wie privat oder verkürzt Sprache sein mag, sie ist unerläßlich fürs Erkennen: Mit ihrer Hilfe bezeichnen wir Zahlen, stellen Berechnungen an, analysieren unsere Wahrnehmungen, unterscheiden Wesentliches von Unwesentlichem, fassen einzelne Eindrücke zu Kategorien zusammen.

Sprache hat fundamentale Bedeutung für Wahrnehmung, Gedächtnis, Denken und Handeln. Sie organisiert unsere innere Welt.

Ist es da verwunderlich, daß die Zerstörung der «tertiären» Zonen der Rinde der linken Hemisphäre zu noch schwereren Folgen führt als jene, die wir soeben geschildert haben? Ein Mensch mit einer solchen Schädigung lebt fortan in einer zerstückelten inneren Welt; ihm fällt nicht das richtige Wort ein, um einen Gedanken auszudrücken; er empfindet komplizierte grammatische Gebilde als unglaublich schwierig; er vergißt, wie man addiert und das, was er in der Schule gelernt hat, anwendet. Das ganze System seiner früheren Kenntnisse ist in einzelne, isolierte Bruchstücke zerfallen. Sein Leben scheint oberflächlich dasselbe geblieben zu sein, doch es hat sich radikal verändert; aufgrund einer Verletzung eines kleinen Teils seines Gehirns ist seine Welt eine endlose Folge von Labyrinthen geworden.

51

Man könnte denken, daß die Zerstörung auch nur eines Teils dieses wichtigen Hirnblocks genügten, um einen Menschen völlig lebensunfähig zu machen, ihn des unverwechselbar Menschlichen zu berauben, ihn zu einem hilflosen Invaliden zu machen, ohne Gegenwart und ohne Aussicht auf eine Zukunft.

Es gibt indessen noch einen dritten wesentlichen Block des Gehirns, über den wir noch nichts gesagt haben und der bei unserem Patienten unbeschädigt geblieben ist. Dieser Block befindet sich in den vorderen Bereichen des Gehirns und schließt die Stirnlappen ein. Er beeinflußt nicht den Tonus der Rinde, nimmt keine Informationen aus der Außenwelt auf, verarbeitet und speichert sie nicht. Er ist mit der Außenwelt vermittels der Apparate des zweiten Blocks verbunden und kann nur dann erfolgreich funktionieren, wenn der erste Block die Rinde hinreichend versorgt und stärkt. Seine Funktion ist von entscheidender Bedeutung. Der dritte Block des Gehirns ist ein leistungsstarker Apparat, der es ermöglicht, Absichten zu bilden und zu bewahren, Aktionen zu planen und durchzuführen.

Da ich diesen Block an anderer Stelle ausführlich behandelt habe*, gibt es nur einen Punkt, den ich hier anschneiden muß, nämlich daß eine Schädigung der vorderen Sektoren des Gehirns einschließlich der Stirnlappen ein völlig anderes Syndrom erzeugt als das beschriebene. Solch eine Verletzung läßt die Fähigkeit, zu lernen, wahrzunehmen oder sich zu erinnern, unversehrt. Die Welt bleibt intakt, obwohl das Leben des Betroffenen wahrhaft tragisch ist: Er verliert die Fähigkeit, beständige Absichten zu bilden und für die Zukunft zu planen oder sein Verhalten zu bestimmen. Er kann lediglich auf Signale reagieren, die von außen kommen, ist jedoch außerstande, sie in Codes umzuwandeln, die sein Verhalten

---

* Vgl. A. R. Lurija, Die höheren kortikalen Funktionen des Menschen, Berlin 1970; Das Gehirn des Menschen und die psychischen Prozesse, Bd. 1, Moskau 1963; Bd. 2, 1970; A. R. Lurija / J. D. Chomskaja, Die Stirnlappen und die Regulierung der psychischen Prozesse, Moskau 1966.

steuern. Er büßt die Fähigkeit ein, seine Defekte zu beurteilen und zu korrigieren. Er kann nicht darüber nachdenken, was er in einer Minute, einer Stunde, einem Tag tun wird. Obwohl er seine Vergangenheit bewahrt hat, verliert er seine Zukunft und zugleich das, was den Menschen zum Menschen macht.

Die Apparate des dritten Blocks sind bei unserem Patienten verschont geblieben und mit ihnen das Erkennen seiner Defekte und der Wunsch, sie zu überwinden. Er hatte das ausgeprägte Bedürfnis, wieder ein vollwertiger Mensch zu werden, arbeitete – soweit die Kräfte reichten – fieberhaft an der Bewältigung seiner Probleme. Er hat zutiefst gelitten, seine Welt ist zerbrochen, aber er ist ganz und gar ein Mensch geblieben, der darum kämpft, das Verlorene zurückzugewinnen, sein Leben wiederherzustellen und die Kräfte, die er einst besaß, wieder einzusetzen.

«Mir fiel es schwer, unerträglich schwer, meine Notlage und die traurig-tragische Situation zu begreifen, in der ich mich befand. Ich bin zum Analphabeten geworden, ohne Erinnerungsvermögen, krank. Aber in meiner Seele leben Hoffnungen auf Heilung von dieser schrecklichen Erkrankung des Gehirns auf. In meinem Kopf entstehen Phantasien und Träume, daß die Kopfschmerzen und das Schwindelgefühl aufhören werden, mein volles Sehvermögen zurückkehren, mein Gehör sich verbessern, mein früheres Gedächtnis wiederkehren wird und ich wieder lesen und schreiben kann.

Die Menschen bemerken meine gegenwärtige Lage natürlich nicht, sie erfassen nicht, mit welch höllischen Anstrengungen ich den heutigen Zustand erreicht habe. Aber ich will immer noch glauben, daß ich den Menschen werde beweisen können, daß ich kein hoffnungslosesr Fall bin. Ich muß nur wieder lernen, mich zu erinnern, zu sprechen und das anzuwenden, was ich vor der Verwundung beherrscht habe. Hin und wieder deprimiert mich dieser schreckliche Gedächtnisschwund. Doch nach wie vor hoffe ich, wieder am normalen Leben teilzunehmen, und deshalb möchte ich nicht, daß man mich für hoffnungslos hält. Ich bemühe mich, meine Träume wenigstens teilweise zu verwirklichen und Schritt für Schritt zu tun, was ich noch kann.

Ich habe die Hoffnung nicht aufgegeben, für irgendeine Arbeit tauglich zu sein und meinem Land dienen zu können. Ich glaube daran.»

Erste Schritte in einer zertrümmerten Welt

Blättern wir im Buch seiner Erinnerungen. Kehren wir zurück zu den ersten Tagen und Wochen nach seiner Verwundung, zu den ersten Seiten seines Tagebuches. Was sagen sie uns? Wodurch ging seine Welt so total in die Brüche, daß er nicht imstande war, die Rudimente wieder zusammenzusetzen?

Er kam im Lazarett zu sich. Eine Gruppe von Leuten beugte sich über ihn. Wenig später näherten sich ihm, wie er sich erinnerte, andere Leute und fragten, wie er sich fühle. Und mit diesen ersten Kontakten wurde sein Leben plötzlich furchtbar schwierig. Sehen wir uns einige Passagen seines Tagebuchs, die die besondere Art von Problemen, mit denen er konfrontiert war, beschreiben, einmal genauer an.

Das Sehvermögen

Mit ihm war etwas geschehen, was mit keinem seiner früheren Erlebnisse zu vergleichen war. Er konnte keinen einzigen Gegenstand als ganzen erkennen. Seine Welt war in Scherben zerschlagen, und diese Scherben ließen sich nicht zu ganzen Gegenständen oder Bildern zusammenfügen. Die rechte Seite von dem, was er zu betrachten versuchte, war überhaupt nicht da; an ihrer Stelle sah er eine gleichmäßige graue Leere.

«Seit der Verwundung kann ich keinen einzigen Gegenstand ganz sehen. Noch heute muß ich mir alles in der Phantasie ausmalen – Dinge, Erscheinungen, alles Lebende. Ich muß sie mir im Geiste vorstellen und versuchen, sie als vollständig und ganz zu erinnern, nachdem ich sie betrachtet, betastet und ein Bild von ihnen bekommen habe. Sogar ein kleines Tintenfaß kann ich nicht als kompletten Gegenstand sehen. Einige Dinge stelle ich mir allerdings so vor, wie ich sie einmal gekannt und bis zu meiner Verwundung im Gedächtnis gehabt habe. Doch die meisten Gegenstände, Erscheinungen und Geschöpfe habe ich vergessen, und ich sehe sie oder male sie mir aus, höchstwahrscheinlich nicht so, wie ich sie mir vor der Verwundung vorgestellt habe oder vorgestellt hätte.

Jetzt kann ich keinen einzigen Gegenstand, keine einzige Sache, keinen einzigen Menschen mehr vollständig sehen. Wenn ich auf einen Löffel, auf seine Spitze blicke, wundere ich mich. Warum sehe ich nur die Spitze und nicht den ganzen Löffel. Als mir das zum erstenmal passierte, kam er mir wie ein seltsames Stückchen Raum vor, und manchmal, wenn ich den Löffel in der Suppe verlor, kriegte ich sogar einen Schreck.»

An dieser Stelle seines Tagebuchs zeichnete er eine Skizze, die zeigte, wie sich sein Blickfeld verändert hatte – wie es vor und nach der Verwundung war (Abb. 2).

Darüber hinaus hatte das, was er sah, seine Stabilität eingebüßt, die Gegenstände blinkten auf, verschoben sich, alles verschwamm.

«Ich sehe durch die von mir wahrgenommenen Gegenstände hindurch eine Unzahl, ja einfach Miriaden sich regender und bewegender kleinster Mückenschwärme, die mich hindern, die wirklichen Gegenstände anzuschauen. Wegen dieser Mückenschwärme kann ich den ersten Buchstaben eines Wortes nicht klar erkennen, ich sehe ihn nicht als klaren, sondern als gerupften, benagten, mit flimmernden Punkten, Nadeln und Fäden bedeckten, mit Mückenschwärmen übersäten Buchstaben. All das sehe ich mit meinen eigenen Augen – wenn ich aus dem Fenster schaue, habe ich ein sehr kleines

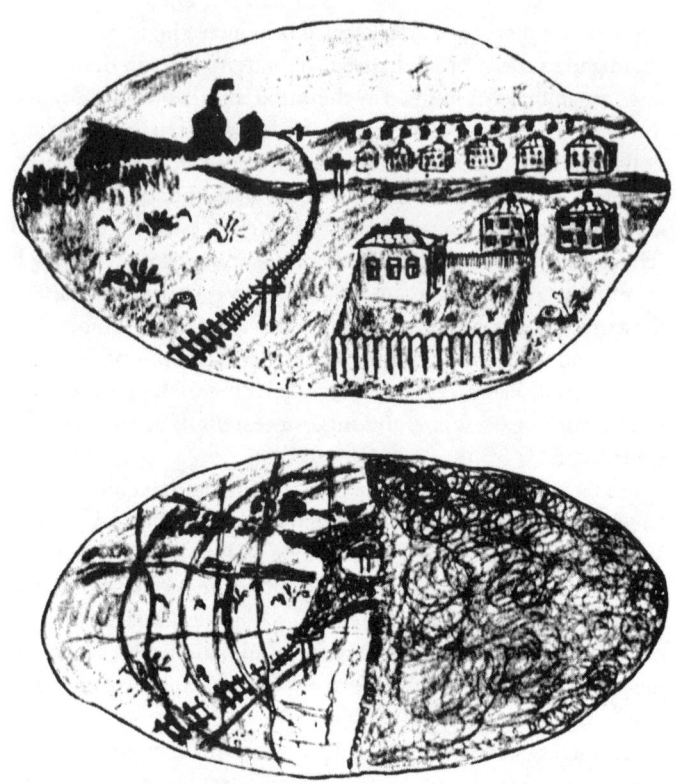

Abb. 2 Schema der Einschränkung des Sehfeldes (Hemianopsie), vom Patienten selbst gezeichnet. *Oben:* Sehfeld vor der Verwundung. *Unten:* Sehfeld nach der Verwundung.

Blickfeld, in diesem Ausschnitt und darum herum sehe ich diese Schwärme hin und her fliegen.»

Manchmal kommen noch Halluzinationen hinzu: In dem zerstörten Teil des Gehirns setzt die Vernarbung ein, das reizt die Nervenzellen, die visuelle Erinnerungen speichern. Und wieder beginnen die Leiden – die Qualen eines Menschen mit einer in Stücke zerschlagenen Welt, mit einem gestörten Sehvermögen.

«Ich erinnere mich, daß ich zwei Tage und zwei Nächte

56

lang nicht wagte, meine Augen zu schließen. Ich schien Halluzinationen zu haben. Das war schlimm: Sobald ich die Augen zumachte, sah ich etwas Seltsames – ein menschliches Gesicht mit riesigen Ohren, wie mir schien, und mit ebenso merkwürdigen Augen. Oder mir erschienen einfach verschiedene Gesichter, Gegenstände und Räume. Also machte ich schnell die Augen wieder auf.»

Es war schwer für ihn, in einer Welt zu leben, aus der die Hälfte der Umwelt verschwunden zu sein schien, so daß er sich völlig neu orientieren mußte.

«Ich ging in den Korridor hinaus, aber kaum hatte ich ein paar Schritte zurückgelegt, da stieß ich plötzlich mit der rechten Schulter und der rechten Stirn gegen eine Wand und holte mir eine Beule auf der Stirn. Mich packte die Wut, ich konnte mir nicht erklären, warum ich plötzlich gegen die Korridorwand geprallt war. Ich hätte sie doch sehen müssen.

Zufällig warf ich einen Blick nach unten – auf den Fußboden, auf meine Beine – und zuckte zusammen: Ich konnte die rechte Seite meines Körpers, meinen rechten Arm und mein rechtes Bein nicht sehen. Wohin konnten sie verschwunden sein?»

Diese Sehdefekte blieben, Monate und Jahre vergingen, aber sie waren nach wie vor da; sein Gesichtssinn blieb so bruchstückhaft, wie er war. Er versuchte, zu begreifen, was mit ihm geschehen war, und begann jeden seiner Defekte zu beschreiben und mit seinem schwer gestörten Sehvermögen zu experimentieren.

«Ich kann seit der Verwundung auf der rechten Seite sowohl des linken als auch des rechten Auges nur noch zur Hälfte sehen. Dem Anschein nach wirken meine Augen so normal wie die anderer Menschen, daher kann man meinen Augen nicht anmerken, ob ich sehen kann oder nicht. Aber wenn ich mit einem Auge (egal mit welchem) auf einen Punkt blicke, sehe ich rechts von einer Senkrechten neben diesem nichts. Was links davon ist, kann ich zwar sehen, aber auch da bleibt vieles unsichtbar, sind leere Räume in meinem Sehfeld. Wenn ich ein Wort zu lesen beginne, zum Beispiel das Wort г-о-л-о-в-о-к-р-у-ж-е-н-и-е (*golowokrushe-*

nije – Schwindelgefühl), und auf die rechte obere Spitze des Buchstaben ‹K› blicke, dann sehe ich nur die Buchstaben ‹B-O-K› links davon. Rechts vom Buchstaben ‹K› sehe ich nichts. Links vom ‹K› sehe ich die beiden Buchstaben ‹B-O›, aber nichts, was noch weiter links ist. Fahre ich mit einem Bleistift zu den Buchstaben weiter links, sehe ich zwar, wo die Bewegung des Bleistiftes beginnt, aber nicht die Buchstaben. Also nicht genug damit, daß ich auf der rechten Seite der Blickfelder beider Augen nichts sehe, auch auf der linken Seite kann ich manche Dinge meiner Umgebung nicht sehen.»

Der Körper

So schwer geschädigt es auch war – das zerstückelte Sehvermögen machte nur einen kleinen Teil der Probleme aus, die sich ihm stellten. Hätte es sich nur um einen gestörten Gesichtssinn gehandelt, wäre alles nicht so schlimm gewesen. Aber auch das Gefühl für seinen Körper hatte sich verändert – und damit sein Verhalten.

«Ziemlich oft falle ich in eine Art Erstarrung und verstehe nicht, was um mich herum vor sich geht; ich erfasse die Dinge nicht, stehe da, denke über irgend etwas nach, versinke von einer Minute zur anderen in einer Art Amnesie. Dann komme ich plötzlich zu mir, schaue nach rechts und stelle mit Erschrecken fest, daß eine Hälfte meines Körpers fehlt. Ich bin entsetzt und versuche, mir vorzustellen, wo mein rechter Arm und mein rechtes Bein, die ganze rechte Körperhälfte geblieben sind. Ich bewege die Finger der linken Hand, fühle sie, kann aber die Finger meiner rechten Hand nicht sehen und nehme sie aus irgendeinem Grund nicht einmal wahr. Und mein Herz ist von Unruhe erfüllt.

Ich versuche, mich an irgend etwas zu erinnern, kann mich jedoch an nichts erinnern. Plötzlich habe ich wieder die rechte Körperhälfte ‹verloren›, weil ich ständig vergesse, daß ich rechts sehgeschädigt bin, mich partout nicht an diesen Zustand gewöhnen kann und oft über das Verschwinden meines Körpers erschrocken bin.»

Doch auch das ist noch nicht alles. Er büßt nicht nur die Wahrnehmung der rechten Hälfte seines Körpers ein (die Verletzung des parietalen Bereichs der linken Hemisphäre führt unausweichlich dazu). Manchmal kommt es ihm so vor, als hätten sich die Teile seines Körpers verändert, als sei sein Kopf ungewöhnlich groß, der Rumpf aber ganz klein geworden; als befänden sich seine Beine irgendwo, nicht an ihrem Platz; als sei nicht nur die visuell wahrnehmbare Welt, sondern auch sein Körper in irgendwelche seltsamen Stücke zerfallen.

«Manchmal sitze ich da und fühle plötzlich, daß mein Kopf so groß ist wie ein Tisch, mindestens so groß. Arme, Beine und Rumpf sind aber winzig klein geworden. Es kommt mir selbst komisch und lächerlich vor, wenn ich mich auf einmal daran erinnere! Diese Erscheinungen nenne ich Eigentümlichkeiten des Körpers! Und wenn ich die Augen schließe, weiß ich nicht einmal, wo sich mein rechtes Bein befindet, und es ist mir aus irgendeinem Grund sogar immer so vorgekommen (und von mir auch so empfunden worden), als ob es sich irgendwo oberhalb der Schultern und sogar oberhalb des Kopfes befindet.

Und dann passieren mir noch Unannehmlichkeiten, die unbedeutender sind und die ich einigermaßen unter Kontrolle habe. Da sitze ich zum Beispiel auf einem Stuhl, und plötzlich schieße ich gleichsam in die Höhe, während mein Rumpf kurz wird und der Kopf auf einmal winzig klein ist, wie der eines Kükens. Man kann sich das beim besten Willen nicht vorstellen – es passiert einfach mit einem.»

Oft kann er die Teile seines eigenen Körpers nicht lokalisieren. Dieser ist in Stücke zerfallen, er begreift nicht gleich, wo sein Arm, wo das Bein, wo der Nacken sind, und er muß sie lange und qualvoll suchen. Wie wenig Ähnlichkeit hat das mit dem, was vor der Verwundung war, als noch jeder Körperteil seinen festen Platz hatte und als gar keine Rede davon sein konnte, sie zu «suchen».

«Ich vergesse oft, wo sich an meinem Körper zum Beispiel

der ‹Unterarm› oder die ‹Gesäßbacke› befindet. Oft vergesse ich die Bedeutung dieser beiden Wörter und muß sie mir dann wieder neu einprägen. Ich weiß, was die Schulter ist, und ich weiß auch noch, daß das Wort ‹Unterarm› eng damit verbunden ist*, doch dann habe ich wieder den Sitz des Unterarms vergessen, weiß nicht mehr, ob er sich in der Nähe des Halses oder in der Nähe der Hand befindet. Das gleiche läßt sich bei der Bedeutung des Wortes ‹Gesäßbacke› sagen. Außerdem vergesse ich, wo sich die Gesäßbacke befindet, ob an einer Stelle in den Beinmuskeln oberhalb des Knies oder in den Muskeln der Beckengegend. Mit vielem in und an meinem Körper ergeht es mir ähnlich, und überdies wollen mir oft auch die Wörter für die Teile meines Körpers nicht einfallen.

‹Und jetzt zeig mir deinen Rücken!› fordert mich ein Arzt auf. Seltsam, aber ich kann ihm meinen Rücken partout nicht zeigen. Ich weiß schon, daß sich das Wort ‹Rücken› auf meinen Körper bezieht, doch wo sich dieser Körperteil befindet, daran kann ich mich aus irgendeinem Grunde nicht erinnern oder habe es infolge der Verwundung ganz vergessen. Mir fehlen viele solcher Bezeichnungen für Teile meines Körpers.

Das gleiche wiederholt sich, wenn er zu mir sagt: ‹Lewa, zeig mal, wo dein Auge ist!› Und wieder überlege ich lange, was denn bloß das Wort ‹Auge› bedeutet, und schließlich erinnere ich mich an die Bedeutung des Wortes ‹Auge›. Das gleiche wiederholt sich mit dem Wort ‹Nase›. Aber der Arzt macht das oft mit mir und verlangt schon: ‹Na, zeig schnell, wo deine Nase ist! Wo ist das Auge? Wo das Ohr?› Doch dadurch habe ich die Wörter verwechselt, die drei Wörter Nase, Ohr, Auge, obwohl ich ständig mit ihnen übe. Irgendwie kann ich mich nicht schnell an dieses oder jenes mir schon bekannte Wort erinnern.

Er sagt zu mir: ‹Arme in die Seiten!› Ich aber stehe da und überlege, was das bedeutet. Oder er sagt zu mir: ‹Hände an die Hosennaht!› Und wieder überlege ich, was damit gemeint ist.»

---

* «Pletscho» (Schulter) und «predpletschje» (Unterarm) haben im Russischen denselben Wortstamm.

Mitunter führt das zu ganz merkwürdigen Erscheinungen: Er hat nicht nur die gewöhnlichen Empfindungen seines Körpers eingebüßt, er hat vergessen, wie man sich seiner bedient. Hier eine frühe Erinnerung: Sie fällt in die ersten Wochen nach seiner Verwundung, in die Zeit seines Aufenthalts im Lazarett bei Moskau. Sie ist ziemlich ungewöhnlich.

«Nachts wachte ich plötzlich auf und spürte eine Art Druck in meinem Bauch. Ja, im Bauch rumorte etwas, aber urinieren mußte ich nicht, doch irgend etwas wollte ich tun, nur was? Ich konnte und konnte nicht dahinter kommen, der Druck in meinem Bauch wurde immer stärker. Und plötzlich beschloß ich, ‹austreten› zu gehen, rätselte aber lange, wie ich das anstellen sollte. Ich wußte schon, daß ich eine Öffnung hatte, um den Urin aus dem Organismus zu entfernen, aber dieser Druck lag auf einer anderen Öffnung, ich hatte nur vergessen, wozu sie da ist.»

Das war nicht seine einzige merkwürdige Erfahrung. Sehr bald kam er dahinter, daß er das, was früher so alltäglich, so einfach gewesen war, wieder lernen mußte: jemanden herbeizuwinken oder zum Abschied mit der Hand zu winken – wie sollte er das anstellen?

«Ich lag im Bett, ich brauchte eine Krankenschwester. Wie sollte ich sie rufen? Ich erinnerte mich plötzlich, daß man einen Menschen herbeiwinken kann, und ich versuchte, die Schwester zu mir zu winken. Das heißt, ich bewegte ganz langsam die linke Hand nach links und nach rechts. Aber sie ging an mir vorbei und schenkte meinen Gesten keinerlei Beachtung. Da begriff ich, daß ich vergessen hatte, wie man einen Menschen herbeiwinkt.»

Der Raum

An die «Eigentümlichkeiten des Körpers» gewöhnte er sich bald, und sie machten ihm nur manchmal zu schaffen, als später die Anfälle auftraten. Doch andere Eigentümlichkeiten stellten sich ein, er nannte sie «Eigentümlichkeiten des Raums», und von ihnen konnte er sich nie mehr befreien.

Der Arzt tritt zu ihm und streckt die Hand aus – er weiß nicht, welche Hand er dem Arzt reichen soll; er will sich auf einen Stuhl setzen und setzt sich daneben – der Stuhl steht viel weiter links, als es ihm vorkommt; er beginnt zu essen – die Gabel gehorcht ihm nicht und verfehlt das Stück Fleisch; mit dem Löffel geschieht etwas Unbegreifliches: Er will ihn richtig halten, aber er hält ihn schräg, und die Suppe fließt heraus. Angefangen hatte das schon sehr bald, noch im Lazarett, und es hielt endlose Jahre an.

«Seit der Arzt meinen Namen kennt, sagt er: ‹Guten Tag, Lewa!› – und er reicht mir die Hand. Ich aber treffe mit meiner Hand einfach nicht seine Finger. Da sagt er wieder zu mir ‹Nun, guten Tag doch, Lewa!›, und wieder reicht er mir seine Hand. Ich aber habe, wie zum Trotz, die rechte Hand, die ich in diesem Augenblick nicht sehen kann, vergessen und reiche ihm die linke Hand. Ich besinne mich und will ihm meine rechte Hand geben, doch aus irgendeinem Grunde kann ich sie ihm nicht richtig geben und berühre nur einen seiner Finger. Da läßt er meine Hand wieder los und wiederholt das Ganze. Erneut erwidere ich seinen Gruß nicht richtig. Da nimmt er meine Hand und zeigt mir, wie man das macht.

Seit meiner Verwundung setze ich mich manchmal nicht sofort auf einen Stuhl, einen Hocker oder ein Sofa. Ich schaue mir den Stuhl zuerst an, und dann, wenn ich beginne, mich niederzulassen, greife ich plötzlich noch einmal nach ihm, aus Furcht, auf dem Fußboden zu landen. Denn manchmal kommt es vor, daß ich beim Hinsetzen auf den Boden falle, weil, wie sich herausstellt, der Stuhl neben mir steht.»

Besonders quälend waren diese «Eigentümlichkeiten des Raums» am Tisch. Da saß er am Tisch und wollte schreiben, aber der Bleistift gehorchte ihm nicht: Er wußte nicht, wie er ihn halten sollte. Er setzte sich, um zu Mittag zu essen, doch wie sollte er Messer und Gabel nehmen, wie den Löffel halten? Er hatte wirklich die einfachsten Fertigkeiten vergessen. Das gleiche geschah ihm in den Werkstätten des Lazaretts, wohin er zur Therapie ging, wo er sich wieder in irgendeine Arbeit integrieren und sich überzeugen wollte, daß er etwas tun, nützlich sein konnte, zu etwas fähig war. Auch dort hatte er exakt die gleichen Schwierigkeiten.

«Der Meister gibt mir eine Nadel, eine Rolle mit Zwirn und ein Stückchen Stoff mit einem Muster und fordert mich auf, selbst zu versuchen, ob ich dieses Muster aussticken kann. Dann geht er zu anderen Kranken, die nur noch ein Bein oder einen Arm haben oder halbseitig gelähmt sind. Ich aber halte die Rolle, die Nadel und das Stickmuster in den Händen und kann nicht begreifen, wozu man sie mir gegeben hat; lange sitze ich da, ohne mich zu rühren. Plötzlich kommt der Meister zu mir und sagt: ‹Warum sitzen Sie denn untätig da? Nehmen Sie den Faden und fädeln Sie ihn ein!› Mit einer Hand nehme ich den Faden in die Finger, in der anderen halte ich die Nadel, kann aber beim besten Willen nicht begreifen, was ich mit ihnen anfangen und wie ich die Nadel mit dem Faden verbinden soll. Ich drehe die Nadel hin und her, und mir will nicht in den Kopf, wie ich mit ihnen umgehen soll.

Als ich diese Gegenstände noch nicht in die Hand genommen hatte, sondern sie nur anschaute, kamen sie mir völlig vertraut vor, und es war nicht nötig, über sie nachzudenken. Doch nun, da ich sie in Händen halte, kann ich irgendwie nicht begreifen, wozu diese Dinge gebraucht werden. Ich bin in eine Art von Stumpfsinn verfallen und bin nicht in der Lage, diese Dinge im Geiste einander zuzuordnen – als hätte ich vergessen, wozu diese Gegenstände da sind. Ich drehe den Faden und die Nadel hin und her, komme aber nicht darauf, den Faden durch das Nadelöhr zu stecken.

Aber da ist noch eine andere unangenehme Geschichte. Ich weiß nun schon, was eine Nadel, ein Faden, ein Fingerhut, ein Stück Stoff ist, und habe einigermaßen verstanden, wie man mit ihnen umgehen muß, doch an die Bezeichnung der erwähnten und anderer Gegenstände kann ich mich absolut nicht erinnern, bei meinem Leben nicht. Da sitze ich nun und stoße die Nadel in den Stoff, kann mich aber nicht an die Namen der Utensilien erinnern, mit denen ich arbeite.

Auf den ersten Blick, wenn ich Gegenstände betrachte – einen Tisch, Bretter, einen Hobel – oder die in der Werkstatt arbeitenden Menschen, scheint mir, daß bei mir alles normal ist, daß ich alle ihre Namen kenne. Als man mir dann aber einen Hobel und ein Brett in die Hand drückte, hantierte ich lange damit herum, bis andere Patienten mir noch einmal zeigten, wie man mit einem Hobel und anderen Werkzeugen umgeht. Ich begann also zu hobeln, lernte es aber nie richtig. Jedesmal, wenn ich es versuche, wird alles schief und krumm, mit Dellen und Höckern. Obendrein ermüde ich schnell. Und wenn ich hobele oder auch einfach nur die Tischlerwerkzeuge, den Holzblock und den Tisch betrachte, dann bin ich wieder, wie auch in den anderen Werkstätten, außerstande, mich an diesen oder jenen Gegenstand zu erinnern.

Der Schuster unterwies mich sorgfältig, doch als er die Überzeugung gewonnen hatte, daß ich sehr begriffsstutzig und wenig scharfsinnig bin und nicht die geringste Ahnung vom Schuhmacherhandwerk habe, nicht weiß, wie ich den Hammer halten, damit Nägel einschlagen und wie und womit ich sie herausziehen soll, wurde mir nur beigebracht, Holznägel in ein Brett zu schlagen und wieder herauszuziehen. Auch das war für mich eine schwierige Aufgabe, weil die Augen mich hinderten, auf die Stelle zu schauen, in die ich die Nägel einzuschlagen hatte. Ich traf immerzu daneben und schlug mir die Finger blutig. Und ich war sehr, sehr langsam bei der Arbeit. Man gab mir keine andere Arbeit, als Nägel in ein Brett zu schlagen.»

Diese Schwierigkeiten hielten an und bestanden auch noch, als er nach Hause zurückkehrte und dort einfachste Arbeiten ausführen sollte. Wenn die Mutter ihm auftrug: «Lewa, hack Holz, bessere den Zaun aus, hol Milch aus dem Keller», wußte er nicht, wie er das anstellen sollte, und jeder Auftrag brachte ihn in Verlegenheit, verursachte neue Pein.

«Da habe ich nun den Hauklotz aufgestellt, nehme das Beil, ziele, hole mit dem Beil aus – und treffe den Boden! Seit der Verwundung ist es bei mir immer so: Entweder ich treffe mit dem Beil die Erde, oder ich schlage mit dem Beil so stark auf das Holzscheit, daß es einen Sprung macht oder ins Rollen kommt, manchmal auch Arm oder Bein trifft und einen blauen Fleck oder eine Verletzung am Körper hinterläßt.

Wenn ich mit dem Beil zum Schlag aushole, treffe ich sehr selten die Mitte des Holzscheites, sondern komme im Schwung größtenteils von der Mitte zur linken oder zur rechten Seite ab, als ob eine unsichtbare Kraft meinen Schwung umlenkt. Deshalb kann ich so schlecht Holz hakken.

Einmal baten mich meine Schwestern, die Schuppentür, die nur noch an einem einzigen Nagel hing, zu reparieren. Ich wollte das auch tun, aber ich kramte lange in dem Schuppen herum und versuchte mir vorzustellen, was ich dazu brauchte und woher ich die Werkzeuge nehmen sollte, um die Tür zu befestigen. Ich konnte nicht darauf kommen, obwohl im Schuppen Nägel und Hammer vorhanden waren. Doch ich habe seit der Verwundung Angst, Gegenstände, Dinge, alles, was mich umgibt, zu berühren. Das empfinde ich nicht nur im Schuppen, sondern auch im Zimmer. Ich weiß nicht, wo sich bestimmte Dinge befinden. Ich begreife sie nicht und kann nicht klug aus ihnen werden. Meine Schwestern merken, daß ich weder im Schuppen noch im Zimmer etwas finden kann, und bringen mir Nägel und Hammer. Ich nehme einen Nagel und den Hammer und grübele darüber nach, wie ich die Tür reparieren muß. Zu guter Letzt, nach langem Nachdenken, beginne ich, mit dem Hammer auf den Nagel zu schlagen. Der Hammer schlägt nicht gerade, sondern irgendwie halb seitlich, schief, und der Nagel geht auch nicht gerade ins Holz hinein. Ich schlage mir dauernd auf die Finger, der Nagel wird krumm, biegt sich. Ich zerbreche mir den Kopf, wie ich den Nagel richtig einschlagen soll, und kann kein Mittel finden, den Nagel geradezubiegen. Meine Mutter fängt wieder an zu schimpfen. Sie nimmt mir den Hammer aus der Hand und repariert die Tür selbst.

Ich gehe mit den Eimern Wasser holen, gieße Wasser hinein, trage die Eimer zurück. Plötzlich, auf völlig ebenem Boden, falle ich mitsamt den Eimern auf den Rücken. Ich hatte Glück, daß ich mir nicht den Kopf verletzt, sondern mir nur den Rücken gestoßen habe.

Ziemlich häufig stoße ich rechts mit den Eimern gegen einen Zaun oder eine Mauer, oder ich stolpere einfach, wenn das Gelände holprig ist. Immerhin, wenn ich mich mit den vollen Eimern auf den Rückweg mache, bin ich noch frisch und munter, doch dann werde ich schnell müde und sehr nervös. Arme und Beine zittern, werden bleischwer, ich werde gereizt, wütend, obwohl ich das Wasser nicht mehr als hundert Meter weit tragen muß, denn ich wohne in der Nähe eines Wasserhydranten.»

All das plagt ihn nicht nur bei der Arbeit, sondern auch im Alltag, bei Gymnastik und Spiel. Das einfache, normale Leben wird für ihn zur Pein.

«Ich trete in die Mitte des Zimmers und versuche, irgendeine Gymnastik zu machen. Vor meiner Verwundung konnte ich mich an vier Arten von Freiübungen erinnern, die ich schon in der Kindheit, im Pionierlager, zu Musikbegleitung erlernt hatte. Jetzt aber kann ich mich nicht auf sie besinnen, habe ich alle vier Übungen vergessen. So habe ich angefangen, verschiedene Bewegungen auszuführen, die Arme zu heben und zu senken, mich hinzusetzen und wieder aufzustehen. Doch es macht mir keinen Spaß. Ich werde schnell müde und verliere jegliches Interesse an der Gymnastik.

Ich habe versucht, Gorodki* zu spielen, treffe aber nicht. Ich habe verlernt zu spielen, was auch immer. Ich kann weder gut sehen noch schnell denken. Wenn ich einen Stock werfe, fliegt er irgendwohin, nur nicht ins Ziel. Das gleiche passierte bei anderen Spielen, nachdem ich sie endlich begriffen hatte.»

Was aber sind nun die Wurzeln der Schwierigkeiten, die er beschreibt? Warum schlägt er daneben, wenn er Holz hackt, warum hält er den Löffel falsch, warum kann er Dinge, die er braucht, nicht gleich im Zimmer finden und irrt hilflos umher wie ein Mensch, der sich mit verbundenen Augen durch einen Raum tastet? Was liegt diesen «Eigentümlichkeiten des Raums» zugrunde, von denen er so oft spricht?

Er hat keine Schwierigkeiten, einen Gegenstand zu sehen. Er erkennt ihn, weiß, wozu er da ist, was man mit ihm machen muß. Doch wenn er sich im Raum orientieren, rechts von links unterscheiden, die Anordnung von Gegenständen

* Gorodki – Knüttelspiel.

zueinander erfassen muß, dann ändert sich alles, dann wird er hilflos, dann entstehen unlösbare Aufgaben.

Die «Eigentümlichkeiten des Raums» sind ihm schon früh, bereits im Lazarett, bewußt geworden. Er verläßt das Krankenzimmer und kann den Weg zurück nicht finden, der Korridor ist lang. Wohin muß er gehen – nach rechts oder nach links? Und was ist das, «rechts» und «links»? Solche Unterscheidungen waren so einfach; jetzt, nach der Verwundung, sind sie dahin. Darüber muß er nachdenken, das gilt es zu lösen, wie eine komplizierte Algebraaufgabe, für die man Hilfsmittel braucht. Aber da ihm diese Hilfsmittel noch unklar sind, kommt er in seinem Tagebuch immer wieder darauf zurück.

«Als ich von der Toilette kam, hatte ich vergessen, wohin ich gehen mußte, wo mein Zimmer war. Dennoch ging ich los, irgendwohin, hinkend, weil ich plötzlich mit der rechten Seite gegen eine Tür gestoßen war, was mir noch nie im Leben passiert war. Ich wunderte mich, warum ich mich gestoßen hatte. Wahrscheinlich, weil ich vergessen hatte, wohin ich jetzt gehen mußte, wo mein Zimmer und mein Bett waren. Ich blickte um mich, konnte aber nicht begreifen, wo sich was befand und wohin ich jetzt gehen mußte.

Ich drehte mich zur anderen Seite um und fiel hin, hatte ich doch wieder vergessen, in welche Richtung ich gehen mußte. Da fielen mir plötzlich die Wörter ‹rechts›, ‹links›, ‹vorwärts›, ‹oben›, ‹unten› ein, aber ich konnte nicht klug aus ihnen werden, sie halfen mir nicht weiter. Zugleich fielen mir die Wörter ‹Süden›, ‹Norden›, ‹Osten›, ‹Westen› ein. Als ich anfing, sie in Beziehung zueinander zu setzen, war ich verloren. Ich wußte nicht, ob Norden und Süden nebeneinander oder entgegengesetzt lagen. Ich hatte sogar vergessen, welche Richtung Norden oder Süden anzeigten. Da wurde ich plötzlich beim Namen gerufen, trotzdem überhörte ich diesen Ruf zunächst. Bei der Wiederholung aber sah ich mich nach allen Seiten um: Wer hatte mich gerufen? Schließlich sehe ich, daß ein Patient auf mich zukommt und mir zuwinkt.

Ich ging spazieren, und es war wieder das gleiche. Ich hatte vergessen, wo unser Gebäude war. Wohin sollte ich mich wenden? Ich blickte zur Sonne, konnte mich aber nicht erinnern, wohin sich die Sonne bewegte – nach links oder nach rechts? Ich hatte längst vergessen, wohin und wie ich gegangen war, obwohl ich mich nicht weit vom Gebäude entfernt hatte. Unser Gebäude ist von Nadelwald umgeben, dachte ich, und nicht weit davon liegt ein See und dann noch ein anderer, hier aber ist überall Wald, nichts als Wald. Was soll ich bloß machen?»

Das gleiche geschieht im Arbeitszimmer der Augenärztin.

«Die Ärztin fragte, während sie mit einem Zeigestock auf die Figur eines nicht geschlossenen Ringes deutete: ‹Wohin weist diese Figur?› Ich sah sie an und verstand ihre Frage nicht, und so blieb ich stumm. Die Ärztin musterte mich ärgerlich. ‹Warum schweigen Sie? Wohin weist dieser offene Ring – nach links oder nach rechts?› Jetzt betrachtete ich die Figur, verstand endlich die Frage, war jedoch nicht imstande, die Aufgabe zu lösen, was ‹nach links› oder ‹nach rechts› bedeutete. Seit meiner Verwundung kann ich solche Wörter offensichtlich nicht mehr verstehen.

Der Kreis war sehr groß, und man konnte ihn eigentlich nicht übersehen; an einer Stelle schien dieser Kreis nicht fertig gezeichnet zu sein. Aber ich verstand die Frage nicht, ungeduldig wiederholte sie sie. Wieder starrte ich lange auf den Kreis und konnte die Frage nicht beantworten. Die Ärztin sagte mit erhobener Stimme: ‹Tu nicht so, als ob du es nicht wüßtest.› Sie zeigte mit dem Zeigestock auf ein größeres Zeichen: ‹Wohin weist *der* Kreis, nach links oder nach rechts?› Aber ich konnte wieder nicht antworten. Seltsam, daß ich solche Nichtigkeiten aus irgendeinem Grunde nicht begreifen kann.»

All das war keineswegs auf sein Sehvermögen beschränkt. Die gleichen Schwierigkeiten bekam er zu spüren, als er mit der Welt der Laute konfrontiert wurde. Man hatte ihn gerufen. Aber von wo? Woher kam der Laut? Er wußte es nicht: Sein auditiver Raum war ebenso zerfallen wie der visuelle. Das ist etwas, was viel tiefer und weiter reicht als ein Sehdefekt.

Seine Probleme verschärften sich wesentlich, nachdem er

aus dem Lazarett entlassen worden war. In seinem Tagebuch beschreibt er die Fahrt nach Hause. Eine Krankenschwester hat ihn zum Bahnhof gebracht. Er mußte nach Tula fahren. Aber wie soll er das anstellen? An wen soll er sich wenden, wenn er Hilfe braucht?

«Sobald die Krankenschwester, die mich zum Bahnhof begleitet hatte, gegangen war, begann ich mich unruhig umzuschauen und zu überlegen, wo ich erfahren könnte, von welchem Bahnsteig ich abfahren, wo ich einsteigen, in welche Richtung ich fahren mußte. Da saß ich nun auf dem Kursker Bahnhof im Zimmer für verwundete Soldaten. Einen Begleiter bis nach Hause hatte man mir nicht gegeben, und ich wußte auch nicht, ob man mir einen hätte geben müssen, da ich ja ohne fremde Hilfe gehen und schlecht und recht sprechen konnte. Außerdem hoffte ich, leicht nach Hause zu gelangen, war ich doch früher oft mit der Eisenbahn gefahren. Als ich aber Reisende ankommen und abfahren sah, während ich immer noch dasaß, sprang ich plötzlich auf und begann unruhig mit meinem kleinen Koffer auf und ab zu wandern, wobei ich verwirrt überlegte, wohin ich gehen, was ich tun und wie ich zum Zug gelangen sollte. Ich verlor völlig den Kopf und begriff überhaupt nichts mehr. Eine seltsame Besorgnis um mein persönliches Befinden und mein Dasein erfaßte mich. Ich konnte meine Umgebung und alles, was mich in diesem Augenblick umgab, nicht verstehen. Ich war irgendwie begriffsstutzig geworden. Eine aus Hilflosigkeit geborene Angst ergriff mich. Schließlich verfiel ich darauf, zu einer Frau mit roter Armbinde und Eisenbahnerlitzen zu gehen. Ich wollte ihr sagen, daß ich nach Tula fahren müsse, doch ich stotterte stark, konnte mich nicht an die für ein Gespräch nötigen Wörter erinnern und biß mir verzweifelt auf die Lippen. Ihr fiel sofort auf, wie zusammenhanglos ich redete, und sie fragte: ‹Bist du verwundet?› – ‹Ja... hier... im Kopf›, brachte ich hervor. Sie fragte nicht weiter, sie hatte verstanden. Sie führte mich zu einer anderen Frau und trug ihr auf, mich in den Zug nach Tula zu setzen, sobald der einliefe.»

Dann ist er im Zug und nähert sich seiner Heimatstadt, wo

er zur Schule gegangen ist, wo ihm jede Straße vertraut war. Aber wieder stimmt etwas nicht; wieder ist er in eine seltsame, fremde Welt geraten.

«In Tula stieg ich aus dem Zug, weil ich von einem Bahnhof zum anderen mußte, von einem Ende der Stadt zum anderen. Straßenbahnen fuhren aus unerfindlichen Gründen nicht, und so beschloß ich, zu Fuß zu gehen, es war nicht allzu weit – zwei oder drei Kilometer. Doch seltsam, ich erkannte Tula nicht wieder, erkannte die Straßen und Gassen nicht. Vor allem aber konnte ich mich weder an Straßen noch an Gassen, weder an Straßenbahnhaltestellen noch an die Routen der Straßenbahnen erinnern. Dabei hatte ich dort vor nicht allzu langer Zeit, unmittelbar vor dem Krieg, drei Jahre am Polytechnischen Institut studiert, und nun, plötzlich, kannte ich Tula nicht mehr, kannte seine Straßen nicht, erinnerte mich nicht, wie ich zu dem anderen Bahnhof gelangen konnte. Das kam mir selbst komisch vor, doch es schmerzte mich auch.

Sollte ich wirklich auch Tula durch die Verwundung schon vergessen haben? Seltsam, aber so war es, hol's der Teufel! Ich wollte mir irgendwelche Straßen Tulas ins Gedächtnis rufen, durch die ich oft gegangen war, aber keine einzige fiel mir ein. Ich hatte Tula vergessen. Ich ging also los und fragte unaufhörlich, wo ich den Rigaer Bahnhof finden könne, und irgend jemand zeigte mir dann stets den Weg oder die Straße, die ich nehmen mußte. Mir kam es sehr merkwürdig vor, daß ich Tula vergessen hatte, die Stadt ist wirklich nicht allzu groß.

Ich hatte die Namen der Stationen, über die ich fahren mußte, bereits vergessen. Nur gut, daß mir meine Schwester in einem Brief schon beizeiten die Fahrtroute bis zu unserer Ortschaft aufgeschrieben hatte. Ich wartete in Tula einen ganzen Tag und eine ganze Nacht auf dem Bahnhof. Dann erfuhr ich, daß ein Zug über einen Knotenpunkt fahren würde, und man riet mir, diesen Zug zu nehmen. Als ich dann aber losgefahren war, stellte sich heraus, daß ich nicht direkt zu meinem Wohnort kommen würde, sondern noch zweimal umsteigen mußte. Das hatten mir Mitreisende erklärt, und ich fragte sie unaufhörlich, um auch ja nicht zu weit zu fahren.»

Er steigt aus dem Zug. Nun ist sein Zuhause schon ganz nahe, aber der Weg, den er tausendemal zurückgelegt hat, ist ihm jetzt fremd. Er erkennt ihn nicht wieder, weiß nicht, wohin er gehen muß.

«Ich versuche mich sogar zu erinnern, wo sich nach dem Stand der Sonne Süden, Norden, Osten und Westen befinden. Aber ich kann es nicht feststellen und habe in diesem Augenblick sogar Schwierigkeiten zu begreifen, wohin sich die Sonne bewegt – nach links oder nach rechts. Ich verwechsle Westen und Osten und kann mich nicht darauf besinnen, was unter Osten und Westen zu verstehen ist. Mir begegnen Passanten, und ich frage: ‹Nach Kasanowka, wohin muß ich da gehen?› Ein Passant grinst und gibt keine Antwort, weil Kasanowka vor meiner Nase liegt, anscheinend sogar zwischen den Büschen zu sehen ist. Ein anderer sagt: ‹Schau dich um, da ist es!› Und wirklich, ich sehe mich um und erkenne die Häuser von Kasanowka. Merkwürdig ist das, ich kann mich nicht in der Ortschaft zurechtfinden, kann mich nicht im Raum orientieren.»

Endlich ist er zu Hause, in seinem heimatlichen Kasanowka – jetzt heißt es Kimowsk. Ganz klein ist die Siedlung, und alles hier ist vertraut, hier ist er geboren worden, hier ist er aufgewachsen. Und wieder diese «Eigentümlichkeiten des Raums»: Alles ist fremd geworden, unbekannt. Wie soll er sich nur zurechtfinden, wie sich in diesem – früher seinem, jetzt aber verlorenen – Städtchen orientieren?

«Noch nach Monaten konnte ich mich absolut nicht an meine Siedlung gewöhnen, erkannte ich unser Haus nicht wieder; wenn ich mich etwas von den Häusern entfernte, schienen sie mir alle gleich, und ich bekam sogar Angst, daß ich unser Haus nicht wiederfinden würde.»

Jahre vergingen, aber die «Eigentümlichkeiten des Raums» blieben. Nach wie vor konnte er sich in seiner Heimatsiedlung nicht zurechtfinden.

«Nun sind es schon fast zwei Jahre, daß ich in der Stadt lebe, doch ich kann mir die Straßen und Gassen selbst der nächsten Orte, durch die ich gehen muß, um Spaziergänge zu unternehmen, nicht merken. Und obwohl die Stadt klein ist – man braucht nur eine Stunde, um von einem Ende zum anderen zu kommen –, hat sie etwas Unförmiges, seltsam Planloses. Deshalb habe ich mich nie weiter als zwei, drei Straßen von unserem Haus entfernt und gehe immer nur durch Straßen in der Nähe der Parkowaja. Dazu kommt noch, daß ich schnell ermüde und alles vergesse, und dann fürchte ich mich auch vor den heftigen Ausbrüchen und Anfällen, nach denen ich immer so krank bin, daß ich das Bett hüten muß. Und so entferne ich mich nie weit von zu Hause. Bis heute kann ich mir nicht einmal die angrenzenden Straßen und Gassen merken, durch die ich täglich kleine Spaziergänge mache. Mir die anderen Straßen und Gassen – in Kimowsk gibt es eine ganze Menge – einzuprägen oder ins Gedächtnis zu rufen, daran ist gar nicht zu denken; ich kann sie nicht in meinem Gedächtnis behalten.»

Nach einigen Jahren tauchen neue Schwierigkeiten auf. Die Familie ist umgezogen, in ein zweistöckiges Haus in sehr angenehmer Lage nicht weit von einem schönen Waldgebiet.

«Nach der Übersiedlung an den neuen Ort konnte ich mich in den ersten Tagen und Wochen nicht an ihn gewöhnen und wußte oft nicht, wo ich jetzt wohne. In der Zeit ging ich auch nicht aus dem Haus. Um zum Klub der Bergleute zu gehen, der sich drei Häuser weiter befindet, brauche ich nur eine Straße, die Oktjabrskaja, zu überqueren. Aber wenn ich dorthin gehe, finde ich nicht wieder zurück. Ich gerate in Verwirrung und vergesse, wo ich mich befinde und wo ich wohne. Oft kann ich mich nicht an den Namen meiner Straße erinnern. Ich muß ständig ein Notizbuch in der Tasche haben, in dem die Straße, wo ich wohne, Haus- und Wohnungsnummer eingetragen sind.»

Arbeiten, die für ihn früher einfach und klar waren, kann er nicht mehr ausführen. Auf Landkarten, die er als Zugkommandeur mit Leichtigkeit benutzt hat, findet er sich nicht mehr zurecht. Einfache technische Zeichnungen, die für ihn als Studenten eines polytechnischen Instituts die alltäglichste Sache waren, kann er nicht mehr lesen. Jede noch so einfache Aufgabe macht ihn hilflos.

«Vor kurzem hat unsere Familie einen Petroleumofen mit Backröhre gekauft. Diesem Petroleumofen liegt ein Heftchen mit der Bedienungsanleitung bei, in dem die Einzelteile abgebildet sind. Mehrere Wochen lang habe ich versucht, aus diesem Ofen klug zu werden, bei vielen Teilen aber nicht ganz verstanden, wozu dieses oder jenes Teil dient. Lange konnte ich auch nicht herausfinden, wie man den Docht einsetzt und anzündet. Ich war überzeugt, daß dieser Petroleumofen nicht funktionierte, daß er Ausschuß war. Wenn ich versuche, aus irgend etwas schlau zu werden, fange ich an, lange nachzudenken, und das bewirkt, daß mich etwas Unklares, Unbegreifliches zu beunruhigen beginnt, sich in meinem Kopf eine Art Besorgnis, Unruhe staut, die zu einem Anfall führen kann, so daß ich es aufgegeben habe, Bücher zu lesen und mir zu viele Gedanken zu machen.»

Er «versteht den Raum nicht», er fürchtet ihn, er hat die «Bestimmtheit der Welt» eingebüßt.

«Seit meiner Verwundung kann ich das Wesen des Raums nicht mehr erfassen, ich verstehe den Raum nicht, habe Angst vor ihm. Und selbst wenn ich am Tisch sitze und die Gegenstände um mich her sehe, habe ich Angst, sie zu berühren.»

Das Lesen

Die Welt ist für ihn instabil geworden, sie ist zerfallen. In den ersten Monaten nach der Verwundung machte er eine niederschmetternde Entdeckung: Er hatte sein altes Wissen eingebüßt, aus dem Studenten des vierten Studienjahrs war ein Analphabet geworden! Diese Entdeckung machte er vor langer Zeit – er fing gerade erst an, das Bett und das Zimmer zu verlassen.

«Ich ging vom Zimmer in den Korridor, um mich umzuschauen und die Toilette, von der man mir gesagt hatte, sie befinde sich hier, gleich nebenan, selbst zu suchen. Ich ging auf die nächste Tür zu und betrachtete das Schild daran. Doch so lange ich auch auf das Schild und die Buchstaben starrte, ich konnte nichts entziffern. Seltsame Buchstaben hatte ich da vor mir, ausländische Buchstaben. Als ein Patient vorbei kam, deutete ich auf das Schild und fragte: ‹Was ist das?› Er antwortete: ‹Das ist die Herrentoilette. Was ist los mit dir, kannst du nicht lesen?› Und er ging weiter. Ich aber stand da wie angewurzelt und konnte nicht begreifen, warum ich nicht imstande war, das Schild zu lesen. Ich sah es doch, ich war ja nicht blind. Aber warum standen da ausländische Buchstaben? Hatte sich der Patient über mich lustig gemacht?

Ich versuchte erneut, klug daraus zu werden, und wieder passierte das gleiche. Ich ging noch mal zu der Tür und schaute auf das Schild. Da stand etwas geschrieben, doch wieder nicht auf russisch. Ich starrte auf das Schild, und mir kam es so vor, als sei das ganz bestimmt die Toilette. Ich ging zu einer anderen Tür und starrte auf das Schild. Es kam mir ebenso unverständlich und ausländisch vor wie das erste. Lange betrachtete ich diese beiden Schilder, die offensichtlich für zwei Toiletten – für Damen und für Herren – bestimmt waren, wie man mir auch gesagt hatte. Aber wie sollte ich herausbekommen, welche die Herrentoilette war.»

Dann geht er zur Augenärztin. Sie soll seine Sehschärfe prüfen.

«Die Augenärztin ließ mich auf einem Stuhl Platz nehmen, schaltete eine elektrische Lampe an und forderte mich auf, auf eine Tafel zu schauen, auf die Buchstaben unterschiedlicher Größe gemalt waren. Die Ärztin nahm einen Zeigestock und deutete auf einen Buchstaben, zuerst auf einen mittelgroßen. Ich sah zwar einen Buchstaben, wußte aber nicht, was für einer es war, und schwieg. Auch beim nächsten Buchstaben schwieg ich, weil ich ihn auch nicht kannte. Die Ärztin wurde nervös: ‹Warum schweigen Sie?› Schließlich sagte ich: ‹Ich weiß nicht!› Die Ärztin war verärgert, aber auch verwundert, wie mir schien: ‹Können Sie in Ihrem Alter wirklich noch nicht lesen und schreiben?›

Jeder Buchstabe kommt mir unbekannt, fremdartig vor. Strenge ich aber mein Gedächtnis an, konzentriere ich mich auf den betreffenden Buchstaben und fange ich an, das Alphabet herzusagen, dann fällt mir ganz bestimmt wieder ein, wie der Buchstabe ausgesprochen wird.»

Man liest ihm die Zeitung vor. Wie gut es tut, das zu hören. Er nimmt wieder am Leben teil. Er ergreift die Zeitung, will selbst einen Blick darauf werfen.

«Aber was war das? Die Buchstaben kamen mir ausländisch vor, und ich glaubte, diese Zeitung sei nicht in russischer Sprache gedruckt. Ich schaute auf den Zeitungskopf. Er war groß, und es schien mir, als ob das eine mir bekannte Zeitung sei, doch warum war sie nicht auf russisch geschrieben? Vielleicht war sie in der Sprache irgendeiner Sowjetrepublik geschrieben. Doch der Kommandeur las sie ja auf russisch vor. Ich unterbrach ihn und fragte: ‹Das ist... wie heißt sie... unsere Zeitung... ist sie russisch?› Er fing an zu lachen, aber als er meinen verbundenen Kopf sah, erwiderte er: ‹Natürlich ist das die *Prawda*. Siehst du denn nicht, daß sie in Russisch gedruckt ist?› Ich schaute noch einmal hin, doch den Namen der Zeitung konnte ich nicht lesen, obwohl ich einige Großbuchstaben erkannte und es mir sogar so vorkam, als ob sie denen der *Prawda* ähnelten. Aber ich konnte diesen Titel trotzdem nicht lesen. Ich dachte: Ich schlafe wahrscheinlich immer noch und träume das alles nur. Damit versuchte ich mich zu beruhigen. Sollte ich denn wirklich nicht mehr lesen können? Das war doch nicht möglich!

Ich stand plötzlich auf und warf einen Blick auf die Zeitung, entdeckte darin ein Bild von Lenin, erkannte ihn sofort und freute mich über das vertraute Gesicht. Aber die gedruckten Buchstaben der Zeitung, selbst die größten der *Prawda*, konnte ich nicht erkennen. Seltsam, dachte ich. Ich konnte damals partout nicht begreifen, daß ich infolge der Kopfverletzung auf einmal ein Analphabet und dumm sein sollte. Konnte ich wirklich nicht einmal mehr eigene russische Worte lesen, zum Beispiel Lenin und *Prawda*? Irgendwie seltsam, komisch.»

Er ist bestürzt, und lange Zeit weigert er sich zu glauben, daß er nicht mehr lesen kann.

«Wie schwer das ist, wenn man plötzlich nicht mehr lesen kann, da doch der Mensch durch Lesen vieles lernt und erfährt, eine Vorstellung bekommt von der Welt, in der er lebt, und Dinge erkennt, die er vorher nicht wahrgenommen hat. Lesen zu können bedeutet magische Kraft zu besitzen, und diese Kraft habe ich plötzlich verloren. Das ist ein schreckliches Unglück für mich.»

Er wollte nicht, daß es so blieb. Er mußte einfach noch einmal von vorn anfangen und lesen lernen. Genau das tat er.

Wieder Schüler

Ihm wird eine Lehrerin gestellt, eine Logopädin, eigens ausgebildet, hirngeschädigte Patienten wie ihm zu helfen, die Fähigkeit zu sprechen und zu lesen wiederzugewinnen. All das verwirrt ihn, aber er ist entschlossen zu lernen.

«Am nächsten Tag saß ich bescheiden am Tisch neben der Lehrerin. Vor uns lag eine russische Fibel, die Lehrerin deutete auf die Buchstaben, und ich schaute darauf und lächelte albern. Natürlich sah ich den einen oder anderen Buchstaben, aber ich wußte nicht, was das für Buchstaben waren. Ich war doch zur Schule gegangen, hatte Buchstaben gekannt, nicht nur russische, sondern auch deutsche und englische, und nun kannte ich plötzlich keinen einzigen russischen Buchstaben mehr, ganz zu schweigen von den ausländischen! Das kann nicht sein, dachte ich, das träume ich nur, ganz bestimmt! Und ich lächelte albern, und dieses dümmliche Lächeln verschwand viele Jahre lang nicht aus meinem Gesicht. Widersprüchliche Gedanken beunruhigten mich: Wenn das nun kein Traum ist, sondern Wirklichkeit, was dann? Dann muß ich schnellstens sprechen, lesen und schreiben lernen und wieder der werden, der ich bis zu meiner Verwundung gewesen bin.»

Der Unterricht ist schwierig, denn er muß ganz von vorn anfangen.

«Meine Therapeutin, O. P., fragt mich, auf den Buchstaben M in der Fibel deutend: ‹Lewa, wie heißt dieser Buchstabe?› Das Lächeln verschwindet fast von meinem Gesicht, weil ich der Lehrerin antworten muß. Ich habe mir in den drei Unterrichtsstunden schon die Buchstaben M und A eingeprägt, es aber nie fertiggebracht, mich an den Buchstaben M zu erinnern, ihn sofort zu nennen. Ich versuche, mich an etwas zu erinnern, doch mein Kopf scheint leer zu sein, als ob nichts darin ist.»

Die Arbeit geht sehr langsam voran, jeder Schritt erfordert immer neue Anstrengungen. Und er muß immer neue Methoden finden, die Buchstaben zu erfassen, sie sich einzuprägen.

«So bringe ich beispielsweise den Buchstaben З [stimmhaftes S] mit meinem Familiennamen – Sassezki – in Zusammenhang, den Buchstaben Ж [sh] mit ‹Shenja› – so heißt meine Schwester –, den Buchstaben ш [sch] mit ‹Schura› – so hieß mein Bruder. Das tue ich natürlich mit Billigung der Lehrerin, weil sie bemerkt, daß sie und ich dadurch viel schnellere Fortschritte machen. Doch einige Buchstaben kann ich mir nicht merken, weil sich keine geeigneten Wörter dazu finden. Da denke ich mir ein Wort aus, doch schon im nächsten Augenblick ist es vergessen. Besonders lange konnte ich mir die drei Buchstaben с [stimmloses S], к und м nicht merken. Später aber fiel mir das Wort *krow* [Blut] ein, an das ich mich ziemlich oft erinnere und das ich nicht vergessen kann. Ich merkte es mir, und schon bald begann der Buchstabe K, verbunden mit dem Wort *krow*, regelmäßig in meinem Gedächtnis aufzutauchen. Und nach dem Wort *krow* prägte ich mir auf dieselbe Weise das Wort ‹цох› [*son* – Schlaf] ein, an das ich mich oft erinnere, wenn ich mich schlafen lege, und zu Bett gehen muß ich ja täglich. Dann fing ich an, mich im Zusammenhang mit dem Wort *coh* an diesen Buchstaben с, den ich mir bis dahin partout nicht merken konnte, regelmäßig zu erinnern. Unmittelbar nach dem Wort *son* versuchte ich, mir für den Buchstaben ‹T› irgendein geeignetes Wort ins Gedächtnis zur rufen, und plötzlich fiel mir das Wort ‹Tamara›, der Name meiner anderen Schwester, ein.

So machte ich Fortschritte, wobei ich mich, um mir einen Buchstaben einzuprägen, stets auf ein Hilfswort stützte. Doch oft erinnere ich mich zwar ein, zwei Minuten lang an den Buchstaben, später will er mir aber um keinen Preis wieder einfallen. Trotzdem hat sich die Anzahl der eingeprägten Buchstaben durch die absolvierten Übungen allmählich vergrößert. Nun habe ich mir schon den Buchstaben ‹L› eingeprägt, von dem Wort ‹Lenin›, den Buchstaben ж von dem Wort ‹Shenja›, den Buchstaben ш von dem Wort ‹Schura›. Die Lehrerin sagte, ich solle mir den Buchstaben ‹K› vom Wort *koschka* [Katze], den Buchstaben ‹S› vom Wort *stol* [Tisch] und den Buchstaben ‹T› vom Wort *tom* [Band] merken.»

Bald machte er noch eine Entdeckung, die ihm Erleichterung verschaffte. Wie sich herausstellte, konnte er sich auch auf andere Weise an einen Buchstaben erinnern; dazu brauchte er lediglich die Buchstaben der Reihenfolge entsprechend durchzugehen, wie er sie sich in der Kindheit eingeprägt hatte, indem er das Alphabet aufsagte und sich dabei auf eine Art mündlicher, motorischer Fertigkeit stützte, ohne jedoch den Versuch zu unternehmen, sofort die visuelle Darstellung eines Buchstabens zu finden! Dieser Weg blieb ihm offen, ein solches Erinnern an Buchstaben war ihm nach wie vor möglich! Der Splitter, der die für die visuelle und räumliche Wahrnehmung zuständigen Rindenfelder zerstört hatte, hatte die sprachmotorischen Systeme verschont. Und so beschritt er denn diesen Weg.

«Ich kenne jetzt schon eine Menge Buchstaben, ich habe sie mir mit Hilfe unterschiedlicher Wörter eingeprägt, doch wenn ich mich dann an die Umrisse eines Buchstabens und den entsprechenden Wortaufhänger erinnern muß, bin ich oft gezwungen, eine gewisse Zeitspanne zu warten, um O. P. beispielsweise endlich den Buchstaben K zeigen zu können. Nun aber beginne ich, nachdem mir der Buchstabe A eingefallen ist, das Alphabet aufzusagen, bis ich auf ‹K› stoße.

‹K›, sage ich laut und zeige im Alphabet den Buchstaben K.

Nach ein paar Monaten habe ich mir alle Buchstaben von A bis я [Ja] eingeprägt, doch dafür kann ich mich nicht sofort an diesen oder jenen Buchstaben erinnern. Aber die Reihenfolge des Alphabets nach dem Gehör kenne ich gut und erinnere mich daran, ohne zu stocken.»

Bald begann er zu lesen. Doch nach wie vor sah er nie das ganze Wort, er war auch weiterhin gezwungen, es zu buchstabieren, dabei mühselig jeden Buchstaben zu erfassen, sich an seine Bedeutung zu erinnern und ihn im Gedächtnis zu behalten, um ihn nicht zu vergessen, wenn er zum nächsten Buchstaben überging.

«Wenn ich versuche, ein Buch zu lesen, dann kann ich nur bis zu drei gedruckte Buchstaben auf einmal sehen, und wenn ich mit dem Lesen beginne, sehe ich nur einen Buchstaben, wobei ich mich bemühe, mit dem Sehfeldzentrum etwas weiter nach rechts und oberhalb des Buches selbst zu schauen, um den Buchstaben erkennen zu können. Doch immerhin sehe ich den Buchstaben auf diese Weise beim Lesen, kann mich aber dafür nicht sofort daran erinnern, wie er heißt und ausgesprochen wird; im Kopf kommt es zu einer Gedächtnishemmung, einer Art Gedächtnisbremse.

Gedruckte Schrift buchstabiere ich. In der ersten Zeit mußte ich mich beim Lesen auf das Alphabet stützen, aber später bediente ich mich immer seltener des Alphabets und versuchte einfach, mich ohne seine Hilfe an den betreffenden Buchstaben zu erinnern, wobei ich eine Weile wartete, bis er mir von selbst einfiel. Häufig vergaß ich sogar, bevor ich noch alle Buchstaben gelesen hatte, das Wort selbst und mußte die Buchstaben von neuem lesen, um das Wort zu verstehen. Und oft las und lese ich einen Text, ohne überhaupt den Sinn der Worte zu erfassen, nur um zu lesen. Wenn ich aber den Wortsinn verstehen will, dann muß ich gleichfalls abwarten, bis ich den Sinn eines Wortes, seine Bedeutung begriffen habe. Habe ich ein Wort gelesen und es verstanden, gehe ich weiter, lese das zweite Wort und verstehe dessen Sinn, lese das dritte Wort und verstehe dessen Bedeutung. An

das erste, manchmal auch an das zweite Wort und deren Bedeutungen aber erinnere ich mich nicht mehr, ich habe sie
schon vergessen und bin nicht imstande, sie mir ins Gedächtnis zurückzurufen, so gern ich das auch möchte und so
oft ich es auch versuche.

Ich lese den zweiten Buchstaben, den dritten, den vierten.
Ebenso mache ich es mit der Wortbedeutung – ich lese ein
Wort, ein zweites und ein drittes, verstehe ihre Bedeutung,
lese ein viertes Wort, verstehe wieder die Bedeutung. Beim
vierten Buchstaben eines Wortes stocke ich häufig, sehe ihn
zwar und erinnere mich auch daran, wie er ausgesprochen
wird; beim ersten, zweiten und dritten Buchstaben aber
habe ich schon vergessen, wie sie ausgesprochen werden,
obwohl ich den zweiten und den dritten Buchstaben noch
sehe, während ich den ersten gar nicht mehr im Blickfeld
habe.»

So begann er zu lesen, Buchstabe für Buchstabe, Wort für
Wort, immer in der Furcht, der Buchstabe, den er eben erst
erkannt hatte, könnte verschwinden, das Wort, das er soeben gelesen hatte, schon wieder vergessen sein.

«Ich mache mich daran, ein Kapitel aus dem angegebenen
Buch zu lesen, mit den Augen Buchstabe für Buchstabe,
Silbe für Silbe, Wort für Wort zusammentragend. Die Tatsache, daß es beim Lesen so schrecklich langsam vorangeht,
ärgert mich mächtig. Darüber hinaus stört ein Auge – vor
allem das rechte – das andere; es ist, als scherten die Augen
seitwärts aus und nähmen den Buchstaben, auf den ich mich
gerade konzentriere, mit. Ich beeile mich, den Buchstaben
oder das Wort im Text des Buches wiederzufinden. Aber ich
habe schon vergessen, wo, bei welchem Wort, bei welchem
Buchstaben ich stehengeblieben bin.

Während dieser letzten Monate ist es mir zunehmend
schwerer gefallen, einen Text aus der Zeitung oder einem
Buch zu lesen, weshalb es jetzt bei mir zu noch größeren
Verzögerungen beim Lesen kommt. Da lese ich nun ein Kapitel und werde es wohl nicht einmal bis zur Hälfte bewältigen können. Alle Wörter, die ich lese, verflüchtigen sich
rasch aus dem Gedächtnis. Leichter und einfacher wäre es,

mich eine Zeitlang an Wörter zu erinnern wie Finsternis, Sonne oder Mond.»

So gingen die Jahre dahin. Er las und versuchte krampfhaft, Buchstaben zu erkennen, sie zusammenzusetzen, Wörter nicht zu vergessen. Mit den Jahren wurde das keineswegs leichter. Neue Hindernisse, neue Schwierigkeiten stellten sich ein.

«In den letzten Jahren traten beim Lesen erhebliche Stockungen auf. Das Lesetempo wurde noch langsamer, und obendrein verschwanden nun häufiger Buchstaben aus meinem Blickfeld. Einmal (am 2. Mai 1967) bemerkte ich beim Lesen plötzlich, als ich auf den Buchstaben schaute, den ich zuerst mit dem linken, dann mit dem rechten Auge gelesen hatte, daß ich den Buchstaben mit dem rechten Auge nicht mehr erkennen konnte. Er war so klein – zwei- oder dreimal kleiner als für das linke Auge, das ein fast normales Sehvermögen hatte. Ich vermochte nicht zu erkennen, was das für ein Buchstabe war. Er wirkte so winzig und verschwommen, daß es schmerzte hinzugucken.»

Was für eine unglaubliche Anstrengung mußte er auf sich nehmen, um das Lesen zu erlernen! Hatte er mehr Erfolg bei dem Versuch zu schreiben?

Das Schreiben – der Wendepunkt

Zunächst war es mit dem Schreiben ebenso schwierig wie mit dem Lesen, vielleicht noch schwieriger. Er hatte verlernt, einen Bleistift zu halten, wußte nicht, wie er ihn benutzen sollte. Er hatte vergessen, welche Bewegungen man machen muß, um einen Buchstaben zu schreiben. Er war total hilflos.

«Ich hatte verlernt, einen Bleistift zu handhaben. Ich drehte ihn hin und her und konnte einfach nicht zu schreiben beginnen. Man zeigte mir, wie ich den Bleistift in der Hand zu halten hätte, und forderte mich auf, irgend etwas zu schreiben. Da nahm ich den Bleistift und zog auf dem Papier eine

Art krummer Linie. Ich dachte lange nach, starrte bald aufs Papier, bald auf den Bleistift und führte diesen schließlich über das Papier. Auf dem Papier blieb eine Bleistiftspur zurück, der man nicht ansehen konnte, wo ich angefangen hatte. Sie ähnelte dem Gekritzel eines Kindes, das das Alphabet noch nicht kennt. Ich mußte über diese Linie lachen. Zugleich bekam ich Angst; wie war das nur möglich, ich hatte doch ausgezeichnet lesen und schnell schreiben können. Wieder schien mir, daß ich das nur träumte. Und wieder lächelte ich meine Lehrerin blöde an.»

Dann kam der Tag, der alles ändern sollte. Es war der Tag der großen Entdeckung: Schreiben konnte sehr einfach sein. Zunächst versuchte er zu schreiben, indem er sich das Bild jedes Buchstabens ins Gedächtnis rief und sich bemühte, jede Bewegung, deren es bedurfte, um dieses Bild schreiben zu können, zu finden – wie ein kleines Kind, das eben erst schreiben lernt. Er aber hatte ja sein Leben lang geschrieben, fast zwanzig Jahre lang. Schreibt denn ein erwachsener Mensch ebenso wie ein Kind? Muß er denn über jedes Buchstabenbild nachdenken, jede Bewegung suchen, die er braucht, um dieses Bild schreiben zu können? Erwachsene schreiben automatisch, bei ihnen haben sich längst Serien gewohnter Schreibbewegungen, ganze «kinetische Melodien» ausgebildet. Denken wir etwa darüber nach, welche Bewegungen wir machen müssen, um schreiben zu können? Versuchen wir uns dabei etwa zu erinnern, wie die Linien angeordnet sind, die jeden Buchstaben bilden? Warum soll er nicht auf diese ihm vertraute Weise schreiben? Schließlich hat die Verwundung seine kinetischen und motorischen Zentren nicht beeinträchtigt.

Er kann sich gut an diesen Tag erinnern und erwähnt ihn oft in seinem Tagebuch. Obwohl es eine simple Entdeckung war, veränderte sie sein Leben total.

«Mit dem Schreiben verhielt es sich anfangs genauso wie mit dem Lesen. Ich konnte mich lange nicht an die Buchstaben erinnern, obwohl ich sie schon zu kennen schien, und führte die gleiche Prozedur mit der alphabetischen Reihenfolge durch. Aber eines Tages kam während des Unterrichts ein Arzt zu mir, zu dem ich schon Vertrauen gefaßt hatte, weil er mich und die anderen Patienten stets freundlich behandelte. Er forderte mich auf, nicht buchstabenweise, sondern in einem Zug zu schreiben, ohne die Hand mit dem Bleistift vom Papier zu heben. Und ich – natürlich fragte ich erst zwei-, dreimal zurück – wiederholte mehrmals das Wort *krow* [Blut], nahm schließlich den Bleistift und schrieb schnell ein Wort hin. Und siehe da, ich hatte das Wort *krow* geschrieben, wenn ich das auch selbst kaum wußte, da ich immer noch Schwierigkeiten mit dem Lesen hatte – sogar mit dem Lesen dessen, was ich selbst geschrieben hatte.»

So begann er zu schreiben. Jetzt brauchte er sich nicht mehr mühsam das visuelle Bild eines Buchstabens ins Gedächtnis zu rufen, nicht mehr die Bewegung zu suchen, die er ausführen mußte, um eine Linie zu ziehen. Er schrieb einfach, spontan, ohne nachzudenken.

«Wie sich herausstellt, kann ich nur einige wenige Wörter automatisch schreiben, aber nur kurze; lange wie zum Beispiel *rasporka* [Strebe] oder *krokodil* [Krokodil] und ähnliche dagegen nicht. Aber immerhin habe ich, seitdem der Arzt es mir gezeigt hat, angefangen, Wörter nicht buchstabenweise, sondern schnell, automatisch, ohne Nachdenken zu schreiben, jedenfalls die kürzeren Wörter. Wenn sie so lang sind wie etwa das Wort *rasporka*, schreibe ich sie silbenweise. Doch auch das ist für mich schon ein gewaltiger Fortschritt in der Entwicklung meines Gedächtnisses. Das habe ich in erster Linie dem Arzt und meiner Therapeutin O. P. zu verdanken. Etwa drei Monate, nachdem ich nach K. gekommen war, konnte ich also bereits auf diese Weise schreiben; lesen, was ich geschrieben habe, kann ich allerdings noch immer nicht.»

Im Laufe der Jahre trug seine Entdeckung Früchte. Nun konnte er schreiben. Trotz der Schwierigkeiten, Fehler und Probleme beim Entziffern des Geschriebenen bedeutete das sehr viel.

«Dank einer langwierigen Behandlung habe ich schließlich in einem halben Jahr schreiben und lesen gelernt, wobei ich das Schreiben schneller lernte (und fast oder doch ungefähr so schreibe wie früher); das Lesen konnte ich nicht so lernen wie früher. Ich lese buchstaben- und silbenweise, weiter läßt sich das Lesen nicht mehr entwickeln.

Ich habe gelernt, automatisch zu schreiben: Man erinnert sich an ein Wort und schreibt es in einem Zug hin – schnell und mühelos. Oft brauche ich freilich lange, um mich an den ersten Buchstaben eines Wortes, besonders des ersten Wortes, zu erinnern, aber dann flutscht es nur so! Ziemlich häufig bemerke ich, wenn ich Buchstaben eines Wortes schreibe, daß ich welche verschlucke oder verliere; oft verwechsle ich auch Buchstaben, besonders solche, die ähnlich klingen: X [ch], 3 [stimmhaftes S] – c [stimmloses S] oder aber ich ersetze einen Buchstaben durch einen anderen, der in diesem Wort bereits vorgekommen ist. So schreibe ich zum Beispiel statt *soloto* [Gold], *sosoto*. Satzzeichen vergesse ich häufig, die Regeln für die Interpunktion habe ich vergessen. Einen Punkt setze ich gewöhnlich, um einen Satz von einem anderen zu trennen, wobei ich stets sehr kurze, nur aus wenigen Wörtern bestehende und durch die Konjunktionen ‹aber› oder ‹und› verbundene Sätze bilde. Und obwohl ich die Wörter selbst schreibe, habe ich Schwierigkeiten, sie zu lesen, und kann sie nicht verstehen.»

So sollte es denn auch bleiben. Er las mühsam, langsam, buchstaben- und silbenweise, alle Augenblicke auf Hindernisse stoßend (der für die visuelle und räumliche Wahrnehmung zuständige Apparat der Großhirnrinde war ja zerstört worden). Doch er konnte automatisch schreiben, obwohl er seinem Gehirn die Wörter und Gedanken abringen mußte.

«Wenn ich mir ein Wort wie *golowokrushenije* [Schwindelgefühl] ansehe, verstehe ich zunächst gar nichts, blicke nur auf die bedeutungslosen Buchstaben wie ein Kind, das noch keine Fibel und keine Buchstaben gesehen hat. Dann aber beginne ich mich an etwas zu erinnern, den ersten Buchstaben zu betrachten – ‹G› –, warte eine Zeitlang, erinnere mich schließlich an diesen Buchstaben und beeile mich, auf den nächsten Buchstaben, das ‹O›, zu blicken. Wieder warte ich eine Weile, sage endlich ganz leise ‹Go›, schaue dann schnell nach rechts auf den Buchstaben ‹L›, warte wieder eine Weile. Habe ich den Buchstaben ‹L›, genannt, beeile ich mich, auf den Buchstaben ‹O› zu blicken und sage dann ganz leise zu mir: ‹Go-lo›. Dann beeile ich mich, auf den Buchstaben ‹O› zu blicken. Während ich das tue, sind zwei Buchstaben aus meinem Blickfeld nach links entschwunden, das heißt, ich sehe nur noch dieses ‹O› und zwei oder drei Buchstaben links davon. Die ersten zwei, drei Buchstaben (gol) sehe ich nicht mehr. Genauer gesagt, an jener Stelle ‹sehe› ich jetzt graues Dunkel mit schwankenden, flimmernden Punkten, Fäden und Körperchen.»

Er beschloß, ein Tagebuch zu schreiben und die Geschichte seiner Verwundung zu schildern, jenen schrecklichen Abgrund, in den er geschleudert worden war, seinen qualvollen Kampf, den er führte, um zurückzugewinnen, was er verloren hatte.

«Die Geschichte einer schrecklichen Verwundung»

Er schrieb an diesem Tagebuch fünfundzwanzig Jahre lang, tagaus, tagein, wobei er mühsam die Wörter auswählte und manchmal einen ganzen Tag brauchte, um eine halbe Seite zu schreiben. Anfangs nannte er es «Geschichte einer schrecklichen Verwundung», später dann gab er ihm den Titel «Ich kämpfe von neuem!» Es war eine mühselige Arbeit, voller krampfhafter Versuche und Augenblicke der Verzweiflung, aber angespornt von stetiger Hoffnung.

Obwohl er schnell lernte, ohne nachzudenken Wörter zu schreiben, war er weit von einer schriftlichen Darlegung seiner Gedanken entfernt. Einen Gedanken zusammenhängend darzulegen ist etwas ganz anderes. Dazu muß man den Gedanken in Worte umsetzen, die aber kommen nicht sofort, man muß sie mühsam suchen, im Gedächtnis danach wühlen, zu Sätzen verbinden, und die Sätze müssen den Gedanken verwirklichen und weiterentwickeln. Selbst das Wissen, wie man Briefe schreibt, wie man sie beginnt, wie man Sätze verbindet, ist ihm abhanden gekommen. Bei jedem Satz muß er sich abmühen, muß suchen, um Rat fragen, auswählen. Damit bringt er endlose Wochen zu.

«Einige Wochen dachte ich darüber nach, wie und was ich schreiben könnte. Gute und notwendige Wörter vermochte ich nicht zu schreiben, weil ich mich an nichts in meinem lädierten Kopf erinnern konnte. Lange überlegte ich hin und her, wie man einen Brief und vor allem seinen Anfang richtig schreibt. Ich erkundigte mich bei anderen Leuten und versuchte, in einem Buch etwas darüber zu lesen. Ich denke immer sehr lange nach und kann mich nicht entschließen, mit dem Schreiben zu beginnen. So geht das tagelang, bis ich starke Kopfschmerzen bekomme.

Obwohl ich damals noch im Lazarett in Kissegatsch war, schickte ich meinen Angehörigen ‹Einen Gruß aus Kasanowka›. Wahrscheinlich haben sie sofort begriffen, daß mein Kopf wirklich schwer beschädigt war, und sich Gedanken gemacht, was mit mir los war.

Ich schrieb sehr wenige Briefe, weil ich nicht wußte, was man schreibt. Wie gewohnt bemühte ich mich, automatisch, ohne nachzudenken, zu schreiben, aber manchmal konnte ich nicht lesen oder verstehen, was ich geschrieben hatte, und brachte die Verben durcheinander, die ich verwendete, um Satzteile zu verbinden. Sogar ein kurzer Brief nahm enorm viel Zeit in Anspruch, um ihn zu durchdenken. Eine geheimnisvolle Macht hielt mich davon ab, wenigstens meiner Mutter einen einfachen Brief zu schreiben. Warum das so ist, weiß ich nicht. Immerhin kam ich letztlich zu dem Punkt, daß ich einen Brief schrieb, obwohl es meinen kranken Kopf manchmal einen Tag oder sogar mehr als eine Woche Gedankenarbeit kostete. Das strengte mich ungeheuer an, mein Geist arbeitete langsamer.»

Angenommen, er schriebe statt eines Briefes eine Nacherzählung: Man liest ihm ein kurzes Märchen vor, wie Schülern der zweiten Klasse. Natürlich ist das leichter: Es ist alles schon gesagt, man braucht keinen Gedanken mehr zu suchen und nicht zu überlegen, wie man beginnen soll. Doch auch das erwies sich als schwierig. Zwar ist der Sinn klar, sind die Gedanken vertraut, aber wie soll er Sätze bilden, wenn er so gut wie kein Vokabular zur Verfügung hat? Sätze können ziemlich kompliziert sein; sie erfordern Kenntnisse der Interpunktion und der Grammatik, was für ihn schwierig, wenn nicht gar unmöglich wäre. Zusammenhanglose Wörter und Satzteile waren alles, was ihm einfiel; daraus mußte er die richtigen Wörter auswählen und Sätze bilden.

Nehmen wir an, er versuchte nicht, eine Geschichte nachzuerzählen, sondern zu beschreiben, was mit ihm geschehen war. Was wäre, wenn er seine eigene Geschichte einer schrecklichen Hirnverletzung zu Papier brächte, seine Defekte und sein vergangenes und gegenwärtiges Leben beschriebe, um die Probleme eines Menschen, dessen Welt plötzlich zerfällt, aufzuzeigen und zusammenhängend darzulegen. Natürlich würde das unvergleichlich schwieriger sein. Er müßte sich alles Stückchen für Stückchen ins Gedächtnis zurückrufen, diese Stückchen sorgsam zusammenfügen, sie in eine Reihenfolge bringen und dann – was das Schwierigste ist – Sätze schreiben, die sich zu einem logischen Bericht der Ereignisse zusammenfügen. Das schien fast unmöglich, dennoch muß er an eine Erfolgschance geglaubt haben. Er machte sich an diese kräfteraubende, kolossale Arbeit.

«Nun gehe ich ans Schreiben. Ich habe beschlossen, Teile des Tagebuchs den Zeiten zu widmen, die ich in verschiedenen Hospitälern verbracht habe. Zuerst waren das die einzigen Fakten, die ich hatte. Ich versuchte, mich an alles zu erinnern, woran ich mich mit diesem zerstörten Gedächtnis nur erinnern konnte, um es sofort aufzuschreiben. Natürlich hätte ich meine Geschichte am liebsten in die Form einer wahrheitsgetreuen Erzählung gekleidet, wie das Schriftsteller tun. Doch als ich anfing, meine Geschichte aufzuschreiben, begriff ich sofort, daß mir solch eine Erzählung nicht gelingen würde, mir mangelte es an Worten und Gedanken, um so zu schreiben. Da kommt mir der Gedanke, über den Beginn des Angriffs zu schreiben, aber ich kann beim besten Willen nicht die nötigen Wörter finden, um diesen Gedanken auszudrücken. Ich krame lange in meinem Gedächtnis und bemühe mich, ihm das erforderliche Wort für diesen Gedanken zu entlocken. Ich muß mich an Wörter erinnern, die ungefähr passen, seien sie auch ungenau. Ich sammle diese Hilfswörter, um meinen Gedanken auszudrücken. Dennoch schreibe ich nicht sofort, weil ich erst einen Satz bilden muß. Ich beginne ihn zu bilden und ändere ihn im Geiste immer wieder, bis er denen ähnelt, die ich gehört oder in normalen Büchern gelesen habe.

Aber es fällt so schwer zu schreiben. Mir kommt in den Sinn, den Augenblick der Verwundung und die Zeit der Krankheit danach zu schildern. Das ist schon mal ein guter Einfall. Ich beginne, zu diesem Gedanken ein Wort zu suchen, dann ein zweites. Ein drittes Wort kann ich einfach nicht finden, ich erinnere mich nicht, suche und suche – halt! Ich hab's gefunden! Doch wo ist mein Gedanke? Ich habe ihn vergessen. Und wo sind die beiden Wörter, die ich mit solcher Mühe gefunden habe? Auch vergessen. Wieder fange ich an, in meinem Gedächtnis zu kramen, wieder suche ich einen Gedanken für meine Schreiberei, suche geeignete Wörter für diesen oder jenen Gedanken, notiere sie auf Blättern und Zetteln, bevor ich sie in meine Niederschrift einfüge und sie, so gut ich kann, mit dem Gedanken verbinde. Doch was für eine Tortur ist das. Ständig vergesse ich, was ich schreiben möchte, woran ich eine Minute zuvor gedacht habe. Und es dauert Minuten, bis ich mich erinnere, wie weit ich gekommen war.

Daher mußte ich mir, bevor ich meine Geschichte schreiben konnte, zunächst verschiedene Wörter zur Bezeichnung von Gegenständen, Erscheinungen und Gedanken notieren. Wann immer sie mir einfielen, schrieb ich sie auf. Dann fing ich an, mit Hilfe dieser Wörter, Sätze und Gedanken, die ich auf diese Weise gesammelt hatte, meine Geschichte in ein Heft zu schreiben, gruppierte Wörter und Sätze um und verglich sie dabei mit solchen, die in Büchern vorkommen. So brachte ich es schließlich fertig, einen Satz zu schreiben, der meiner Idee von dieser Geschichte meiner Krankheit entsprach.

Wenn ich fast sicher bin, daß ich einen Satz gebildet habe, schreibe ich ihn zuerst auf einen Fetzen Papier (entweder auf einen Zeitungsrand oder ins Notizbuch), und habe ich die Überzeugung gewonnen, daß der Satz mehr oder weniger gut zu lesen beziehungsweise anzuhören ist, dann notiere ich ihn. Danach nehme ich den nächsten in Angriff, wobei ich das früher Geschriebene wieder und wieder durchlese, obwohl es mir schwerfällt zu lesen, was ich selbst geschrieben habe. Es ist für mich sehr schwierig und mühsam, von mir Geschriebenes zu lesen, weil ich jeden Buchstaben, den ich selbst vor kurzem ‹automatisch› geschrieben habe, einzeln entziffern muß.

Auf diese Weise bringe ich ein paar Sätze zu Papier. Aber weiterschreiben kann ich erst, wenn ich die vorangegangenen zwei oder drei Sätze gelesen habe; das muß ich tun, um den Gedanken zu verstehen, das, worüber ich dann schreiben will. Anders kann ich nicht schreiben, so ist mein Gedächtnis nun einmal.

Ich habe in meiner Erzählung mehrfach ein und dasselbe wiederholt und werde vielleicht wieder anfangen, über ein und dasselbe zu schreiben, weil ich ständig vergesse, was ich geschrieben habe und was ich noch schreiben muß. Und bei mir, mit meinem Gehirn und seinem zerstörten Gedächtnis, ist es oft so, daß ich in meiner Erzählung ein und dasselbe mehrmals schreibe, irgend etwas Notwendiges, Wichtiges aber vergesse, auslasse und mich dann, wenn die Zeit, es aufzuschreiben, gekommen ist, nicht erinnern kann und nicht mehr weiß, was ich schreiben wollte.

Ich kann nicht viel auf einmal im Gedächtnis behalten. Ich bemühe mich, diese Gedanken zu stärken und zu festigen, bis sie schließlich in meinem Gedächtnis ‹kleben›.

Ich schreibe an der Geschichte meiner Krankheit vom frühen Morgen bis fünf Uhr abends, während meine Mutter und meine Schwestern arbeiten. Sobald sie von der Arbeit kommen, kann ich nicht mehr schreiben, und jede Unterhaltung, jeder Lärm macht es mir unmöglich, zu schreiben oder nachzudenken. Ich muß allein sein.

Manchmal sitze ich ein, zwei Wochen da und denke über

ein einziges Blatt nach. Ich brauche lange zum Denken, erfasse langsam, vergleiche unaufhörlich verschiedene Blätter, weiß aber nicht, wie ich das, was ich schreiben muß, richtig aufschreiben soll.

Mit dieser unaufhörlichen Schreiberei habe ich mich so abgeplagt, daß ich schwer krank geworden bin. Das war und bleibt eine enorme Anstrengung. Ich arbeite wie ein Mensch, der besessen ist.»

Es begannen Jahre kräftezehrender Arbeit. Zunächst ein Jahr, dann ein zweites, dann ein drittes. Die Mühen bei der Umsetzung eines Gedankens in Sprache hörten aber nicht auf; die Arbeit wurde nicht leichter. Er hatte sich schon daran gewöhnt, sich frühmorgens an den Tisch zu setzen, langsam und beharrlich nach Wörtern zu suchen, krampfhaft zu versuchen, ungehorsame Wörter in Sätze zu kleiden – all das nur, um an einem Tag ein Dutzend Zeilen, mitunter auch eine Seite zu erhalten.

«Das dritte Jahr denke ich nun schon nach, ergänze, schreibe meine Erzählung neu. Nur bemerke ich, daß ich in diesen Jahren angefangen habe, bei meinem Schreiben langsamer zu denken und zu begreifen. Manchmal schreibe ich an einem Tag noch nicht einmal eine halbe Seite oder denke überhaupt den ganzen Tag nach, und mir fällt nicht ein, was ich weiter schreiben wollte. Und so kann es geschehen, daß ich mehrere Tage lang grübele und nichts für meine Erzählung zu Papier bringe – ich habe keine Kraft, keine Erinnerung, und Gedanken, Einfälle und Begriffe verschwinden aus dem Kopf, fallen irgendwohin in einen Abgrund des Vergessens.

Der letzte Teil meines Schreibens hat sich aus irgendeinem Grunde monatelang hingezogen, und es ist nicht abzusehen, ob ich ihn beenden kann. Das dritte Jahr bemühe ich mich nun schon, diese Schreiberei zu beenden. Und es fällt mir, wer weiß warum, von Jahr zu Jahr schwerer zu schreiben – mich an alles zu erinnern, was geschehen ist, und von Jahr zu Jahr stumpft mein Kopf mehr ab, geraten alle Einzelheiten der Krankheit, meines vergangenen und meines heutigen Lebens mehr in Vergessenheit.

Doch aufgeben will ich nicht. Ich will das begonnene Werk zu Ende führen: Und so sitze ich denn den ganzen Tag am Tisch und arbeite unaufhörlich am Wort. Ich sehe keinen anderen Weg, aus meiner Lage herauszukommen, als mich zu erinnern und zu schreiben, wann immer ich den Wunsch dazu habe. Den ganzen Tag sitze ich erschöpft und geschwächt am Tisch. Und wenn ich aufstehe, muß ich mich mit den Händen an den Tisch oder den Stuhl klammern, weil mich ein heftiges Schwindelgefühl erfaßt, als ob ich dreimal mitsamt dem Tisch, dem Stuhl und dem Haus mit den Beinen nach oben um und um gekehrt würde – es dreht sich alles im Kreis. Aber natürlich habe ich nicht jeden Tag am Tisch über meiner Erzählung gesessen. Wenn ich einen ganzen Tag lang am Tisch sitze, dann tut mir am nächsten Tag, mitunter auch zwei, drei Tage lang, mein Kopf so weh, daß ich oft das Bett hüten muß.»

So zogen sich die Jahre hin. Auf dem Tisch häuften sich die Hefte, zunächst dünne Hefte aus vergilbtem Papier – er machte sie selbst –, später sandte er sie dann mir zu. Jetzt schrieb er schon in dicken grauen Heften, später wurden diese durch große Hefte in Wachstucheinbänden abgelöst. Nun sind schon tausend Seiten geschrieben, dann zweitausend. Er fängt noch einmal an, möchte alles vollständiger schreiben, besser. Und nun sind es fast dreitausend Seiten in kleiner Schrift. Seiten, die er selbst geschrieben hat und von denen er selbst keine einzige lesen kann. Begonnen hat er seine Erzählung, als der Krieg noch nicht vorüber war. Er arbeitete *fünfundzwanzig Jahre* lang daran. Es ist schwer zu sagen, ob es in der Geschichte der Menschheit andere Dokumente gibt, auf die eine so qualvolle Mühe verwandt worden ist und die für den Verfasser selbst so unverständlich blieben. Wozu hat er das getan? Was war der Grund?

Wozu schrieb er?

Er fragte sich das selbst viele Male: Wozu schreibe ich? Wozu führt meine peinigende, aufreibende Arbeit? Ist das nötig? Und er kam zu dem Schluß: Es ist nötig! Er konnte ja anderen nicht nützlich sein, konnte nicht im Haus helfen, geriet in Verwirrung, wenn er auf die Straße ging, verstand kaum, was er im Radio hörte oder in Büchern las. Das alles war vorbei. Aber schreiben konnte er, Bruchstücke seiner Vergangenheit auswählen, sie miteinander vergleichen und zu Episoden zusammenfassen, Bilder der Vergangenheit schildern, seine Hoffnungen formulieren, seine Emotionen zum Ausdruck bringen. Das konnte er noch. Und das Schreiben seines Tagebuchs, der Erzählung seines Lebens, gab seinem Leben einen Sinn. Er braucht das. Es ist der einzige Faden, der ihn mit dem Leben verbindet, das einzige, was er wirklich tun kann, seine einzige Hoffnung darauf, wiederhergestellt zu werden, wieder der zu werden, der er früher gewesen ist. Wenn er sein Denken weiterentwickelte, könnte er nützlich sein und aus seinem Leben etwas machen. Die Wiederbelebung der Vergangenheit soll helfen, daß er in der Zukunft Fuß faßt. Deswegen tut er das, deshalb beginnt er seine aufreibende Arbeit, verbringt er Stunden, Tage, Jahre auf der Suche nach verlorenen Erinnerungen.

Vielleicht, so dachte er, wird das auch anderen zugute kommen. Vielleicht wird es den Menschen helfen, besser zu verstehen, was sie besitzen und was sie durch einen einzigen kleinen Splitter verlieren können, der ins Gehirn eindringt, die Vergangenheit zerstört, die Gegenwart in Tausende von Bruchstücken zertrümmert und ihnen die Zukunft nimmt. So hatte er, ungeachtet seiner Schwierigkeiten beim Schreiben, allen Grund weiterzumachen.

«Zweck meines Schreibens ist es, zu zeigen, wie ich für die Wiederherstellung meines geschädigten Gedächtnisses gekämpft habe und noch kämpfe. Das ist ein außerordentlich schwerer Kampf.

Ich hatte keinen anderen Ausweg, als Wörter zu sammeln,

Radio zu hören, Bücher zu lesen und den Gesprächen anderer Menschen zu lauschen. Später kam dann das Sammeln von Wörtern, Sätzen und Gedanken und schließlich das Schreiben einer Erzählung, die ich schon 1944 in Angriff nahm. Mich mit irgend etwas anderem zu beschäftigen, zum Beispiel eine Grammatik zu lesen oder physikalische Studien zu betreiben, dazu war ich nach dieser seltsamen und schrecklichen Kopfverletzung nach wie vor nicht imstande.

So fing ich also an zu schreiben. Ich habe mich von diesem krankhaften Schreiben fortreißen lassen, verlasse das Haus, mein Zimmer nicht mehr, gehe nicht spazieren, nicht ins Kino. All mein Sinnen und Trachten geht nur dahin, meine Geschichte zu schreiben, mich an meine verschwundene Vergangenheit zu erinnern, mir Wörter und Gedanken ins Gedächtnis zu rufen, die mich mit unverminderter Macht anziehen. Da habe ich nun tagaus, tagein, Monat für Monat regelmäßig Wörter aus meiner verstreuten Erinnerung gesammelt, habe Gedanken zusammengetragen und aufgeschrieben, und das hat sich bis heute fortgesetzt.»

Diese Arbeit wurde zum Wichtigsten, was sein Leben ausfüllte. Dahinter steckte ein geheimer Gedanke, der zum Zweck seines gesamten Daseins geworden war, der Gedanke, ob nicht das Schreiben seiner Erzählung helfen könnte, die Krankheit zu besiegen, ihn zum Leben zurückzubringen, aus ihm einen Menschen wie alle anderen zu machen.

«Erreichen wollte ich das durch das fast tägliche Schreiben über die erlittene Kopfverletzung, über die nachfolgende Krankheit meines Kopfes und darüber, wie ich diese Krankheit durch meine Erzählung besiegen wollte, damit alle davon erfahren.

Nun arbeite ich schon das dritte Jahr an der Erzählung über mein Unglück und diese Krankheit. Das sind eigenartige Gedanken und Studien, ist Arbeit an mir und Schreiben über mich. Diese Arbeit beruhigt mich dennoch, immerhin arbeite ich, und dann verbessert sich durch diese ständige Arbeit (ich weiß nicht, wie oft ich die Erzählung in den Jahren umgeschrieben habe) auch meine Sprechfähigkeit. Ich spreche besser, wenn ich mir Wörter ins Gedächtnis zu rufen versuche, die durch Verwundung und Krankheit ausgelöscht und irgendwo unordentlich in meinem Kopf verstreut sind, und durch Üben (Denken, Schreiben) im alltäglichen Umgang mit Menschen fallen sie mir besser ein.

Dieses Schreiben ist mein einziges Mittel zu denken. Ich brauchte nur das Schreiben aufzugeben und die vollgeschriebenen Blätter zu verschließen, schon würde ich wieder in Verödung und Leere, in der Welt des Vergessens und des Analphabetentums, in der Welt des Nichtswissens versinken.

Vielleicht, dachte ich, werden die Ärzte mich verstehen, wenn ich meine Krankheit genauer, mit Aufzeichnungen beschreibe, und dann werden sie mich und meine Krankheit bestimmt begreifen und sie kurieren. Schließlich habe ich im Lazarett ja schlecht sprechen und mich kaum erinnern können, woran ich litt, und die Ärzte wissen vielleicht bis heute nicht, daß ich leide, weil ich mich ihnen gegenüber nicht detaillierter äußern konnte. Ein anderer Grund, die Geschichte meiner Krankheit aufzuschreiben, war das Bestreben, Fortschritte zu machen und mein Gedächtnis zu trainieren und zu verbessern, gegen die Aphasie anzukämpfen und sie so zu vermindern. Und dieses Schreiben der Geschichte meiner Krankheit schult mein Gedächtnis enorm, fördert mein Sprachvermögen, entwickelt das Gedächtnis für Wörter und ihre Bedeutung. Das ist eine Tatsache. Aber ich weiß auch, daß meine Schrift ‹Geschichte meiner Krankheit› den auf dem Gebiet der Gehirn- und Gedächtnisforschung, der Psychologie und Medizin, der Neurologie und anderem mehr tätigen Wissenschaftlern einen unschätzbaren Dienst erweisen kann.»

Er hat uns nicht nur ein tragisches Dokument in die Hand gegeben. Durch die Schilderung seines Schicksals hat er uns außerordentlich wertvolles Wissen geliefert. Wer könnte ein Ereignis besser schildern als der Betroffene selbst? Er war ein Betroffener – jetzt hat er sich in einen Forscher verwandelt. Er hat uns Beschreibungen von ungewöhnlicher Klarheit geliefert, und wir werden versuchen, seinen Spuren zu folgen, und uns dabei Schritt für Schritt den Weg in die geheimnisvolle Welt des Gehirns bahnen.

«Ich lebe in einer Welt des Vergessens»

Er selbst hielt die «Eigentümlichkeiten des Raums» nicht für sein größtes Unglück. Es waren die «Eigentümlichkeiten des Gedächtnisses», dessen Zerrüttung und Zerfall, die ihn besonders quälten. Das war fast eine Katastrophe.

Er erinnerte sich an die ersten Wochen nach der Verwundung, die Wochen, bevor er entdeckte, daß er nicht lesen konnte. Zunächst war sein Gedächtnis völlig zerstört. Er verstand die Worte kaum, mit denen man sich an ihn wandte, und – was das Furchtbarste war – er konnte sich an kein einziges Wort erinnern, er hatte alles vergessen. Er sollte seinen Vornamen, seinen Nachnamen nennen, aber er erinnerte sich nicht an sie, in ihm war eine Art Leere. Auch wenn er eine Bettpfanne brauchte, versagte sein Gedächtnis. Seine Zunge gehorchte ihm zwar, er wiederholte mühelos, was man ihm sagte, doch wie sollte er Wörter finden? Woher er stamme? Wo er lebe? In welchem Rayon? Wie seine Mutter und seine Schwestern heißen? Wieder Leere, qualvolles Suchen. Wieder fehlten ihm die Wörter, sie waren irgendwohin verschwunden. Er hatte das Allermenschlichste eingebüßt: die Fähigkeit, Sprache zu gebrauchen. Kann man sich etwas Schrecklicheres vorstellen als diesen Verlust des Sprachgedächtnisses? All das stellt sich schon in den ersten Tagen – im Feldlazarett – heraus.

«Nach dem Mittagessen, als sich alle schlafen gelegt hatten, brauchte ich plötzlich die Bettpfanne. Aber da ergab sich die schwierige Frage, wie ich mich an das Wort erinnern sollte, um die Krankenschwester zu rufen. Ich konnte mich auf dieses Wort, ‹Ente›, partout nicht besinnen, obwohl ich es mehr als einmal genannt und mich manchmal von selbst daran erinnert hatte (nach der Verwundung hatte ich begonnen, den Sinn dieses Wortes zu verstehen). Diesmal aber fiel es mir nicht ein. Irgendeine dauernde Störung im Gedächtnis macht es mir unmöglich, mich an dieses oder jenes Wort zu erinnern, im konkreten Fall an ‹Ente› oder ‹Bettpfanne›. Aus irgendeinem Grunde konnte ich mich durchaus nicht

an den Namen meines Rayons, meiner Siedlung, ja nicht einmal meines Gebietes erinnern, obwohl mir schien, daß ich sie
jeden Augenblick nennen würde. Doch ich vermochte mich
absolut nicht daran zu erinnern, und wenn ich ein, zwei Stunden oder einen ganzen Tag gewartet hätte. Mein Bettnachbar
bot sich an, meinem Gedächtnis nachzuhelfen, indem er verschiedene Gebiete, Rayons, Siedlungen, Vor- und Vatersnamen aufzählte. Plötzlich erinnerte ich mich dabei an das
Gebiet Tula, an die Gegend, wo meine Angehörigen leben.
Erleichtert sagte ich: ‹Tula!› Da freute sich mein Bettnachbar
und sagte, daß wir beide Landsleute seien.

Als mein unermüdlicher Kamerad begann, verschiedene
Frauennamen aufzuzählen, erinnerte ich mich an den Vornamen meiner ältesten Schwester: Jewgenija. Der Kamerad
nahm einen Briefumschlag und schrieb darauf: ‹Distrikt
Tula, Rayon Jepifan.›

So liege ich denn nun die ganze Zeit auf der rechten Seite
oder sitze im Bett und versuche, mir etwas aus der Vergangenheit ins Gedächtnis zu rufen, doch es gelingt mir nicht.
Wenn ich aber an nichts denke, fallen mir allerlei Wörter und
verschiedene Melodien ein, und ich singe sie dann leise vor
mich hin.»

Das war eine entsetzliche Empfindung: Wie sich herausstellte, lebte er nicht nur in einer zersplitterten Welt, auch das
Gedächtnis hatte ihn im Stich gelassen. Sich an die Vergangenheit zu erinnern fiel ihm schwer, er war außerstande, seine
Wünsche, seine einfachsten Gedanken auszudrücken. Die ihn
umgebenden Gegenstände hatten ihre Namen eingebüßt, aus
der Vergangenheit tauchte kein einziges Wort auf; ohne
stumm oder gelähmt zu sein, waren ihm die einfachsten
Kommunikationsmittel abhanden gekommen.

Nun begann eine neue qualvolle Arbeit: sich an Vergessenes zu erinnern, zu lernen, sich Wörter ins Gedächtnis zurückzurufen, einen Ausdruck parat zu haben, wenn er ihn
brauchte, sich mit anderen Menschen zu verständigen, seine
Sprechfähigkeit zurückzugewinnen. In der ersten Zeit war
das schwer, fast unmöglich. Dann begannen Wörter aufzutauchen, später dann einfache Sätze. Sie kamen ihm jedoch

nicht spontan in den Sinn: Große Anstrengung war erforderlich, um sich an sie zu erinnern und sie nicht aus dem Gedächtnis gleiten zu lassen. Nach einem Monat lag das Schwerste bereits hinter ihm. Er konnte mit anderen Menschen sprechen.

«In dieser Zeit baute ich hauptsächlich mit Hilfe visueller Bilder ein Vokabular auf und versuchte, mich besser zu erinnern und mein Gedächtnis beweglicher zu machen. Ich mußte ganz von vorn anfangen und lernen, Gegenstände zu erkennen und sie mit Wörtern zu verbinden. Ich selbst war mir nicht bewußt, wie diese Wörter zu mir zurückkamen, aber nach und nach schafften einige Dinge aus meiner Umwelt es, sich in meinem Gedächtnis festzusetzen – in dieser Art von Gedächtnis und Verständnis, die ich jetzt habe.

Gegen Ende des ersten oder zu Beginn des zweiten Monats nach meiner Verwundung erinnerte ich mich immer häufiger an meine Mutter, meinen Bruder und meine beiden Schwestern. Ich erinnerte mich nicht sofort an alles auf einmal, sondern nur Stück für Stück. So kamen mir auch meine Mutter, mein Bruder und meine beiden Schwestern zu verschiedenen Zeiten in den Sinn. Diese Einzelheiten tauchten unerwartet auf und nicht, wenn ich selbst mich gern an sie erinnert hätte – sie kamen ganz einfach. Gegen Ende des zweiten Monats begann sich ein Kamerad im Lazarett für mich zu interessieren und die Adresse meiner Familie aufzuschreiben – Stück für Stück, so, wie sie mir einfiel: Ich erinnerte mich plötzlich an den Namen des Rayons, ein oder zwei Tage danach fiel mir auf einmal der Name der Siedlung ein, dann plötzlich der Name einer meiner Schwestern. Und jedesmal schrieb mein Kamerad mit. Schließlich nahm er es auf sich, meiner Familie einen Brief zu schreiben, obwohl er keine genaue Adresse hatte, weil ich mich nicht an Straße, Haus- und Wohnungsnummer erinnern konnte. Und natürlich kann ich mich noch immer nicht auf den Nachnamen meiner Mutter und meiner jüngeren Schwester besinnen (den Namen des zweiten Mannes meiner Mutter).

Manchmal erinnerte ich mich an den Namen einer Stadt, hatte ihn aber nach einer Minute, mitunter in noch kürzerer

Zeit wieder vergessen. Manchmal erinnerte ich mich auch an die Adresse meines Blocks, vergaß sie ebenso schnell wieder und konnte mich dann lange nicht mehr an sie erinnern.

Ich hörte alles, was ringsum gesprochen wurde, und nach und nach füllte sich mein Kopf mit Liedern, Geschichten und Gesprächsfetzen, die ich aufgeschnappt hatte. Als ich anfing, mich an Wörter zu erinnern und sie beim Denken zu gebrauchen, wurde mein Vokabular flexibler.

Zunächst konnte ich mich auf keines der Wörter besinnen, die man für einen Brief braucht. Doch dann beschloß ich, einen Brief nach Hause zu schreiben, und brachte ihn schnell zu Papier – einen kurzen Brief, nicht mehr als eine Notiz. Was ich geschrieben hatte, konnte ich nicht lesen, und einem der Patienten wollte ich es nicht zeigen. Um nicht weiter daran zu denken und mich aufzuregen, klebte ich den Umschlag mit der Adresse meiner Angehörigen rasch zu und brachte den Brief zur Poststelle.»

Hätte er sein Dilemma von Anfang an erfaßt, wäre das Leben unerträglich für ihn geworden. Er aber hoffte, alles tun zu können, um sein Gedächtnis zu «entwickeln», jeden Teil seiner Vergangenheit zurückzugewinnen, zu analysieren und zu begreifen, was mit ihm passiert war.

Er schrieb mit der Exaktheit eines Menschen, der psychologische Studien betreibt und seine Wissenschaft beherrscht. Mühsam suchte er nach Ausdrücken, um seine Schwierigkeiten zu schildern und seine Gedanken zu formulieren. So lieferte er uns eine klassische Analyse seines Defekts. Und er tat das allein, ohne jemanden um Rat zu fragen. Er saß allein in seinem kleinen Zimmer in der Arbeitersiedlung Kimowsk.

«Vor der Verwundung war mein Gedächtnis schnell, und ich konnte klar über fast alles nachdenken, was mich interessierte. Danach schien es in kleinste Bruchstücke zerfallen zu sein. Da war eine richtige Zeitlücke zwischen der Fähigkeit, mich an ein Wort zu erinnern, und der, dessen Bedeutung zu verstehen. Das Denken hatte aufgehört, exakt zu funktionieren; es ist ebenso verwirrt wie mein Gedächtnis für Wörter und deren Bedeutung. Der größte Teil meiner Erinnerung ist für immer dahin. Einige Begriffe ‹kommen› unter enormen Schwierigkeiten, andere gar nicht. Von allen Wörtern, die ich einst kannte, waren nur solche übriggeblieben, die keinerlei Bedeutung zu haben schienen.

In meinem Kopf geht etwas Unbegreifliches, Unklares, Seltsames vor sich. Ich versuche, mich an etwas zu erinnern, kann es aber nicht. Ich versuche, etwas zu sagen, bin aber nicht dazu imstande. Alle Ideen und Wörter sind mir abhanden gekommen. Einige Bilder von Gegenständen blitzen in meinem Gedächtnis auf, tauchen auf, verschwinden in der nächsten Minute wieder und werden durch andere ersetzt, die ebenso schnell verschwinden. Wann immer ich versuche, irgend etwas zu sagen oder mich an irgend etwas zu erinnern, ist es ein endloses Ringen um Wörter. Immer noch kann ich bestimmte Wörter nicht finden, wenn ich sprechen oder über etwas nachdenken möchte.

Aufgrund meines ständigen Versagens ist es mir unmöglich, mich wieder mit dem zu beschäftigen und mir das zurückzurufen, was ich einst gelernt und mühelos erfaßt habe.»

Diese Symptome plagten ihn unaufhörlich – ob zu Hause, auf Spaziergängen, bei Versuchen, sich mit Menschen zu unterhalten, oder wenn er mit sich allein war.

«Wenn ich durch die Siedlung gehe und etwas betrachte, muß ich stets mein Gedächtnis strapazieren, das richtige Wort dafür zu finden. Das beunruhigt mich nicht allzusehr. Wenn ich draußen auf einer Bank sitze und mit jemandem aus unserem Block über alltägliche Dinge rede, strenge ich mich etwas mehr an, die Äußerungen des Nachbarn zu behalten und ihren Sinn zu erfassen. Und wenn ich mit meiner Mutter oder meinen Schwestern sprechen will, muß ich mein Gedächtnis und meine Nerven noch mehr strapazieren, um zu verstehen, was sie zu mir sagen und was ich darauf antworten oder tun muß. Auch dabei kann ich mich manchmal nicht an Wörter erinnern oder sie verstehen. Oder mir fällt nur ein kleiner Teil dessen ein, was ich sagen will, während der größere Teil irgendwo in meinem Gedächtnis verschlossen bleibt und für mich nicht zu fassen ist. Meine Angehörigen versuchen oft, mir bei Unterhaltungen zu helfen, indem sie mir Fragen stellen, aber wenn sie merken, daß das zu nichts führt, geben sie es auf. Es ist, als ob sie sich sagen: ‹Es ist zwecklos, er wird nie behalten, was er sagen wollte.›

Ich scheue mich, bei Zusammenkünften zu sprechen, weil ich schnell vergesse, was andere gesagt haben. Und ich weiß ohnehin nicht, was ich dazu beitragen könnte, weil mein Kopf leer ist oder zusammenhanglose Gedanken in ihm so verstreut sind, daß ich sie nicht sammeln kann. Daher bemühe ich mich gar nicht erst, auf Versammlungen etwas zu sagen.

Immer diese Vergeßlichkeit! Manchmal gehe ich zum Schuppen, um einen Eimer Kohlen und Holz zu holen, aber wenn ich den Schuppen verschlossen finde, merke ich, daß ich den Schlüssel vergessen habe und muß zum Haus zurückgehen. Wenn ich in die Wohnung komme, habe ich vergessen, daß ich den Schlüssel brauche, um die Tür des Schuppens zu öffnen.

Aus irgendeinem Grund kann ich nach wie vor oft nicht sagen, welchen Tag wir haben. Manchmal weiß ich nicht mehr, was ich zum Frühstück oder zu Abend gegessen habe. Mein größtes Problem ist meine Gedächtnisschwäche. Ein gut Teil meiner Umgebung ist durch sie getilgt worden. Obwohl ich sehr einfache Gespräche führe und dabei alltägliche Ausdrücke verwende, fallen mir nicht einmal die Bezeichnungen für Dinge in meinem Zimmer ein wie zum Beispiel *konforka* [Herdring], *schkaf* [Schrank], *schtory* [Stores], *sanaweska* [Vorhang], *podokonnik* [Fensterbrett], *rama* [Rahmen]. Noch schlechter kann ich Details behalten. Und wenn ich lange Zeit keine Gelegenheit habe, mich zu erinnern und zu trainieren, indem ich diese Wörter spreche, vergesse ich, wie die Dinge genannt werden; ich schenke ihnen keine Beachtung. Ich vergesse, wozu sie da sind. Das gilt sogar für Teile meines Körpers.»

Warum beherrscht er sein Erinnerungsvermögen nicht? Ist es völlig oder nur zu bestimmten Teilen zerstört? Er fühlte, daß er dies näher untersuchen mußte, und er machte sich daran, in mühseliger Arbeit – sie ähnelte einer archäologischen Studie seines Gedächtnisses – herauszufinden, was geblieben und was unwiederbringlich verloren war.

«Meine Erinnerungen kehrten vom falschen Ende zurück»

Als er anfing, darüber nachzudenken, stellte er verwundert fest, daß sein Gedächtnis ungleichmäßig gestört war. Zunächst konnte er sich an nichts erinnern: wer und wo er war, den Namen seiner Heimatstadt. Aber allmählich kamen Erinnerungen an Vergangenes zurück, hauptsächlich an weit Zurückliegendes: an die Schulzeit, an Freunde, an Lehrer, an die Jahre im Institut. Die jüngste Vergangenheit kam ihm jedoch nicht in den Sinn. Seine Erinnerungen kamen, wie er es nannte, «vom falschen Ende» zurück.

«In den ersten Wochen nach meiner Verwundung konnte ich mich weder an meinen Vor- und Vatersnamen noch an meinen Nachnamen erinnern, auch nicht an die Namen meiner engsten Verwandten. Erst später fielen mir nach und nach ein paar Dinge ein, vor allem aus meiner Kindheit und Grundschulzeit. Meine Erinnerungen kehrten vom falschen Ende zurück – ich erinnerte mich leichter an Dinge, die weit entfernt waren: den Kindergarten, die Grundschule, Spiele, Kindergesichter, Lehrer. An die jüngere Vergangenheit kann ich mich dagegen entweder gar nicht oder nur unter großen Schwierigkeiten erinnern – nicht einmal an das Leben an der Front.

Eine merkwürdige Sache ist das. Die Erinnerungen an die Zeit unmittelbar vor meiner Verwundung müßten eigentlich die reichsten und lebendigsten sein – statt dessen habe ich hauptsächlich meine Kindheit und Schulzeit im Gedächtnis. Sie kommen mir viel leichter in den Sinn, und so lebe ich heute im Grunde von den Erinnerungen an sie.

Ich sitze da oder tue irgend etwas, und plötzlich sehe ich Bilder oder Visionen meiner Kindheit: das Ufer des Don, wo ich als Kind gern gebadet habe, die Kathedrale von Jepifan im Tula-Distrikt, wo ich gelebt habe, meine Auftritte mit Schulkameraden im Klub.

Diese Visionen haben geholfen, mir meiner Vergangenheit wieder bewußt zu werden, wenn auch fragmentarisch. Da sie so häufig auftreten, denke ich, daß sie meinem Gedächtnis generell genützt haben. Wenn ich diese Visionen und Bilder sehe, ist es, als hätte ich Fotografien der jüngsten Vergangenheit vor Augen.»

Später erst gesellten sich zu diesen Erinnerungen auch andere. So erinnerte er sich zum Beispiel an die Schule, wo er seine militärische Ausbildung absolviert hat, an das Leben an der Front und daran, was er getan hatte, als an jenem letzten, tragischen Tag der Angriff begann. Danach war wieder alles leer. Aber später kamen auch das Lazarett und die Gesichter der Ärzte und Krankenschwestern, die ihn nach seinem Befinden fragten, zurück. Und dann folgten andere Hospitäler, in denen er gewesen war, schließlich das Rehabilitationshospital im Ural, wo man sich seiner zum erstenmal richtig annahm und wo sein Leben um so viele neue Erfahrungen bereichert wurde. Er schilderte diesen Ort lebendig, wie später auch seine Erinnerungen an Kimowsk.

Bilder der Vergangenheit tauchten auf – in aller Klarheit, mit vielen Einzelheiten, und nur deshalb konnte er auch sein Tagebuch schreiben. Aber er konnte sie nicht willentlich heraufbeschwören, ein Problem, das sich in der ersten Zeit als besonders schwierig erwies. Wenn man ihm einen Gegenstand nannte, konnte er sich nicht sofort ein Bild davon machen; wenn es ihm schließlich gelang, war das Bild skizzenhaft, und ihm fehlten die verästelten Assoziationen, die Erinnerungen im allgemeinen haben.

«Meine Therapeutin nennt das Wort ‹Katze› oder ‹Hund› und fordert mich auf: ‹Stell dir mal einen Hund mit Augen und mit Ohren vor. Kannst du ihn sehen?› Aber ich kann mir nach dieser Verwundung weder einen Hund noch eine Katze, noch überhaupt ein Lebewesen vorstellen. Ich weiß, was ‹Hund› bedeutet, ich habe Hunde gesehen, aber mir einen Hund bildlich vorstellen – dazu bin ich nicht in der Lage. Ich weiß nicht, wie man eine Fliege oder eine Katze zeichnen oder sich vorstellen muß, ich habe auch keine Ahnung, wie man sich die Pfoten und die Ohren einer Katze vorzustellen hat.

Wenn ich mir, mit offenen oder geschlossenen Augen, irgendein ‹Bild› machen will, dann gelingt mir das nicht, ich kann mir einen Menschen, ein Tier oder eine Pflanze nicht vorstellen, abgesehen davon, daß ich manchmal einen Schimmer von etwas habe, das ihnen ähnelt, aber er verblaßt sehr schnell. Was ich wirklich sehe, sind ein paar Flecken oder winzige Körper.

Ich habe versucht, mir die Gesichter meiner Mutter und meiner Schwestern vorzustellen, doch ich konnte mir kein Bild von ihnen machen. Aber als ich endlich nach Hause entlassen wurde und meine Familie sah, erkannte ich meine Mutter und meine Schwestern sofort. Sie freuten sich riesig über meine Heimkehr, umarmten und küßten mich. Ich konnte ihr Küsse nicht erwidern, weil ich vergessen hatte, wie man küßt. Und meine Mutter drückte mich an sich und weinte vor Glück und Kummer, daß wenigstens ein Sohn, wenn auch mit versehrtem Hirn, heimgekehrt war, während der andere Sohn schon seit 1941, seit Beginn des Krieges, vermißt war. Sie begannen alle möglichen Fragen zu stellen – wie, wann, woher ich zurückgekommen sei. Ich versuchte zu antworten, konnte aber nichts herausbringen; ich stammelte zusammenhangloses Zeug. Ein oder zwei Wörter eines Satzes – das war alles, woran ich mich erinnerte. Der Rest wollte einfach nicht kommen...

Ich kann nicht begreifen, wie Holz verarbeitet wird, woraus es besteht. Alles – was ich auch berühre – ist geheimnisvoll und fremd geworden. Ich kann nichts selbst zusammensetzen, mir nichts ausdenken, nichts Neues schaffen. Ich bin ein ganz anderer Mensch geworden, das genaue Gegenteil von dem, der ich vor dieser schrecklichen Verwundung war.»

Später entspannte sich seine Situation ein wenig. Er schien etwas von seinem Gedächtnis zurückzugewinnen, und seine Erinnerungen wurden reicher und lebendiger. Dennoch blieb die Welt so sonderbar, farblos und bruckstückhaft wie zuvor. Was immer einen Gedanken oder einem Eindruck Substanz hätte geben können, war immer noch begraben in Vergessenheit.

All diese Probleme dauerten an, obwohl Jahre vergangen waren. An dem tragischen Zustand seines Gedächtnisses änderte sich nichts.

«Allmählich fing ich an, kurze Kinderbücher zu lesen. Hin und wieder nahm ich ein Grammatik- oder ein Physiklehrbuch zur Hand, warf es aber schnell wieder beiseite, es sagte mir nichts. Es war solch eine Anstrengung zu lesen, mein Kopf schmerzte und schien zu bersten. So blieb mir nur zu versuchen, dieses zerstörte Gedächtnis zu benutzen, um soviel, wie ich konnte, aus der Vergangenheit zurückzuholen und mein Erinnerungsvermögen für Sprache und Bedeutungen zu entwickeln.

Aber wohin ich mich auch wende, bei dem Versuch, mich an Wörter zu erinnern, komme ich in die Klemme. Das zeigt, wie schlimm mein Gehirn durch die Kugel und die vielen Operationen, die ich hatte, beschädigt, durchbohrt und verbrannt worden ist. Deshalb bin ich mir noch heute, wo ich auch bin (bei meinen Freunden, in der Familie, in Gruppen von Menschen, bei der Arbeit oder einem Spaziergang), stets dieser Defekte in meinem Gedächtnis und in meinem Sprech- und Denkvermögen bewußt. Ich spüre einfach, wie abnorm ich bin, wenn ich mit Leuten spreche; ich weiß um das dümmliche Lächeln auf meinem Gesicht, um das alberne, nervöse Lachen, das ich an mir habe, und um meine Angewohnheit, ‹ja, ja› zu sagen, während jemand mit mir redet. Und wenn ich zu sprechen beginne, fange ich auf eine törichte Art völlig grundlos an zu lachen.

Ich kann mich an absolut nichts von dem erinnern, was ich einmal gelernt und studiert habe. Es ist einfach weg. Wenn ich allein bin, ist es, als hätte man einen Riegel vor mein Gedächtnis geschoben, aber wenn jemand mit mir spricht oder ich einem Gespräch zuhöre, scheint sich der Riegel ein wenig zu lockern. Das Zuhören regt mein Denken etwas an.

Ein höchst merkwürdiger Mensch bin ich nach der Verwundung geworden – kränklich, aber andererseits eine Art Neugeborener. Alles, was ich im Leben gelernt und erlebt habe, ist meinem Gedächtnis und meinem Bewußtsein einfach entfallen und für immer verschwunden. Ich muß alles, was ich sehe, völlig neu identifizieren, sogar Dinge in meinem täglichen Leben. Wenn ich das Hospital für eine Weile verlasse, um etwas Luft zu schnappen, um der Natur – Blumen, Bäumen, Seen – etwas näher zu kommen, dann empfinde ich nicht nur etwas Neues und Unbestimmtes, sondern auch etwas, das mich furchtbar hilflos macht, das mich nicht erfassen und begreifen läßt, was ich sehe.»

Was bedeutete dieses Symptom? Was verursachte seine Gedächtnisschwäche und diese «Eigentümlichkeiten des Gedächtnisses», von denen er sprach?

Die Eigentümlichkeiten seines «Sprachgedächtnisses»

Als seinen Hauptdefekt bezeichnete er den Verlust des «Sprachgedächtnisses». Und dafür hatte er gute Gründe. Vor der Verwundung hatte jedes Wort eine bestimmte Bedeutung, die sofort präsent war. Jedes Wort war ein Teil einer vitalen Welt, mit der es durch zahllose Assoziationen verbunden war. Jedes Wort löste eine Flut lebendiger und anschaulicher Erinnerungen aus. Ein Wort zu beherrschen bedeutete, beliebige Eindrücke der Vergangenheit wachzurufen, Zusammenhänge zu verstehen, Ideen zu entwickeln und sein Leben im Griff zu haben. Und all das war nun ausgelöscht.

«Wörter haben zum Teil ihren Sinn verloren, oder sie haben eine unvollständige, verschwommene Bedeutung. Das gilt vor allem für die objektiven Merkmale von Dingen wie Tisch, Sonne, Wind, Himmel. Ich habe sowohl die Wörter als auch deren Bedeutung aus den Augen verloren. Größtenteils sind es Wörter aus meiner Studienzeit, die ich mir nicht denken oder vorstellen kann.

Infolge des Schädel- und Hirntraumas haben sich bei mir das visuelle und das auditive Gedächtnis getrennt. Ich sehe einen Buchstaben oder eine Zahl, bin aber nicht imstande, mir augenblicklich die Wörter dafür zu denken. Oder ich höre einen Buchstaben oder eine Zahl, kann mir jedoch weder vom einen noch vom anderen ein Bild machen. Ich habe oft gedacht, das sei der Grund, weshalb meine Sprache und mein Gedächtnis so schlecht geworden sind – manchmal brauche ich einen ganzen Tag, um ein Wort zu finden für etwas, das ich gesehen habe, und es zu sagen. Ich höre ein Wort oder eine Zahl, kann mir aber nicht sofort ein Bild davon machen und brauche lange, um mir seine Bedeutung ins Gedächtnis zu rufen.»

In den ersten Monaten nach der Verwundung war dieses «Versagen» besonders schmerzlich. Er hatte die einfachsten Wörter vergessen und mußte sie suchen, sein Gedächtnis durchsieben und abtasten, wie ein Mensch, der in einem dunklen, unbekannten Raum gefangen ist. Nicht nur, daß ihm Wörter nicht einfallen wollten, sie hatten für ihn auch einen fremden Klang angenommen.

«In den ersten Jahren nach meiner Verwundung konnte ich mich lange nicht aus dem Gedächtnis an das entsprechende Wort erinnern, wenn ich einen Gegenstand sah. Und wenn jemand einen Gegenstand erwähnte, konnte ich mir nicht sofort ein Bild davon machen. Der Arzt sagte zu mir: ‹Kannst du mal auf dein Auge zeigen, Lewa?› Ich verstand nicht, wovon er redete. Das passierte mir seit der Verwundung ständig. Als der Arzt die Frage wiederholte, mußte ich mir lange den Kopf zerbrechen, um mich zu erinnern, was das Wort ‹Auge› bedeutet. Ich blickte um mich, und auf einmal fiel mir ein, daß sich ‹Auge› auf einen Teil meines Körpers bezog. Als ich das begriffen hatte, war ich endlich in der Lage, das Wort zu sagen und auf mein Auge zu deuten. Dann bat mich der Arzt, auf meine Nase zu zeigen. Und wieder dachte ich: Was ist das? Ich wiederholte das Wort mehrmals; und nach Minuten fiel mir schließlich auch seine Bedeutung ein. Danach fragte mich der Arzt, ob ich mich an das Wort ‹Ohr› erinnerte. Wieder Minuten des Wartens. Dann erinnerte ich mich auch an dieses Wort. Aber als der Arzt testete, ob ich diese Wörter behalten hatte, mußte ich wieder auf die Jagd nach ihnen gehen. Eine traurige Angelegenheit war das. Wenn mir Wörter einfallen, flüstere ich sie vor mich hin. Oft sind es Wörter, die ich am selben Tag in Gesprächen verwendet habe, aber ich vergesse sie schnell, es sei denn, sie kommen mir schlagartig wieder in den Sinn.

Ein anderes Mal zeigte der Arzt auf sein Auge, die Ohren und auf seine Nase. Ich bemühte mich, die Wörter dafür zu finden, und nach langem Ringen erinnerte ich mich. Hurra, endlich hatte ich sie! Dennoch scheint es eine Sperre zu geben, die mein Wortgedächtnis meistens blockiert. Wenn ich die Wörter ‹Rücken› oder ‹Hals› hörte, hatte ich noch mehr Schwierigkeiten. Ich hatte schlicht ihre Bedeutung vergessen, obwohl ich wußte, daß sie vertraut waren und etwas mit dem menschlichen Körper zu tun hatten. Aber was, das wußte ich nicht. Im allgemeinen habe ich eine seltsame Art von Vergeßlichkeit oder Amnesie bei fast jedem Wort, oder aber ich bin sehr langsam. Als mein Therapeut auf eine Lampe zeigte und mich fragte, was das sei, versuchte ich mich unter großen Mühen zu erinnern. Es mußte immer erst eine gewisse Zeit vergehen, bevor ich mir den Namen eines Gegenstands denken konnte. Ich mußte mir die Lampe und mehrere andere Gegenstände in meinem Zimmer ansehen. Ich hoffte ständig, daß einige der Dinge Gedächtnisstützen werden würden, und ich versuchte, mich an sie zu erinnern, indem ich sie mit verschiedenen Gegenständen in dem Zimmer verglich, so daß diese mir helfen konnten, mir Wörter ins Gedächtnis zurückzurufen und leichter zu sprechen.»

Noch Monate, nachdem er das Hospital verlassen hatte, belastete ihn dieses Problem. Als er zu Hause bei seiner Mutter und seinen Schwestern in Kimowsk war, bat man ihn zum Beispiel, kleine Botengänge zu machen – etwas aus dem Keller zu holen oder im Laden Brot und Graupen zu kaufen. Was hätte einfacher sein können? Dennoch erwies es sich als unsagbar schwierig, denn er hatte die alltäglichsten Ausdrücke vergessen, Wörter, die er seit seiner Kindheit ständig benutzt hatte. Sie fielen ihm nicht gleich ein, sondern schienen in einem fernen Winkel seines Gedächtnisses verborgen zu sein. Daher mußte er sein Erinnerungsvermögen anstrengen, um eine Idee von ihnen zu bekommen. Wenn er es schließlich schaffte herauszufinden, was sie bedeuteten, vergaß er sie eine Minute später. Er war außer sich und wurde mit diesen und anderen Problemen nicht fertig.

Die Schwierigkeiten mit alltäglichen Ausdrücken waren gar nichts im Vergleich zu seinen Problemen mit Begriffen, die er einmal gelernt und im täglichen Leben zu Hause oder im Institut verwendet hatte. In einer Welt, in der die Wörter so fremd schienen und Begriffe in Amnesie begraben waren, erforderte es höchste, quälende Anstrengung, seine Fähigkeit zu sprechen oder, wie er sagte, sein «Sprachgedächtnis» wiederzugewinnen.

«Jedes Wort, das ich höre, kommt mir irgendwie vertraut vor (immerhin habe ich einmal genug gelernt, um drei Jahre an einem polytechnischen Institut zu schaffen). Ich weiß, daß ein bestimmtes Wort existiert, nur hat dieses Wort seine Bedeutung verloren. Ich begreife es nicht mehr so wie vor der Verwundung. Das heißt, wenn ich das Wort ‹Tisch› höre, kann ich mir nicht sofort vergegenwärtigen, worauf es sich bezieht. Ich habe nur das Gefühl, daß es mir irgendwie vertraut ist. So muß ich mit den Wörtern auskommen, die einen eindeutigen Sinn für mich haben. Das sind die einzigen, um die ich mich bemühe, wenn ich versuche zu denken oder mit Menschen zu sprechen.

In meiner Sprache und meinem Gedächtnis ist es zu einer Lücke zwischen Wort und Bedeutung gekommen. Die Erinnerung an ein Wort und an dessen Bedeutung sind immer voneinander isoliert. Wenn ich sie mir ins Gedächtnis rufe, muß ich sie irgendwie vereinigen. Aber ich kann diese Erinnerungsverbindungen nicht lange behalten, sie lösen sich auf und verflüchtigen sich rasch.

Manchmal gehe ich aufs Feld oder in den Wald und versuche mich zu erinnern. Ich habe vergessen, wie die Bäume heißen. Ich erinnere mich zwar an die Namen ‹Eiche›, ‹Kiefer›, ‹Espe›, ‹Ahorn›, ‹Linde›, ‹Birke› und manchmal auch an andere. Doch wenn ich einen Baum betrachte, dann weiß ich nicht, ob ich eine Espe vor mir habe oder eine andere Art, obwohl mir der Baum bekannt vorkommt. Zeigt man mir Pilze, kann ich ebenfalls nicht sagen, wie sie heißen und wozu man sie verwendet, obwohl ich mich an die Namen verschiedener Pilzarten erinnere: ‹Rotkappe›, ‹Steinpilz›, ‹Hallimasch›. Aber ob ein bestimmter Pilz ein ‹Hallimasch› ist oder eine ‹Rotkappe›, weiß ich nicht, obwohl ich vor meiner Verwundung imstande gewesen sein muß, diese Pilze zu bestimmen.

Sogar den Löwenzahn habe ich vergessen, eine Blume, die ich schon als Kind kannte. Wenn er welkt, erinnere ich mich, was Löwenzahn ist, aber bis dahin habe ich absolut keine Ahnung, was für eine Blume das ist.

Aus alter Gewohnheit sehe ich die Dinge um mich herum, wie ich sie früher sah. Aber wenn ich vor ihnen stehe, erkenne ich sie nicht. Ich verstehe nicht, wie Pflanzen wachsen, wovon sie sich ernähren oder wie man eine neue Pflanze zieht, indem man ein einziges abgeschnittenes Blatt in Wasser stellt. Ich verstehe das Wesen von Pflanzen und Tieren nicht, weil ich mich nicht an ihre Namen und was diese bedeuten erinnern kann.»

Er hatte nicht nur die Bedeutung von Wörtern vergessen. Wir haben schon gesagt, daß er sich nicht sofort auf ein Wort besinnen konnte, sondern aktiv danach suchen mußte, wobei ihm häufig statt des gesuchten Wortes andere einfielen – manche kamen dem gewünschten ziemlich nahe, andere waren extrem weit entfernt. Wie sollte er das richtige Wort auswählen, wenn in seinem Gedächtnis ein Wirrwarr von Wörtern herrschte, die alle vertraut und korrekt erschienen. Oft genug war das gesuchte Wort unerreichbar.

Wie einem Wörter einfallen

Zweite Abschweifung

Erinnerung galt einst als sehr simple Funktion. Man nahm an, daß die Namen, mit denen Objekte bezeichnet werden, an diesen hafteten wie Etikette – so fest wie die, die eine gute Hausfrau zur Kennzeichnung der Dinge im Küchenregal verwendet. So brauchte man nur – um im Bild zu bleiben – das Regal nach dem, was man benötigte, abzusuchen. Obwohl dies eine überholte Auffassung vom Gedächtnis darstellt, denken viele Leute immer noch, daß es auf diese Weise funktioniert.

Aber so ist es wohl kaum. Schon Jonathan Swift hat diese einfältige Ansicht in «Gullivers Reisen» verspottet: Die Laputaner hatten tatsächlich beschlossen, auf Etikette völlig zu verzichten, da Wörter unnötig seien und sie sich mit Dingen verständlich machen könnten; so trugen sie Bündel auf ihren Rücken mit sich herum, holten das entsprechende Ding hervor und zeigten es.[*] Wenn man davon ausgeht, daß Erinnerung auf diese Weise funktioniert, ist es schwer zu erklären, warum wir manchmal solche Mühe haben, ein bestimmtes Wort zu finden, und warum das manchmal so schwierig ist wie die Rückeroberung eines verlorenen Gedächtnisses.

Ein Gegenstand hat viele Eigenschaften. Nehmen wir einen Billardtisch: Er hat Ähnlichkeit mit einem gewöhnlichen Tisch; sein Tuch erinnert an ein grünes Feld; unter dem Tuch befindet sich eine Schieferplatte; in jeder Ecke und in der Mitte sind «Pockets»; über ihn rollen Kugeln, und der Tisch steht immer in der Mitte des Zimmers. Wie soll man das dringend benötigte Wort – Billardtisch – finden? Tisch, Tuch, Feld, Pockets, Kugeln kennzeichnen einige seiner Attribute, aber nicht den Gegenstand selbst. Obendrein lassen sich die Kugeln zu einer Pyramide aufschichten. Wie soll man sich erinnern, daß das richtige Wort «Pyramide» ist und nicht

---

[*] J. Swift, Gullivers Reisen, Rütten und Loening, Berlin 1977, S. 260

110

«Haufen». Kurz: Wie soll man aus einer Vielzahl von Eigenschaften die wesentliche aussondern, unzählige nebensächliche Assoziationen unterdrücken und eine, die richtige, auswählen?

Beim Erinnern von Wörtern muß man immer unter vielen Alternativen wählen. In einigen Fällen taucht die richtige Assoziation mit größerer Wahrscheinlichkeit auf, während das Erscheinen anderer fast ausgeschlossen ist. Nehmen wir an, man soll folgenden Satz vervollständigen: «Der Winter kam, und die Straßen waren bedeckt mit...» Kaum jemandem dürfte hier ein anderes Wort als Schnee in den Sinn kommen. Hier gibt es nur noch zwei, drei Möglichkeiten, die Wahl fällt leicht. In anderen Fällen aber ist die Sache bei weitem komplizierter. Zum Beispiel: «Ich ging auf die Straße, um ... zu kaufen.» Was? Brot? Eine Zeitung? Einen Hut? Alternativen gibt es Tausende, und das richtige Wort kann man nur finden, wenn man den Kontext kennt. Hier ist die Wahrscheinlichkeit, das richtige Wort zu finden, gering, man braucht mehr Informationen über die besonderen Umstände, um aus dem Speicher des Gedächtnisses das richtige Wort auszuwählen.

Doch wie geht man vor, wenn man keinen Kontext hat, auf nichts zurückgreifen kann und einfach ein Wort finden muß? Das ist nicht so einfach, wie es scheint. Nehmen wir an, Sie gehen in ein Labor und sehen ein vertrautes Instrument, können sich aber nicht erinnern, wie es heißt. Sie wissen, man schneidet damit in Paraffin getauchte Präparate in feinste Scheiben, so wie man in Lebensmittelgeschäften Schinken schneidet, nur tausendmal feiner. Aber wie heißt das Instrument? Obwohl es vertraut ist, müssen Sie Ihren Kopf zermartern, um auf das Wort zu kommen. Sie wissen, es hat etwas zu tun mit «Mikro...». Mikroskop? Mikroschneider? Nein, aber Sie sind nahe dran, und endlich fällt Ihnen das Wort «Mikrotom» ein.

Ein anderes Beispiel: Sie gehen in ein Museum und stellen plötzlich fest, daß Sie sich nicht an den Namen eines georgischen Malers, eines der Begründer der Schule der Primitivisten, erinnern können. Sie fragen sich: Ist es Passanaur? Pirostone? Prangischwili? Nein, nichts davon ist richtig. Irgend etwas an dem Namen erinnerte an Feuer. Sie versuchen es von neuem. Ist es Pyrotechnik? Nein. Sie wissen, es hat etwas mit Türken zu tun. Osman? Nein, aber Sie kommen direkt zu Piresman, dann zum Namen – Pirosmanischwili. Wenn Sie das Wort erst einmal haben, löscht Ihr Gedächtnis automatisch alle vorangegangenen Assoziationen aus.

Selten müssen wir so hinter einem Wort her sein wie in diesem Fall. Das tun wir nur, wenn ein Wort bei uns zu wenig gefestigt ist oder wir vorübergehend einen Namen vergessen haben. Bei gewöhnlichen Gegenständen passiert dies in der Regel nicht, da sich ihre Namen dauerhaft eingeprägt haben, und oft geht das Hauptmerkmal einer Sache schon aus dem Namen deutlich hervor. In den Wörtern *parachod* [Dampfschiff] und *parawod* [Dampflokomotive] tritt es zum Beispiel so klar hervor (beide Wörter sind von «par», Dampf, abgeleitet), daß die Bezeichnung uns völlig logisch vorkommt. Wir spüren keine Notwendigkeit, Alternativen in Betracht zu ziehen, denn der Name selbst ist so suggestiv, daß die richtige Wahl garantiert ist.

Was aber, wenn die Bereiche des Gehirns geschädigt sind, die die Analyse und Synthese visuell wahrnehmbarer Gegenstände gewährleisten, indem sie wesentliche Merkmale isolieren und das Auftauchen nebensächlicher Assoziationen hemmen?

Iwan Petrowitsch Pawlow, der große Kenner jener Gesetze, nach denen die Großhirnrinde funktioniert, hat festgestellt, daß diese unter normalen Bedingungen dem Gesetz der Stärke unterliegt. Starke und wesentliche Stimuli rufen starke Reaktionen hervor, hinterlassen dauerhaftere Spuren und kommen leichter zum Vorschein. Nur im Zustand der Erschöpfung oder des Schlafs wird die Wirkung dieses Gesetzes gestört: Starke wie schwache Reize werden dann egalisiert, sie bewirken gleich starke Reaktionen und hinterlassen gleich starke Spuren.

Denken Sie einmal daran, was für seltsame Assoziationen uns plötzlich in den Sinn kommen, bevor wir einschlafen; was für ein Durcheinander in unseren Gedanken entsteht und wie sich Dinge, die tagsüber wie Bagatellen erscheinen, uns in einem solchen Zustand beunruhigen. Ein pathologischer Prozeß ruft in der Großhirnrinde einen Zustand hervor, den Pawlow als «Hemmzustand» oder «Phasenzustand» bezeichnet hat. Die Arbeit einer geschädigten Rinde büßt ihre Präzision ein, Wesentliches wird immer schlechter von Unwesentlichem getrennt; unverkennbare Merkmale von Gegenständen dominieren nicht mehr und werden nebensächlichen, weniger wesentlichen «gleichgestellt». Die Wahl des richtigen Merkmals (und damit auch des richtigen Wortes) unter den vielen Alternativen, die jetzt gleich wahrscheinlich geworden sind, wird sehr schwer.

Der Granatsplitter, der ins Gehirn dieses Patienten eingedrungen ist, hat die Funktionen genau der Teile der Hirnrinde unterbrochen, die die Analyse, die Synthese und die Organisation komplexer Assoziationen in einem Beziehungsgeflecht steuern, indem sie die wesentlichen Merkmale wahrgenommener Dinge isolieren und Spuren von Sprachgewohnheiten speichern. Ein Teil der Nervenzellen ist zerstört, ein Teil befindet sich in einem pathologischen Zustand, einem «Phasenzustand». Ist es da ein Wunder, daß ihm die Wahl des richtigen Merkmals und daher auch des richtigen Wortes so schwer fällt, ja mitunter ganz unmöglich ist?

Er mußte nach einem Wort jagen und Dutzende anderer Wörter, auf die er dabei stieß, sortieren – so wie wir es tun, wenn wir nach einem Namen suchen, der uns entfallen ist. Er versuchte, die Kategorie zu finden, zu der ein Wort gehört, und ersetzte es durch eine sehr allgemeine Bezeichnung: «Das ist... ein Gegenstand... eine Sache... ein Tier...» Er versuchte, irgendeinen Kontext zu finden, der ihm helfen könnte, auf ein Wort zu kommen: «Nun ja... sie riechen so gut... diese roten, schönen, duftenden... Rosen!!» Automatisch versuchte er heraufzubeschwören, was er nicht nach Belieben ins Gedächtnis rufen konnte, aber nur manchmal gelang ihm das, obwohl er in dieser Welt der gestörten Wahrscheinlichkeit zu jedem erdenklichen Mittel griff.

Dieser Prozeß des Sich-Erinnerns an Wörter und Namen ist weit entfernt von den Anschauungsbildern, die ins Bewußtsein dringen und bei denen keine Notwendigkeit besteht, unter vielen Alternativen mit gleicher Wahrscheinlichkeit zu wählen. Sein gestörtes Sprachgedächtnis war ebenso weit entfernt von der normalen, vollständigen Erinnerung an Ereignisse.

Und so ging es viele Jahre lang weiter: Kampf um jedes Wort, das das geschädigte Gehirn mit seiner begrenzten Kapazität für Wörter und verbale Assoziationen nicht aus dem Gedächtnis abrufen konnte. Die systematischen Assoziationen sind es, die es einem ermöglichen, ein Vokabular aufzubauen und spontan auf ein Wort zu kommen. Das erklärt die Schwierigkeiten, vor denen er stand. Kaum war er auf das erforderliche Wort gekommen, beeilte er sich, das nächste zu finden; dadurch abgelenkt, verlor er schnell wieder die Spur des ersten Wortes und mußte ihm von neuem hinterherjagen. Wir haben es hier nicht nur mit einem eingeschränkten, verarmten, sondern mit einem verlorenen Gedächtnis zu tun. Und das wurde mit den Jahren nicht besser.

Gefangen in unentschlüsselten Bildern und leeren Gedanken

Der Gebrauch einzelner Wörter ist zweifellos die elementarste Form des Sprechens; aus ihnen müssen Sätze und Absätze komponiert werden, um einen komplexen Gedanken wiederzugeben und zu vermitteln. Wie aber soll man einen Gedanken ausdrücken, wenn der Sinn von Wörtern nicht sofort erfaßt wird und wenn einem eben dieser Gedanke zusammen mit den Wörtern, die man gerade erst begriffen hat, entfällt?

Wenn dieser Patient Gesprächen lauschte, Rundfunksendungen hörte oder aus einer Erzählung klug zu werden versuchte, war er gefangen in zusammenhanglosen, bruchstückhaften Bildern, die entschlüsselt werden mußten.

«Sogar wenn meine Mutter ein paar kurze Sätze sagt, bekomme ich nicht mit, was sie sagt. Ich klammere mich an das erste oder an das letzte Wort, versuche, dieses Wort zu begreifen, und vergesse dabei alle übrigen.

Da sitze ich in einem Saal und lausche den Geschichten und Darbietungen durchreisender Schauspieler. Da gibt ein Erzähler etwas zum besten, alle lachen darüber. Ich lache auch, weil ich sehe, daß alle lachen, obwohl ich nichts von dem verstanden habe, was der Erzähler gesagt hat. Ich fange erst dann richtig zu lachen an, als der Schauspieler, sich betrunken stellend, taumelt und umfällt.

Wenn Leute mit mir sprechen oder ich Radio höre, dann verstehe ich nicht mehr als die Hälfte. Auch beim Zuhören habe ich viele Lücken, ‹weiße Flecken›. Meistens lausche ich den Wörtern, ohne sie zu verstehen. Das heißt, daß ich von dem, was andere Leute sagen, nur wenige Wörter erfassen kann. Sobald ich den Sinn einiger Wörter begriffen habe, verschwinden die übrigen spurlos in dem Redestrom, den ich höre.

Als ich zum Beispiel einmal das Wort ‹Katastrophe› hörte, fragte ich die Person, die es erwähnt hatte, worauf es sich bezog, und versuchte zu überlegen, was es bedeutete. Plötzlich erinnerte ich mich an die Bedeutung des Wortes und begriff, wovon der Mann redete – ein Zug war entgleist. Doch ich brauchte lange, bis ich darauf kam. Das ist typisch für die Art, wie mein gestörtes Gedächtnis arbeitet.

Wenn ich Radio höre, glaube ich zu verstehen, was gesagt wird, nur daß ich noch während des Zuhörens wieder vergesse, was der Sprecher sagt. Natürlich ist es leichter und entspannender, eine Rundfunksendung zu hören, als ein Buch buchstabenweise zu lesen und dadurch meine Augen anzustrengen. Dafür bin ich beim Radiohören nicht imstande, es zu unterbrechen, um über das nachzudenken, was ich gehört habe. Auch bleibt mir seit meiner Verwundung von einer Rundfunksendung nichts im Gedächtnis. Beim Lesen einer Zeitung oder eines Buches hingegen kann ich aufhören und Wörter oder Sätze noch einmal lesen und darüber nachdenken. Zwar vergesse ich schnell wieder, was ich gelesen habe, aber eine Zeitlang bleibt mehr im Gedächtnis haften als beim Hören einer Rundfunksendung. Dafür aber wird das Lesen von Jahr zu Jahr schwieriger für mich.»

Um sein Auffassungsvermögen zu testen, wurde ihm mehrmals ein Auszug vorgelesen, in dem Beziehungen von Dingen durch zahlreiche Details kompliziert wurden: «Rechts und links vom Haus standen hohe Bäume einer seltenen Art mit großen Tannenzapfen ähnelnden Beeren an der Unterseite der Blätter. In dem Teich, über den vier weiße Schwäne glitten, sah man die Spiegelungen der chinesischen Lampions aus leuchtend buntem Papier, die überall aufgehängt und mit grotesken, grinsenden Fratzen bemalt waren.» Was hatte er nach dem ersten, zweiten und dritten Vorlesen verstanden?

Eine sehr begrenzte Zahl von Wörtern, Bildern und Satzfetzen, die etwas mit Bäumen, Schwänen und einem Spiegel zu tun hatten. Der Auszug wurde ihm wieder und wieder vorgelesen, doch diese zusammenhanglosen Fetzen und Fragmente fügten sich nicht zu einem sinnvollen Kontext zusammen. Er kämpfte wie jemand, der Hieroglyphen vor sich hat, durch Nachdenken zwar die Bedeutung einzelner Zeichen, aber nicht den Kontext dechiffrieren kann; dieser bleibt unklar und erfordert mehr Zeit zur Entschlüsselung:

«Nein... ich erfasse nichts... hier wird etwas gesagt über das... Das ist... jetzt... schwer zu sagen... über Lichter von Lampions... und über Schwäne auf einem Teich... und so etwas wie Wald rechts und links... Schwäne... und Lichter von Lampions... Da sind diese Bäume... rechts und links... und Beeren... und noch mehr Lampions... und schwimmende Schwäne... da ist ein Haus... und neben diesem Haus... Obstbäume... sie sehen wie Tannen aus... und dann sind da auch Lampions... und ein Teich... schwimmende Schwäne... und daneben... Lampions... buntes Papier... nein, ich verstehe das einfach nicht!»

Sein Auffassungsvermögen spiegelte eindeutig ein in unentschlüsselten Bildern gefangenes Bewußtsein wider. Er versuchte, Arbeitsgruppen zu besuchen und sich weiterzubilden, aber auch dort stand er vor überwältigenden Schwierigkeiten:

«Ich höre die Lehrerin reden, und mir scheinen ihre Worte verständlich, genauer gesagt, sie kommen mir bekannt vor.

Aber wenn ich mich auf jedes Wort konzentriere und mich etwas länger damit beschäftige, kann ich mich nicht an den Sinn des Wortes erinnern oder mir ein Bild von ihm machen. Inzwischen spricht die Lehrerin immer weiter, die Wörter fliegen vorüber und verschwinden in der Minute, in der ich sie zu verstehen versuche, aus meinem Gedächtnis. Und sie wollen mir um keinen Preis wieder einfallen. Meine Therapeutin O. P. fragte mich einmal, was wir in der vorigen Unterrichtsstunde getan haben, und ich brauchte einige Zeit, um zu antworten, obwohl ich mehrere Tage über diese Lektion zugebracht, mir Notizen gemacht und sie am Abend zuvor noch einmal durchgelesen hatte. Aber als die Therapeutin mich fragte, mußte ich meine Notizen wieder durchgehen. Es fällt mir sehr schwer, meine eigene Handschrift zu lesen. Bei einer fremden Schrift ist es völlig unmöglich. So konnte ich meine eigenen Notizen natürlich nicht überfliegen, zumal die Therapeutin mir eine Frage gestellt hatte und ich unter Druck stand zu antworten. Schließlich erinnerte ich mich an etwas von dem, was ich am Abend gelesen hatte, und versuchte, mit wenigen Worten ein paar allgemeine Bemerkungen zu machen. Aber ich konnte einfach nicht ausdrücken, was ich sagen wollte.»

Natürlich beschränkten sich seine Schwierigkeiten nicht aufs Verstehen. Ihm fiel es nicht nur schwer – tatsächlich war es ihm unmöglich –, den Redefluß eines Referenten zu interpretieren und den logischen Sinn dahinter zu erfassen, sondern er hatte auch Probleme, eigene Gedanken zusammenhängend zu formulieren. Wortfragmente schwirrten durch seinen Kopf und behinderten einander, so daß er beim Versuch, einen Gedanken auszudrücken, vergaß, was er sagen wollte. Daher war er auch nicht imstande, sich verständlich zu machen, wenn er bei einer Behörde ein Gesuch stellen mußte oder in seiner Arbeitsgruppe sprechen oder eine Frage stellen wollte:

«Wenn ich bei einer Distriktbehörde ein Anliegen vortragen muß, denke ich den ganzen Tag darüber nach, was ich sagen werde. Ich zögere lange, das Sprechzimmer zu betreten, aus Furcht, ich könnte mich nicht an die wenigen Wörter, die ich für das Gespräch brauche, erinnern. Während ich im Korridor warte und später, nachdem ich das Zimmer des Amtsleiters betreten habe, entfallen mir die Wörter in dem Moment, in dem ich mich darauf konzentriere, was ich sagen will. Der Leiter sieht mich an und fragt: ‹Was willst du?› Aber die wenigen Wörter, die ich gebrauchen müßte, sind wie weggeblasen – alle. In meinem Kopf kann irgend etwas nicht stimmen – ich kann mich an nichts erinnern.

Einmal bin ich in den Klub gegangen, um einen Vortrag zu hören. Im Anschluß daran fordert der Redner dazu auf, Fragen zu stellen. Ich entschließe mich, eine zu stellen. In diesem Augenblick fühle ich mich ziemlich normal, mein Kopf schmerzt und rauscht nicht so stark wie sonst. Der Redner bittet mich, die Frage zu stellen. Ich höre ihn, bringe aber aus irgendeinem Grunde kein einziges Wort, keinen einzigen Laut hervor. Es ist, als wäre mir der Mund verschlossen. Der ganze Saal sieht mich an, wartet, was ich sagen werde. Ich aber bin nicht nur unfähig zu sprechen, sondern kriege keinen einzigen Ton hervor, obwohl ich diesmal nicht nervös, sondern ganz entspannt bin. Die in meiner Nähe Sitzenden, die sehen, daß ich vergessen habe, was ich sagen wollte, vielleicht auch glauben, ich sei betrunken, rufen: ‹Setz dich wieder hin, wenn du nichts zu sagen hast.› Und ich setze mich auf den Stuhl. Doch als der Redner sieht, daß niemand etwas sagt, wendet er sich erneut an mich: ‹Was für eine Frage wollten Sie stellen?›»

Das gleiche geschah, wenn er mit sich allein war und sich etwas notieren wollte, was ihm eingefallen war. Einerseits war das leichter als zu reden, weil er das, was er zu Papier gebracht hatte, noch einmal lesen konnte; andererseits war es manchmal sogar schwerer, weil der Gedanke ihm in dem Augenblick entfiel, in dem er ihn aufschreiben wollte.

«Da ist mir ein Gedanke eingefallen, und ich beginne, mir Wörter ins Gedächtnis zu rufen, um ihn auszudrücken. Kaum habe ich zwei Wörter hingeschrieben, als eben dieser Gedanke, der gerade erst Form angenommen hat, plötzlich verschwindet. Ich vergesse, was ich schreiben will. Ich schaue auf die beiden Wörter, die ich zu Papier gebracht habe, kann mich aber nicht erinnern, was ich sagen will. Mein Gedanke ist und bleibt verschwunden, wie sehr ich mich auch bemühe, ihn ins Gedächtnis zurückzurufen.

Wenn mir ein guter Gedanke kommt, habe ich kaum den Bleistift in die Hand genommen, da ist er bereits wieder fort. Er wird an diesem, vielleicht auch am nächsten Tag nicht wieder auftauchen, und selbst wenn ich zufällig noch einmal darauf kommen sollte, würde ich ihn nicht mehr erkennen. Er würde für mich keinen Sinn machen, weil ich schon weitergemacht und etwas anderes geschrieben habe.»

Diese Behinderungen ließen es zu einer ungeheuren Strapaze werden, zu schreiben und zu schildern, was mit ihm geschehen war. Sein Gedächtnis hatte nichts, womit es arbeiten konnte – nichts außer unentschlüsselten Bildern und beziehungslosen Gedanken.

Grammatikalische Konstruktionen

Dritte Abschweifung

Es fiel ihm schwer, einem Gespräch zu folgen und den Sinn einer Erzählung oder eines Vortrages zu verstehen. Und seine Probleme wurden noch größer, wenn er versuchte, die Gedanken in einem geschriebenen oder gesprochenen Text zu analysieren. Da seine Fähigkeit, Sprache «festzuhalten», so tiefgreifend gestört war, entfiel ihm der Sinn eines Wortes, sobald er zum nächsten überging.

Dies war jedoch nur eines von vielen Problemen, die Verstehen für ihn zu einem so quälenden Prozeß machten. Wir haben schon gesagt, daß eine seiner Hauptschwierigkeiten beim Verstehen einer detaillierten Darlegung darin bestand, daß er die Bedeutung von Wörtern nicht erfassen konnte; aus diesem Grund hatte er keinen Sinn für die Einheit und die Gliederung der Gedanken eines Redners und konnte den Kern der Sache nicht herausfiltern. Aber genau das ist es, was man tut, um den Inhalt einer Erzählung oder eines Gesprächs zu erfassen.

Verständnis stellt sich bei einem Anfänger nicht sofort ein, wie jeder Student weiß, der sich abmüht, eine komplizierte Materie zu meistern. Nachdem man lesen gelernt hat, erfordert Verstehen allmählich immer weniger Mühe und Zeit; man entwickelt Fertigkeiten, um das Tempo zu erhöhen, und erreicht schließlich einen Punkt, an dem man ohne sichtbare Anstrengung die Ideen eines Vortrages oder Textes erfaßt.

Manche Materie ist allerdings schwerer zu verstehen als andere. Eine Rede von gewisser Länge oder Ausführlichkeit mag dem Verständnis scheinbar keine Probleme bereiten, dennoch erfordert sie einen komplizierten Prozeß des Nachdenkens. Leicht ist es, wenn eine Erzählung einfach und flüssig geschrieben ist, wenn sie aus einfachen Sätzen besteht und sich folgerichtig, Schritt für Schritt, entwickelt: Es ist warmes Wetter, er geht zum See, steigt ins Bott, nimmt die Ruder, wie angenehm ist es, zu einem fernen Ufer zu fahren... Wenn aber die Darlegung gewunden ist, die Sätze kompliziert und verwickelt sind und der Hauptgedanke durch zahlreiche Nebensätze näher bestimmt wird, muß man sowohl die Hauptidee als auch die qualifizierenden Anmerkungen, die gemacht werden, im Gedächtnis behalten.

Linguisten kennen die Probleme, die die Sprache stellt, nur zu gut und haben die Wege, mit komplizierten syntaktischen Mustern umzugehen, gleichsam kartographiert. Sie unterscheiden «erweiterte» Satzstrukturen, in denen die Hauptaussage von Abschweifungen unterbrochen wird, und «direkte» Satzstrukturen, die sich leicht lesen lassen und keine Abschweifungen haben. Ein Beispiel: «Der Berg, auf dem das alte Haus mit dem roten Ziegeldach stand, war hoch und mit Moos bedeckt...» Wer oder was war mit Moos bedeckt? Der Berg? Das Dach? Wie bezieht sich «Moos» auf «rote Ziegel»? Der Sinn dieses «erweiterten» Satzgebildes, in dem das Subjekt «Berg» durch zehn Wörter des Nebensatzes vom Prädikat «war hoch» getrennt ist, ist weniger leicht zu erfassen.

Noch schwieriger sind sonderbare Sprachfiguren, die man als «Inversionen» bezeichnet. Sind Sätze mit zwei Negationen wie die folgenden etwa leicht zu verstehen? «Hätte ich den Zug nicht verpaßt, wäre ich Ihnen nicht begegnet.» Hat er den Zug verpaßt oder nicht? Ist er ihm begegnet oder nicht? Oder: «Es gibt keinen Grund, dieser Information nicht zu glauben.» Heißt das, daß man die Information akzeptieren kann oder nicht? Diese Beispiele belegen, wie man durch grammatische Inversionen getäuscht werden kann.

Oder nehmen wir Beispiele, in denen die Reihenfolge der Wörter nicht mit der Reihenfolge der Ereignisse übereinstimmt. Im folgenden Satz ist der Sinn deutlich: «Ich las den Bericht in der Zeitung; dann frühstückte ich.» Aber das kann auch anders ausgedrückt werden: «Ich frühstückte, nachdem ich den Bericht in der Zeitung gelesen hatte.» Erschwert die fehlende Übereinstimmung zwischen der Reihenfolge der Wörter und dem Ablauf der Ereignisse das Verständnis nicht ein wenig? Der Nebensatz «nachdem ich die Zeitung gelesen hatte» kehrt den Handlungsverlauf um. Grammatische Inversionen, ein Mittel, die syntaktische Struktur zu variieren, müssen diesen Patienten getroffen haben wie üble Streiche.

Oder nehmen wir die Kasusendungen, die starke, fest umrissene Beziehungen zwischen den Satzteilen schaffen, indem sie einen Satzteil dem anderen unterordnen und dadurch das Gerüst eines logischen Gedankengebäudes bilden. Wir haben uns seit langem an sie gewöhnt und erfassen ihre Bedeutung schnell. Aber sind die Flexionen wirklich so einfach? «Auf dem Zweig eines Baumes ist das Nest eines Vogels»: Hier werden Dinge nicht bloß erzählt (Zweig, Baum, Nest, Vogel), sondern in eine strenge Ordnung eingebettet, und diese zehn Wörter schaffen ein Bild, in dem jedes Teil in Wechselbeziehung zu den anderen steht.

Aber es gibt noch kompliziertere Kasusendungen, die abstrakte Beziehungen ausdrücken: «ein Stück Brot» oder «des Vaters Bruder». Im zweiten Beispiel sind weder Vater noch Bruder gemeint, sondern ein Dritter – der Onkel. Und Konstruktionen wie «meines Bruders Vater» bringen jeden von uns in Verlegenheit. Sie müssen innehalten und kurz überlegen, bevor Ihnen klar wird, daß «meines Bruders Vater» auch «mein Vater» bedeutet. Um solche komplizierten Beziehungen zu verstehen, in denen das Wort im Genitiv keineswegs einen Gegenstand, sondern eine Eigenschaft oder ein Attribut ausdrückt, ist ein ziemlich komplexer Denkprozeß nötig; man muß den Gedankensprung machen vom anschaulichen Sinn des Wortes «Bruder» zur implizierten Bedeutung der ganzen Konstruktion. Nur wenn man dies versteht, klärt sich das Rätsel des «attributiven Genitivs» auf.

Denjenigen von uns, die vertraut sind mit der Logik der Grammatik, fällt es leicht, eine Konstruktion wie die erwähnte zu begreifen. Schwierigkeiten scheint es nicht zu geben.

Verschlungene Redewendungen, die uns so zur Routine geworden sind, daß wir ihre Kompliziertheit nicht mehr bemerken, sind in Wahrheit Codes, die sich in vielen Jahrhunderten entwickelt haben. Wir wenden sie nur deshalb mühelos an, weil wir die Sprachmuster, unsere elementaren Mittel der Kommunikation, beherrschen.

Wir drücken Beziehungen auch durch bestimmte Wortarten aus, Präpositionen, Konjunktionen, Adverbien und andere. Wir haben uns so an sie gewöhnt, daß wir sie gebrauchen, ohne nachzudenken. Formulierungen wie die folgenden leuchten uns absolut ein: «der Korb unter dem Tisch», «das Kreuz über dem Kreis», «das Buch rechts vom Federhalter».

Die Sprache, die wir mit solcher Leichtigkeit gebrauchen, ist in Wirklichkeit ein hochkompliziertes System von Signalen, und dieses zu beherrschen erfordert Übung. Das ist nötig, um komplizierte Ausdrucksformen zu verstehen, denn Kasusendungen, Präpositionen und Konjunktionen funktionieren als präzise, zuverlässige Denkwerkzeuge.

Was braucht man, um sie zu beherrschen? Vor allem eines: Fähigkeit, sich an diese grammatischen Elemente zu erinnern und schnell und simultan die Beziehung einzelner Wörter und die Bilder, die sie hervorrufen, zu verstehen. Der Mann, der dieses Tagebuch schrieb, war nicht mehr in der Lage zu solch augenblicklichem Erfassen verwickelter Strukturen, weder räumlicher noch sprachlicher.

Die Schädigung seiner Hirnrinde hatte genau die Bereiche seines Gehirns beeinträchtigt, die den Menschen befähigen auszuwerten, was er gesehen hat – «getrennte Teile simultan zu einem vollständigen Ganzen zu synthetisieren», wie Neurologen sagen.

Das erklärt, warum die Unterbrechung der kortikalen Funktionen, die wir schon beschrieben haben, nicht nur seine Fähigkeit, sich räumlich zu orientieren, geschädigt hatte, sondern auch unüberwindliche Probleme schuf bei seinen Bemühungen, mit Sprache umzugehen. Komplexe syntaktische Strukturen sind unauslotbar für einen Patienten, der die Wechselbeziehungen von Wörtern nicht sofort erfassen und auch nicht einschätzen kann, was sie implizieren.

Mit den beiden Formulierungen «des Vaters Bruder» und «des Bruders Vater» konfrontiert, nahm dieser Patient zunächst an, daß sie absolut klar seien; in beiden Fällen konnte er die Wörter «Bruder» und «Vater» interpretieren. Aber was machte er aus diesen Formulierungen? Verstand er die Beziehung der beiden Substantive oder was jede der grammatischen Konstruktionen bezeichnete? Es war unmöglich für ihn; sie schienen identisch und dennoch verschieden. Er kam nicht über den oberflächlichen Eindruck dieser Wörter hinaus zu der Bedeutung, die sich aus deren Anordnung ergab. Das gleiche eigenartige Gefühl erlebte er bei den folgenden Formulierungen: «der Kreis unter dem Quadrat», «das Quadrat unter dem Kreis». Da in beiden dieselben Wörter auftauchen, schienen sie sich zur selben Sache zusammenzufügen, obwohl er deutlich spürte, daß es irgendeinen Unterschied zwischen ihnen gab.

Sätze mit Vergleichen lagen schlicht außerhalb seines Fassungsvermögens – selbst so einfache wie «Ist eine Fliege größer als ein Elefant?» oder «Ist ein Elefant größer als eine Fliege?». Im Laufe der Jahre haben wir Tausende von Experimenten mit diesem Patienten durchgeführt, wobei wir eine

Vielzahl grammatischer Konstruktionen verwendeten, um genau beurteilen zu können, welche Sprachsignale sein geschädigtes Gehirn erfassen konnte.

Die linguistische Analyse wurde so zu einem wichtigen Instrument für die psychologische Forschung, aber auch unser Patient erwies sich als ebenso wichtiges Instrument für die Beurteilung der Probleme, die sich aus spezifischen grammatischen Strukturen ergeben.

Und wieder und wieder kamen wir zu demselben Schluß: Von den beiden beschriebenen Satzstrukturen konnte dieser Mann nur die verstehen, in der Wortstellung und Handlungsablauf übereinstimmten. Solche Sätze enthalten keine komplizierten Signale, durch die die Gedanken strukturiert werden. So war ihm die folgende Satzreihe klar: «Der Winter kam. Es wurde kalt. Es schneite. Der Teich war zugefroren. Die Kinder liefen Schlittschuh.» Doch auch einen etwas komplizierteren Satz wie den folgenden verstand er: «Vater und Mutter gingen ins Theater, während die alte Kinderfrau und die Kinder zu Hause blieben.» Die Reihenfolge der Gedanken und die der Wörter stimmen hier überein und fügen sich zu einem einfachen, logischen Ablauf von Bildern zusammen.

Ein anderer Satz bereitete ihm dagegen Schwierigkeiten: «In die Schule, wo Dunja lernte, kam aus der Fabrik eine Arbeiterin, um einen Vortrag zu halten.» Was sagte ihm das? Wer hielt den Vortrag? Dunja? Die Arbeiterin? Und wo lernte Dunja? Und wer kam aus der Fabrik? Und wohin?

Die komplizierte grammatische Struktur liefert eine völlig eindeutige Antwort auf alle diese Fragen. Aber das geschädigte Gehirn dieses Mannes war nicht imstande, die einzelnen Satzelemente zu kombinieren und zu synthetisieren, er konnte deren Beziehungen zueinander nicht erkennen und sie nicht als einen zusammenhängenden Gedanken begreifen. Obwohl er verzweifelt versuchte, den Satz zu verstehen, blieb dieser ihm verschlossen. Ähnliche Probleme hatte er mit dem bereits zitierten Satz «Auf dem Zweig des Baumes ist das Nest des Vogels». Dieser Satz aus einer Kinderfibel kam ihm zunächst ganz einfach vor, dennoch stieß er auf genau die gleichen Schwierigkeiten: Die Wörter «Zweig», «Baum», «Vogel», «Nest» schienen keine Beziehung zueinander zu haben. Wie aber sollte er sie dann zu einem logischen System zusammenfassen?

In seinem Tagebuch tauchten neue Aufzeichnungen auf. Sie begannen in den ersten Monaten nach unserer ersten Begegnung, als er ins Rehabilitationshospital eingewiesen worden war und anfing, mit Therapeuten zu arbeiten. Er protokollierte seine Erfahrungen mit der Sprache während der gesamten fünfundzwanzig Jahre, in denen er dieses Tagebuch führte. Seine Sprachprobleme wurden zum Brennpunkt all der hilflosen Versuche, zu denen sein geschädigtes Gehirn gezwungen war.

«Der Arzt fragte mich: ‹Sagen Sie mir, Lewa, was sehen Sie auf dieser Abbildung?› Ich sah ein Bild, auf dem zwei Figuren dargestellt waren. Natürlich gab ich dem Arzt, wenn auch nicht sofort, zur Antwort, das sei eine Frau, und das sei ein Mädchen. Da sagte er: ‹Das ist die Mutter, und das ist die Tochter!› Seltsam, aber ich verstehe den Sinn solcher Wörter wirklich nicht mehr. Ich muß verwirrt ausgesehen haben, denn der Doktor fragte: ‹Was bedeutet Mutters Tochter? Ist von einem oder zwei Menschen die Rede?›

Ich begriff dieses Bild nicht. Was ‹Mutter› und was ‹Tochter› ist, das war mir klar, aber aus den Wörtern ‹Mutters Tochter› konnte ich nicht klug werden. Der Arzt bat mich zu antworten, so gut ich könnte. Ich hielt zwei Finger hoch, was heißen sollte, daß mit den beiden Wörtern zwei Menschen gemeint waren – eine Mutter und eine Tochter. Der Arzt fragte wieder: ‹Was bedeutet Mutters Tochter?› Abermals dachte ich lange nach, ohne daß mir etwas einfiel, und deutete nur auf die beiden Figuren. Die Wörter ‹Mutters Tochter› und ‹Tochters Mutter› klangen für mich gleich. So sagte ich dem Arzt mehrmals, daß sie für mich ein und dasselbe sind.

Ähnliches passierte mir am nächsten Tag mit einem anderen Bild, als er fragte: ‹Das ist der Herr, das ist der Hund. Was bedeutet der Herr des Hundes?› Und wieder überlegte ich lange und sagte schließlich, das sei wie ‹Mutters Tochter› –

daß es zwei Dinge bedeutete, einen ‹Herrn› und einen ‹Hund›. Wieder hob ich zwei Finger. Danach fragte er mich: ‹Wo ist hier der Hund des Herrn?› Und wieder überlegte ich hin und her und sagte, daß ‹der Herr des Hundes› und ‹der Hund des Herrn› dasselbe seien. Ich verstand diese beiden Aussagen nicht, fühlte nur, daß die beiden Wörter irgendwie miteinander verbunden waren, wußte aber nicht, wie.

Ich hatte auch Schwierigkeiten mit Sätzen wie ‹Ist der Elefant größer als die Fliege?› und ‹Ist die Fliege größer als der Elefant?›. Ich begriff nur, daß die Fliege klein und der Elefant groß ist, aber ich verstand Wörter wie ‹größer› und ‹kleiner› nicht. Das Schlimmste war jedoch, daß ich nicht verstehen konnte, worauf sich die Wörter ‹kleiner› oder ‹größer› bezogen – auf die Fliege oder auf den Elefanten.

Ich weiß natürlich, was ein Elefant und was eine Fliege ist, welches Tier groß und welches klein ist, doch ich verstand die Wörter ‹kleiner› oder ‹größer› in solchen Aussagen nicht. Ich muß lange nachdenken und rätseln, um zu sagen, welche Antwort richtig ist. Noch heute habe ich Zweifel, und manchmal bin ich hilflos, wenn ich versuche, den Wörtern ‹kleiner› und ‹größer› einen Sinn zu geben.

Aus irgendeinem Grunde scheint mir immer, daß bei der Aussage ‹Die Fliege ist kleiner als der Elefant› die Rede ist von einem sehr kleinen Elefanten und einer großen Fliege. Doch wenn ich, was oft geschieht, andere Patienten frage, wie es richtig ist, dann sagen sie, daß es genau umgekehrt ist. Ich versuche, mir das einzuprägen, aber der Doktor stellt die Frage immer wieder anders: ‹Ist die Fliege kleiner als der Elefant oder größer?› – ‹Ist die Fliege größer als der Elefant oder kleiner?› – ‹Ist der Elefant kleiner als die Fliege oder größer?› – ‹Ist der Elefant größer als die Fliege oder kleiner?› – ‹Was ist größer – der Elefant oder die Fliege?›

Ich denke und denke darüber nach und gerate völlig durcheinander. Mein Verstand scheint hin und her zu galoppieren, und meine Kopfschmerzen werden immer stärker. So mache ich auf die eine oder andere Art Fehler und verstehe diese Dinge immer noch nicht.

Oft fordern A. R. und O. P. mich auf: ‹Zeichne einen

126

Kreis über einem Kreuz! Was ist unten und was ist oben?›
Und schon gerate ich in Verwirrung und kann nicht sofort
antworten. Ich zerbreche mir lange den Kopf, denke nach,
weiß nicht, wie ich es zeichnen soll. Ich kann nicht antworten, oder ich versuche zu sagen, was mir in den Kopf kommt.
Seit der Verwundung bin ich nie imstande gewesen, solche
Dinge herauszufinden – wo sich der Kreis befinden muß,
oben oder unten. Dazu kommt, daß man diese Wörter auch
umstellen kann: ‹ein Kreuz über einem Kreis›. Beide Aussagen klingen für mich gleich, aber O. P. sagt, daß ‹der Kreis
über dem Kreuz› und ‹das Kreuz über dem Kreis› unterschiedliche Dinge sind. O. P. erklärt mir dauernd, daß das
Wort ‹über› soviel wie ‹oberhalb›, das Wort ‹unter› soviel wie
‹unterhalb› bedeutet. Aber bei den Wörtern ‹Kreis über dem
Kreuz› kann ich mir einfach nicht vorstellen, worauf sich das
Wort ‹über› bezieht. Wie lange ich auch darüber nachdenke,
nichts kommt. Irgendwie kann ich solche Dinge nicht begreifen.

Ich habe schon angefangen, die Bedeutung der Wörter ‹unterhalb› und ‹oberhalb› zu erfassen und mir einzuprägen: Die
Lampe ist oberhalb des Bettes, das Bett ist unterhalb der
Lampe. Trotzdem entsteht in meinem Kopf ein Durcheinander, wenn ich die Frage der Therapeutin beantworten will.
Ich erfasse die Bedeutung der Wörter ‹über› und ‹unter›,
kann sie aber nicht mit den Wörtern ‹Kreis› und ‹Kreuz› verbinden. Das kann ich immer noch nicht. Bei vielen solcher
Begriffe bin ich nicht sofort imstande, sie mir zu vergegenwärtigen; ich kann sie nicht erfassen, wenn ich zu sprechen
und mich zu erinnern versuche.

Anfangs konnte ich den Sinn des Wortes ‹geborgt› nicht
begreifen. Mir fällt es leichter, Sätze wie die folgenden zu verstehen: ‹Sonja hat Warja 100 Rubel gegeben› oder ‹Warja hat
Sonja 100 Rubel gegeben›. Aber ich konnte nicht herausfinden, was ‹Iwan hat von Sergej 30 Rubel geborgt› bedeutet.
Wer hat das Geld bekommen?

Der Doktor zeigt mir ein Album mit Abbildungen von
Katzen in verschiedenen Farben und fragt mich, ob die
schwarze Katze kleiner ist als die weiße, aber größer als die

rote. Es fällt mir sehr schwer, diese Wörter zu begreifen, außerdem gibt es eine ganze Menge davon. Seit der Verwundung kann ich nur ein Wort mit einem anderen, nur einen Begriff mit einem anderen vergleichen. Hier gibt es jedoch so viele verschiedene Begriffe, daß ich schrecklich verwirrt bin. Ich sehe auf der Abbildung eine große schwarze Katze, dann sehe ich eine etwas kleinere weiße Katze, dann eine rote – die kleinste Katze. Wenn ich sie anschaue, erkenne ich, wie groß jede ist. Aber ich kann sie nicht vergleichen und weiß nicht, was ‹kleiner› und was ‹größer› ist. Ich weiß nicht, auf welche Katze diese Wörter sich beziehen.

Nach der Verwundung habe ich mir, wenn auch mit schrecklicher Mühe, die Buchstaben des Alphabets aufs neue eingeprägt, obwohl es mich sehr viel Arbeit kostete. Doch ich kann mir verbindende Wörter wie ‹kleiner› und ‹größer› nicht ins Gedächtnis rufen. Ich muß lange über eine Antwort nachdenken, sogar auf Fragen, die ich mir stelle.

Wenn die Wörter in den Fragen umgestellt werden, ändert sich die Bedeutung völlig. Darum kann ich nie sicher sein, ob ich solch einfache Fragen wie ‹Ist die Fliege kleiner als der Elefant oder größer?› richtig beantworte, obwohl ich weiß, was ein Elefant und was eine Fliege ist. Man kann diese wenigen Wörter auf viele verschiedene Arten zusammenstellen, und mein Gedächtnis kommt da nicht mit. Und da ich schon etwas so Einfaches wie dieses nicht verstehe, bin ich erst recht in Schwierigkeiten, wenn ich versuche, eine Frage wie ‹Ist der Kreis über dem Dreieck oder unter dem Dreieck?› zu begreifen. Und es gibt Tausende von Gedanken, die bei weitem komplizierter sind als diese.

Manchmal bemühe ich mich, aus diesen einfachen Fragen über den Elefanten und die Fliege klug zu werden – was richtig ist und was falsch. Ich weiß, daß die Bedeutung sich ändert, wenn man Wörter umstellt. Zuerst wußte ich das nicht, es schien keinen Unterschied zu machen, ob man Wörter umstellte oder nicht. Aber nach längerem Nachdenken merkte ich, daß sich durch die Umstellung der Sinn der erwähnten vier Wörter (Elefant, Fliege, kleiner, größer) ändert. Doch mein Gehirn, mein Gedächtnis können nicht sofort erfassen, worauf die Wörter ‹kleiner› und ‹größer› zu beziehen sind. So muß ich immer lange über diese Wörter nachdenken. Natürlich habe ich längst herausgefunden, daß die Aussage ‹Die Fliege ist kleiner als der Elefant› richtig ist.

Über unterschiedliche Anordnungen dieser Wörter muß ich aber nach wie vor lange nachdenken. Das hat nichts zu tun mit den Buchstaben in diesen Wörtern. Ich habe das Alphabet von neuem gelernt und kann jetzt alle Buchstaben erkennen, wenn auch nicht sofort. Es ist nur so, daß die Wörter in diesen Sätzen eine völlig andere Bedeutung haben, wenn man sie umstellt. So scheinen mir manchmal lächerliche Aussagen wie ‹Die Fliege ist größer als der Elefant› richtig, und ich muß über sie länger nachdenken. Und es gibt unzählige Aussagen wie diese. So bin ich ständig in Verwirrung und habe sogar noch mehr Schwierigkeiten zu verstehen, wenn ich diese Anfälle bekomme.»

Sehr bald stellte sich heraus, daß die Unfähigkeit, die Logik grammatischer Konstruktionen zu verstehen, seine Hauptbehinderung war – einer der sichersten Hinweise darauf, welche Hirnfunktionen beeinträchtigt waren. Er erkannte das selbst und bezeichnete seine Krankheit als «geistige Aphasie», nachdem er diesen Terminus einmal von den Ärzten gehört hatte. Mit der Exaktheit eines erfahrenen Forschers gab er uns eine ausführliche, zusammenhängende Analyse seiner Probleme:

«Wenn ein Mensch eine schwere Kopfverletzung erlitten hat oder an einer Gehirnkrankheit leidet, versteht und erkennt er den Sinn von Wörtern nicht mehr sofort, und er kann sich an viele Wörter nicht mehr erinnern, wenn er versucht, zu sprechen und zu denken. Und umgekehrt: Er ist nicht in der Lage, sich das Bild eines Gegenstandes ins Gedächtnis zu rufen, wenn er das entsprechende Wort hört, auch wenn er dieses Wort schon kennt.

Infolge einer Verwundung oder Krankheit kann er sich auch nicht mehr im Raum orientieren, erfaßt er nicht gleich, woher Laute kommen. Er schwankt, taumelt von einer Seite zur anderen; er kann nicht richtig zielen und schlägt zum Beispiel viele Male daneben, bevor er einen Nagel in einen Zaun oder einen Schuppen schlagen kann. Infolge seiner Verwundung und Krankheit ist sein Gedächtnis tot, er kann sich an nichts erinnern. So sehen die Folgen einer Kopfverletzung aus.

All das bezeichne ich als ‹geistige Aphasie›. Darunter verstehe ich alles, was mich daran hindert, mich an Wörter zu erinnern und sie auszusprechen, mir Gegenstände vorzustellen, wenn ich von ihnen höre, und die unendlich vielen Wörter zu begreifen, die in der russischen Sprache Gedanken verbinden und ihnen einen Sinn geben. Wenn ich an die Vergangenheit zurückdenke, an die verschiedenen Hospitäler, in die die Ärzte mich schickten, ist es dies, was ich für mein Unglück halte.»

Er wußte, wie katastrophal seine Symptome waren, aber er war entschlossen zurückzuerobern, was er verloren hatte – um jeden Preis. So begann der Kampf darum, wieder denken zu können und zu begreifen, was nicht zu begreifen war. Er wurde angeleitet; man stellte ihm erfahrene Psychologen und Therapeuten an die Seite. Zusammen mit ihm wurden Dutzende von Methoden erarbeitet, Hilfstechniken und Gedächtnisstützen gefunden, Verhaltensalgorithmen entwickelt.

Es könnte scheinen, daß die Psychologen und Therapeuten kurze, bündige Operationen durch Hilfstechniken, durch Krücken fürs Verständnis ersetzten, die eine lange Kette von Überlegungen erforderten. Aber nur so gelang es ihm, die Bedeutung komplizierter grammatischer Konstruktionen zu verstehen. Sein Kampf war jedoch nie ganz erfolgreich. Trotz der Hoffnung, die er in ihn setzte, gab es Momente quälender Verzweiflung, denn Erfolge stellten sich nur langsam ein. Noch nach Jahren hatte er kein Sofort-Verständnis von grammatischen Konstruktionen.

Nach fünfundzwanzig Jahren kräftezehrender Anstrengung waren sprachliche Wendungen wie ‹Mutters Tochter› oder ‹des Vaters Bruder› immer noch völlige Rätsel für ihn. Und wenn er nicht jedes Wort einer vergleichenden Aussage einer langwierigen Analyse unterzog, registrierte er eine Änderung der Wortstellung nicht sofort; wie früher erschienen ihm die Aussagen zweideutig – identisch und doch irgendwie verschieden. Selbst nach der Analyse dieser Aussagen war er sich der Bedeutung immer noch nicht sicher.

«All mein Wissen ist verschwunden»

Die Schwierigkeiten, auf die er stieß, wenn er die Beziehungen in grammatischen Konstruktionen zu begreifen versuchte, führten zu einem tiefreichenden Problem: der Unmöglichkeit, etwas von dem Wissen zurückzugewinnen, das er in vielen Schul- und Studienjahren erworben hatte.

Was man in der Schule und während einer Fachausbildung lernt, wird in Form logischer Systeme gespeichert. Es ist unmöglich, sich Mathematik «einzuprägen», wie es auch unmöglich ist, sich das «Kapital» von Marx «einzuprägen». Man kann sie studieren, begreifen und folglich in bestimmte Systeme einordnen, die im Gedächtnis in verkürzter, überschaubarer Form gespeichert werden und sich später mit Leichtigkeit wieder reaktivieren und rekonstruieren lassen. Man kann die Mathematik oder die Vererbungstheorie vergessen; doch wie einfach läßt sich das Vergessene ins Gedächtnis zurückrufen, sobald wir damit beginnen, in unserem Gedächtnis das frühere Wissen aufzufrischen und ein scheinbar «vergessenes» System wiederherzustellen. Wissen wird in unserem Gedächtnis keineswegs so gespeichert wie Waren in einem Depot oder Bücher in einer Bibliothek, sondern in Form zusammengefaßter Codes und jener kurzgefaßten Schemata, mit deren Hilfe das System wiederhergestellt und entwickelt werden kann.

Eben diese Fähigkeit besaß der Patient nicht, dessen Verwundung gerade jene Bereiche der Großhirnrinde zerstört hatte, die Informationen ordnen und in bündige «simultan» erfaßbare Schemata umwandeln. Er stellte das fest, sobald er versuchte, sich ins Gedächtnis zurückzurufen, was er einst an Wissen erworben hatte. Und diesen Verlust erlebte er als Katastrophe.

«Vor meiner Verwundung begriff ich mühelos alles, was man mir sagte, lernte leicht und konnte Wissenschaften studieren; danach aber habe ich alles über Wissenschaften vergessen, all mein Wissen, meine ganze Bildung ist verschwunden, für immer dahin!

Nichts hält sich in meinem Gedächtnis, überhaupt nichts! Nur Bruchstücke von Informationen, bei denen ich das Gefühl habe, daß sie mit diesem oder jenem Gebiet zu tun haben. Aber das ist alles! Ich habe kein wirkliches Wissen, auf keinem Gebiet. Meine Vergangenheit ist einfach gelöscht worden!

Ich weiß, daß ich zur Grundschule gegangen bin, daß ich die Mittelschule mit Auszeichnung beendet, drei Jahre am Polytechnischen Institut in Tula absolviert, fortgeschrittene Studien in Chemie betrieben und all diese Anforderungen vor dem Krieg vorzeitig erfüllt habe. Ich erinnere mich, daß ich an der Westfront war, 1943 beim Versuch, die Verteidigungsstellung der Deutschen im Raum Smolensk zu durchbrechen, am Kopf verwundet worden bin und mein Leben danach nicht wieder zusammensetzen konnte. Was ich aber getan und gelernt, welche Wissenschaften ich studiert habe, daran erinnere ich mich nicht. Wenn ich auch weiß, daß ich in der Schule Deutsch gelernt habe – sechs Jahre lang –, kann ich mich heute doch nicht auf ein einziges Wort, nicht auf einen einzigen Buchstaben besinnen; ich erinnere mich, daß ich am Institut drei Jahre lang Englisch gelernt habe, kenne jetzt aber keinen einzigen Buchstaben, kein einziges Wort mehr. Ich habe diese Sprachen völlig vergessen, als hätte ich sie nie gelernt, nie gesprochen. Ich versuche, mir auch verschiedene Wörter wie ‹Stereometrie›, ‹Trigonometrie›, ‹Chemie›, ‹Algebra› und andere ins Gedächtnis zu rufen, kann aber nicht sagen, was diese Wörter bedeuten.

Aus den Jahren an der Mittelschule ist nichts übriggeblieben außer einigen Wörtern – nicht mehr als Aushängeschilder, bloße Bezeichnungen von Fächern: Physik, Chemie, Astronomie, Trigonometrie, Deutsch, Englisch, Landwirtschaft, Musik. Sie haben ihren Sinn verloren und nur das Gefühl zurückgelassen, daß ich sie kenne, mehr nicht.

Wenn ich Wörter höre wie ‹Verb›, ‹Pronomen›, ‹Adverb›, kommen sie mir vertraut vor, aber ich verstehe sie nicht. Ich höre ein Wort wie ‹Halt!›. Ich weiß, daß es mit Grammatik zu tun hat, dieses Wort ist ein Verb. Und mehr habe ich über dieses Wort nicht zu sagen. Nach einer halben Minute beginnt mir das Wort ‹Verb› schon wieder zu entfallen – es verschwindet einfach. Mir aber Grammatik oder Geometrie einzuprägen und zu begreifen, dazu bin ich bis heute nicht imstande, weil mein Gedächtnis weg und ein Teil des Gehirns abhanden gekommen ist.

Manchmal nehme ich ein Lehrbuch über Geometrie, Physik oder Grammatik zur Hand, doch schon nach ein paar Minuten werfe ich es ärgerlich in die Ecke, weil ich weder Physik noch Geometrie begreife. Auch aus diesen Lehrbüchern der Mittelschule ist mir nichts im Gedächtnis geblieben. Obendrein verstärken sich durch diese Studien meine Kopfschmerzen, und selbst wenn ich nur einen Blick in ein Lehrbuch werfe, werde ich schon nervös und gereizt. Eine unerträgliche Müdigkeit und Widerwille gegen alles kommen über mich.»

Man versuchte, ihm Unterricht zu geben; er rang darum, wenigstens etwas von dem verlorenen Wissen wiederzuerlangen, er saß stundenlang über einer Aufgabe oder einem Lehrsatz, den er früher sofort erfaßt hätte. Und es war alles umsonst.

«In Geometrie unterrichtet mich M. B., ein junger Mann, der vor kurzem seinen Abschluß gemacht hat. Zunächst erklärte er mir einige geometrische Begriffe aus dem Lehrbuch der Mittelschule – Punkt, Linie, Fläche, Oberfläche – und kam dann auf Lehrsätze zu sprechen. Das Seltsame war, daß ich mich erinnerte, diese Lehrsätze einmal gut gekannt zu haben, jetzt aber keinen von ihnen begriff. Ich habe sogar vergessen, was eine Fläche, eine Linie, eine Oberfläche bedeuten, und obwohl M. B. mir diese Begriffe mehrmals erklärte, konnte ich sie nicht verstehen und sie mir nicht merken. Es war mir peinlich, wie begriffsstutzig und stumpfsinnig ich gewirkt haben muß. Und so bemühte ich mich meistens, zustimmend zu murmeln, als ob ich schon begriffen hätte, was er sagte, obwohl ich kein Wort von seinen Erklärungen verstand. Ich mußte mich vor allem auf Abbildungen – Zeichnungen und Skizzen von Figuren – stützen. Ohne Abbildungen drang keine verbale Erklärung zu mir durch. Ich mußte immer die schriftliche Erklärung über den Zeichnungen mit den Abbildungen vergleichen; das ist ein Punkt; das ist eine Linie; das ist eine Fläche. Aber erklären oder definieren kann ich diese Begriffe immer noch nicht, wie oft ich sie auch durchgehe. Es wundert mich selbst.

In meinem Kopf ist eine Art Nebel, und er tut mir weh, als sei ich ständig betrunken. Aus irgendeinem Grund ist es mir unmöglich, die Wörter ‹Oberfläche›, ‹Kreisumfang› und alle Arten von Linien zu begreifen. Und selbst wenn ich irgend etwas begreife, dann nur mit Hilfe einer Zeichnung oder Skizze; gesprochene und geschriebene Erklärungen helfen mir nicht. Ich kann nicht begreifen, was ‹Winkel›, ‹Winkelgrad› und ‹Bogengrad› sind. Ich bekomme diese Begriffe einfach nicht mit. Ebene, anschauliche Figuren erfasse ich ohne Mühe, aber eine freistehende, räumliche Figur, bei der man sich etwas vorstellen, etwas umsetzen, etwas überlegen muß, verstehe ich nicht. Aber ich kann, wenn auch mit Mühe, die Fläche eines Rechtecks aus der Zahl der Zentimeter an zwei Seiten berechnen. Und ich weiß, daß das Quadrat der Seitenlänge die Fläche des Quadrats ergibt. Doch Winkel- und Bogengrade zu verstehen und sie mit irgend etwas Bestimmtem, wie der Fläche der Erde, in Verbindung zu bringen will mir nicht gelingen.

M. B. versuchte, mir den folgenden Lehrsatz beizubringen: ‹Der Außenwinkel eines Dreiecks ist größer als jeder seiner Innenwinkel, der nicht an diesen Außenwinkel angrenzt.› Zunächst konnte ich keine der Bezeichnungen ‹angrenzend›, ‹Winkel›, ‹innen›, ‹außen› und keine ihrer Definitionen begreifen; erst als ich auf die Linien der Skizze blickte, verstand ich sie. Das Problem ist: Ein Lehrsatz folgt dem anderen, und ich muß mich an alle erinnern können. Doch das ist mir unmöglich. Ich muß die Wörter ‹kleiner› und ‹größer› vergleichen und mir ins Gedächtnis zurückrufen, worauf sie sich in dem Lehrsatz beziehen.

Ich weiß, was ‹kleiner› und ‹größer› mengenmäßig bedeuten. Wenn diese Wörter aber zwischen anderen stehen, dann fällt es mir schwer, sie zu begreifen, weil ich nicht weiß, ob sich das Wort ‹größer› auf die vorhergehenden oder auf die folgenden Wörter bezieht. Ich muß mich auf irgend etwas Eindeutiges stützen, wie bei der einfachen Frage mit dem Elefanten und der Fliege. Dann kann ich begreifen, worauf sich das Wort ‹größer› bezieht. Nach langem Ringe verstehe ich endlich einen Lehrsatz, aber ich vergesse ihn, sobald ich mich mit dem nächsten beschäftige.

Ich muß unaufhörlich mit Definitionen von Wörtern und Begriffen ringen – jedesmal, wenn ich mit ihnen konfrontiert werde. Vielleicht hätte ich mir die Wörter in diesem Lehrsatz bei täglichem Üben im Laufe von ein, zwei Monaten einprägen können, doch M. B. präsentiert mir neue Lehrsätze und Definitionen. Da ich aber nicht imstande bin, mir die Lehrsätze, Wörter, Definitionen oder Begriffe zu merken, bleibt vom Unterricht nichts zurück. So ist das mit mir. Will ich mir irgend etwas merken, zum Beispiel einen Lehrsatz, dann brauche ich dazu einen oder zwei Monate. Bei meinem ‹aphasischen› Gedächtnis habe ich mit Lehrsätzen und Begriffen nicht mehr Glück als mit Wörtern. Wenn ich mir einen bestimmten Lehrsatz nicht von Zeit zu Zeit ins Gedächtnis zurückrufe, dann vergesse ich ihn völlig, wie auch all die anderen Lehrsätze, die ich zu lernen versuchte.

So ergibt sich denn, daß ich nie mehr etwas von Geometrie, Grammatik, Physik oder irgendeiner anderen Wissenschaft begreifen werde, da mein Gedächtnis so schlecht ist. Das ist einfach eine schreckliche Sache, die in meinem Leben geschehen ist. Diese seltsame Krankheit ist wie ein Leben ohne Gehirn. Ich vergesse von einer Minute auf die andere, deshalb kann ich sogar einfache Dinge in meiner Umwelt nicht begreifen und Lehrsätze nicht verstehen.»

Er hatte nicht nur Schwierigkeiten mit komplizierten Systemen der Wissenschaft wie Geometrie, Physik und Grammatik, sondern auch mit einfachen Rechenaufgaben, wie sie in den ersten Grundschuljahren gestellt werden. Ein einfaches Zahlensystem zu erfassen, fiel ihm, wie sich herausstellte, ebenso schwer, wie sich komplizierte wissenschaftliche Begriffe anzueignen.

«Durch meine Verwundung habe ich das Rechnen verlernt. Anfangs kannte ich keine Zahlen, ich hatte sie ebenso vergessen wie die Buchstaben. Und so sitze ich wieder einmal neben einer Lehrerin und hoffe, daß ich bald aus diesem seltsamen und schrecklichen Traum erwachen werde.

Lange schaue ich auf eine Zahl, versuche mich an etwas zu erinnern oder warte eine Zeitlang. Endlich fällt mir die erste Zahl – die Eins – ein, dann sage ich mir das ‹Zahlenalphabet› bis zur Sieben auf und schreie meine Lehrerin fast an, als ich auf die Sieben in der Tabelle zeige. Manchmal aber bin ich nicht imstande auszurechnen, ob sechs mal sechs gleich sechsunddreißig, sechsundzwanzig oder dreißig ist. Manchmal kommt es sogar vor – ich habe es selbst bemerkt –, daß ich nicht sagen kann, wieviel zwei mal zwei ist. Irgendeine schädliche Kraft scheint mein Gedächtnis zu verdunkeln. Multiplikationstabellen bringen mich immer noch durcheinander.

Ich gleiche in dieser Hinsicht einem fünfjährigen Kind. Ich kenne keine einzige Zahl. Aber schon habe ich Unterricht im Rechnen, und ich komme schneller voran als bei den Buchstaben, weil die Zahlen sich so ähnlich sind. Man braucht sich nur die ersten zehn zu merken, dann wiederholen sie sich mit kleinen Abweichungen und Ergänzungen.

Doch die Lehrerin verlangt auch, daß ich in umgekehrter Reihenfolge zähle, aber das ist schrecklich schwer. Aber dann mache ich Fortschritte. Zuerst zähle ich von eins bis zehn; danach muß ich die Zahl zehn um eins verringern und weiter rückwärts zählen. Doch ich kann das Wort ‹neun› noch nicht sofort aussprechen, und so beginne ich, von eins bis acht zu zählen, um das zu tun.

In der ersten Zeit fiel es mir sehr schwer, Zahlen zu addieren; schließlich war ich ja gerade erst dabei, aufs neue zählen zu lernen. Ich mußte immer das ‹Zahlenalphabet› aufsagen; ich konnte mich nicht gleich an eine Zahl erinnern. Da sagt O. P. zum Beispiel zu mir: ‹Addiere die Zahlen zehn und fünfzehn, rechne aus, wieviel das ist.› Zuerst muß ich bis zehn

136

zählen und diese Zahl aussprechen, bevor ich weiß, was die Zahl zehn bedeutet. Dann zähle ich von zehn bis fünfzehn, so daß ich weiß, was diese Zahl bedeutet. Und dann zähle ich an den Fingern weiter bis fünfundzwanzig.

Es ist leichter für mich zu rechnen, wenn ich die Zahlen aufschreibe, im Kopf zu rechnen ist sehr schwer, und ich muß immer langwierige umständliche Methoden anwenden. Da sagt O. P.: ‹Ziehe von 32 die Zahl 17 ab.› Ich gehe an die Arbeit und rechne vor und zurück, alles sehr langsam. Ich muß sie ein paarmal bitten, die Zahlen zu wiederholen. Dann fange ich an zu rechnen: 2 von 32 abziehen, bleiben 30. 3 zu 17 hinzuzählen, macht 20. 20 von 30 abziehen, bleiben 10. 7 von 10 abziehen, macht 3. 3 zu 10 hinzuzählen, das ergibt 13. Und von 30 sind 2 übriggeblieben, die muß man zu 13 hinzuzählen, das macht 15. Ohne diese umständliche Methode, ohne vor- und zurückzurechnen, hätte ich es nicht geschafft. Beim schriftlichen Rechnen geht es viel einfacher und schneller.

Ich kenne nun schon die Bedeutung einfacher Wörter wie ‹Addition› und ‹Subtraktion›, ‹Multiplikation› und ‹Division›, kann mich jedoch oft nicht an sie erinnern, wenn ich sie gebrauchen will. Begriffe wie ‹Differenz› und ‹Quotient› kann ich mir einfach nicht merken.

Fortwährend verwechsele ich eine Zahl mit der anderen, und lange konnte ich nicht im Kopf ausrechnen, was als Ergebnis herauskommt, wenn man Zahlen addiert oder subtrahiert. Zuerst fiel es mir schwer, Quadratwurzeln zu verstehen. Ich vergesse sehr schnell, wie man die Quadratwurzel aus 49 und 0,49 und 4 und 0,4 ziehen muß.

Zuerst hat die Lehrerin mir gezeigt, wie man addiert und subtrahiert, und später hat sie mir die Multiplikationstabelle beigebracht. In wenigen Monaten habe ich sie mir fast ganz eingeprägt, dennoch verwechsele ich oft eine Zahl mit der anderen, manchmal bin ich auch einfach nicht sicher, wieviel zum Beispiel fünf mal sechs ergibt.

In der letzten Zeit hat die Lehrerin versucht, mir kleine Arithmetikaufgaben zu stellen. Ich habe schon addieren, subtrahieren, multiplizieren und dividieren gelernt, wie es Kinder in der Grundschule tun. Als sie dann aber mit mir über ‹Summand› und ‹Subtrahend›, über ‹Differenz› und ‹Quotient› zu sprechen beginnt, kann ich mich an diese Begriffe nicht erinnern, sie kommen mir nur bekannt vor. Natürlich habe ich nach kurzer Zeit begriffen, daß sie sich auf das Addieren, Subtrahieren und Dividieren beziehen, aber ich kann mir Wörter wie ‹Summand› und ‹Differenz› nicht einprägen und sie auch nicht in Aufgaben anwenden. Ich überlege, ob sich das Wort ‹Quotient› aufs Subtrahieren, Addieren oder Dividieren bezieht. Die Lehrerin sagt mir die Bedeutung dieses Wortes vor. Doch inzwischen habe ich wieder vergessen, was das Wort ‹Differenz› bedeutet.»

Das alles war ein schreckliches Hindernis in seinem täglichen Leben. Er kann in einem Laden nicht einmal seine Ausgaben zusammenzählen und das Wechselgeld überprüfen.

«Oft weiß ich nicht, ob fünf mal fünf 25, 35 oder 45 ist, und manche, weniger augenfällige Beispiele – wie sechs mal sieben – habe ich völlig vergessen. Ich muß die gesamte Multiplikationstabelle durchgehen, um die Antwort zu finden. Wenn ich zu Hause bin und die Zahlen aufschreiben kann, habe ich natürlich keine Schwierigkeiten herauszubekommen, ob eine Antwort richtig ist. Aber wenn ich das im Kopf herausfinden will, während ich spazierengehe oder im Laden etwas einkaufe, mache ich immer Fehler.

Daher zähle ich fast nie selbst Geld ab, wenn ich Lebensmittel im Laden kaufe. Ich sage der Kassiererin, sie soll mir ein halbes oder ein ganzes Kilo von den und den Lebensmitteln berechnen, lege das Geld hin, und die Kassiererin gibt mir den Bon und händigt mir das Wechselgeld aus. Dann gehe ich zur Verkäuferin, die mir die Lebensmittel, die ich kaufen will, abwiegt. Ich aber habe fast völlig aufgehört, zusammenzurechnen, was ich im Laden ausgeben muß.»

All das beschränkte sich nicht auf Schwierigkeiten beim Rechnen. So konnte er weder Schach noch Dame, nicht einmal mehr Domino spielen – Spiele, die er früher so gut beherrschte, daß er fast immer gewann.

«Vor meiner Verwundung war ich in fast allen Spielen

ziemlich gut, aber danach habe ich verlernt, sie zu spielen. Und erst Jahre nach der Verwundung habe ich versucht, Dame, Schach und Domino zu spielen, doch ich habe diese Spiele nie wieder richtig gelernt.

Vor dem Krieg habe ich gut Schach gespielt. Doch nach der Verwundung habe ich vergessen, wie man es spielt und wie die Schachfiguren heißen. Ich habe es ebenso vergessen wie die Buchstaben und Zahlen.

Ich versuche, mit Anfängern Schach zu spielen, und überlege lange, wie ich vorgehen muß. Während des Spiels weiß ich immer noch nicht, wie die Figuren heißen. Manchmal erinnere ich mich an den Springer oder an den König, alle übrigen Figuren aber sind meinem Gedächtnis entfallen, ich habe sie mir im Laufe von mehr als zwanzig Jahren nicht merken können.

Im Lazarett habe ich andere Namen für die Figuren verwendet: Die Dame nannte ich ‹Zarewna›, wenn es mir einfiel, den König nannte ich ‹Zar›. Bei dem Springer dachte ich an Budjonnys Pferd, Turm und Läufer ersetzte ich durch die Wörter ‹Offizier› und ‹Dame›. Dennoch habe ich während des Spiels auch bei diesen Wörtern Mühe, sie mir ins Gedächtnis zu rufen. Und ich habe die gleichen Probleme wie beim Lesen. Meine Augen können immer nur zwei, drei Figuren auf dem Schachbrett sehen. Da ich nur einen kleinen Teil des Schachbretts sehen kann, vergesse ich immer die anderen Figuren und verliere ihre Spur. Und ich kann nicht einmal einen Zug im voraus planen.

Etwa das gleiche passierte mir beim Damespiel. Ich hatte auch dieses Spiel vergessen, obwohl ich vor meiner Verwundung, offen gestanden, ein guter Spieler war. Als ich im Lazarett einem Damespiel zusah, kam es mir bekannt vor. Als ich aber mit einem der Patienten Dame spielen wollte, hatte ich vergessen, in welche Richtung man einen Stein schieben muß und wie viele Felder weit man gehen kann. Im Ganzen gesehen, wußte ich nicht mehr viel über das Spiel. Statt mit mir zu spielen, fing der Kamerad an, mich zu unterrichten. Das war zum Lachen und zum Weinen zugleich. Ich habe schnell gelernt, wie man einen Stein und die ‹Dame› bewegt, und ich konnte mich gewöhnlich auch beim Spielen an die Wörter erinnern; das war viel einfacher als bei den Schachfiguren. Trotzdem habe ich sogar beim Damespiel Schwierigkeiten. Ich muß oft eine Zeitlang über jeden Zug nachdenken, werde konfus, vergesse, welche Züge gemacht worden sind, und kann nur einen einzigen Zug vorausdenken. Ich habe keine Ahnung, was der Gegner macht, beim Damespiel ebensowenig wie beim Schach.»

Nicht nur beim Schach-, beim Dame- oder Dominospiel erging es ihm so. Alle Formen der Kommunikation waren ihm verschlossen, er wurde hilflos, wenn er ein Gespräch anknüpfte, in ein Konzert ging oder sich bemühte, einen Film zu verstehen. Auch im Kino bekam er nur die einfachsten Alltagsszenen mit. Was darüber hinausging, blieb ihm unverständlich.

«Ich gehe ziemlich oft ins Kino. Ich sehe mir gern Filme an. Immerhin langweile ich mich dann weniger. Nur kann ich seit meiner Verwundung im Kino nichts auf der Leinwand lesen, weil ich dafür zu langsam lese. Wenn ich ein paar Wörter entziffert habe, erscheint etwas Neues auf der Leinwand. Aber auch die Leinwand sehe ich nicht ganz, sondern nur einen Teil links von der Mitte. Wenn ich das ganze Bild sehen will, muß ich mit den Augen ständig von einer Stelle der Leinwand zur anderen wandern. Daher ermüde ich so schnell und bekomme reißende Kopf- und Augenschmerzen. Da ich nicht richtig lesen kann, verstehe ich Stummfilme nicht. Doch auch in einem Tonfilm, wo ich nichts lesen muß, habe ich Schwierigkeiten mit dem Verstehen. Bevor ich begreife, was die Schauspieler sagen, beginnt eine neue Szene.

Überhaupt verstehe ich nur noch sehr einfache Dinge, die mir aus der Kindheit vertraut sind. Da unterhalten sich im Film zum Beispiel zwei Leute, und die Zuschauer lachen, während ich nicht begreifen kann, was so komisch ist. Das einzige, was ich verstehe, ist, wenn zwei Menschen anfangen zu schimpfen und sich zu prügeln. Das kann ich ohne Worte verstehen. Aber nachdem ich einen Film gesehen habe, kann ich mich an nichts darin erinnern, obwohl mir scheint, daß ich etwas verstanden habe.

Das gleiche läßt sich auch von Konzerten sagen. Ich höre und sehe die Interpreten, kann aber die Wörter in den Liedern nicht verstehen; ich habe nicht genug Zeit, sie zu erfassen. Sie sind nur Wörter für mich, ich kann sie nicht behalten – sie verschwinden im Nu.»

Die Musik liebte er auch weiterhin. Aber mit Liedern hatte es bei ihm eine eigene Bewandtnis: Die Melodie behielt er mühelos im Gedächtnis, den Inhalt bekam er jedoch nicht mit.

«Das ist wie bei meinem Sprech- und Erinnerungsvermögen. Ich habe die gleichen Probleme mit den Wörtern eines Liedes wie mit einer Unterhaltung. Aber ich kann die Melodie automatisch erfassen, wie ich auch das Alphabet automatisch aufsagen konnte, bevor ich lernte, Buchstaben zu erkennen.»

Das war ein anderes Beispiel für den Spalt, der sich gebildet hatte, weil einige Hirnfunktionen intakt geblieben und andere völlig zerstört worden waren. Obwohl er nicht fähig war, den Kern eines einfachen Gesprächs und vieler grammatischer Konstruktionen zu erfassen, hinterließ er uns eine erstaunlich präzise Beschreibung seines Lebens. Es verlangte übermenschliche Kräfte, eine Seite dieses Tagebuches zu verfassen, und dennoch schrieb er Tausende. Trotz seiner Unfähigkeit, mit elementaren Problemen fertigzuwerden, war er imstande, einen lebendigen Bericht seiner Vergangenheit zu geben. Darüber hinaus hatte er immer noch eine starke Vorstellungskraft, Einfühlungsvermögen und eine eindrucksvolle Phantasie. Sehen wir uns einige Seiten seines Tagebuchs an, auf denen er sich Menschenleben vorzustellen versucht, die völlig anders sind als seines.

«Nun bin ich ein Arzt. Ich untersuche einen Patienten, der sehr krank ist. Ich bin äußerst beunruhigt über seinen Zustand, sorge mich aus ganzem Herzen um ihn – schließlich ist er auch ein Mensch und hilflos. Auch ich könnte krank werden und Hilfe benötigen. Aber jetzt ist er es, um den ich mich sorge – ich bin ein Mensch, der nicht anders kann, als sich zu kümmern.

Doch nun bin ich ein völlig anderer Arzt – einer, der die

Patienten und ihre Klagen satt hat. Ich weiß nicht, warum ich mich auf diesen Beruf eingelassen habe, denn am liebsten würde ich nichts tun und niemandem helfen. Ich helfe, wenn es mir etwas einbringt. Aber was kümmert es mich, wenn ein Patient stirbt? Es ist nicht das erste Mal, daß Menschen gestorben sind, und es wird nicht das letzte Mal sein.

Und nun bin ich ein berühmter Chirurg, der vielen Menschen das Leben gerettet hat. Man dankt mir dafür, nennt mich einen Retter. Ich bin glücklich, daß ich das tun kann, denn das Menschenleben ist mir teuer. Aber nun bin ich ein anderer Chirurg. Ich habe keinen guten Ruf, weil ich oft Fehler mache, aber – wie mir scheint – nicht durch meine Schuld. Der Medizin ziehe ich Theater, Tanz, Bälle und ein leichtes Leben vor. Mein persönliches Wohlergehen ist es, was zählt, wenn ich das natürlich auch nicht zugebe.

Aber ich kann auch ein ganz anderes Leben schildern, das einer Putzfrau. Das Leben ist hart, aber was soll ich machen. Ich bin nicht klug genug für irgendeine andere Art von Arbeit und kann kaum lesen und schreiben. Und jetzt bin ich alt.

Ich bin ein bedeutender Ingenieur und habe keine Probleme, ein Werk zu leiten, weil ich mit vielen Werken und deren Leitern in Verbindung stehe. Natürlich ist das Leben für mich viel leichter als für eine Putzfrau oder einen Lastträger.

Aber was wäre, wenn ich eine Frau wäre mit einer Krankheit, die meinen Kopf so anschwellen läßt, daß ich vor Schmerz buchstäblich den Verstand verliere und Tag und Nacht jeden im Hospital anschreie. Aber ich will noch nicht sterben. Ich bin beunruhigt über meinen Sohn, weil sein Hinterkopf so schlimm verwundet ist, daß er hirngeschädigt ist, kaum sehen kann, sich immer schwindlig fühlt und ein Analphabet geworden ist. Ich sorge mich auch, weil ich nicht weiß, was aus meinem anderen Sohn geworden ist. Das Letzte, was ich gehört habe, war, daß er 1941 bei den Truppen in Litauen diente. Dieser ganze Kummer quält mich Tag und Nacht.»

Seine Vorstellungskraft hatte durch die Verletzung keinen Schaden genommen (manche Neurologen glauben, daß diese

Fähigkeit von der rechten Hemisphäre des Gehirns gesteuert wird). Sie verschaffte ihm vorübergehend etwas Erleichterung von der Anstrengung, es mit einer Welt aufzunehmen, die so unbegreiflich geworden war.

Eine Erzählung ohne Schluß

Wir sind am Ende dieser Erzählung angekommen, aber eigentlich hat sie keinen Schluß. Dieser Mann lebt immer noch bei seiner Familie in Kimowsk, das über die Jahre zu einer viel größeren Siedlung mit drei- und vierstöckigen Gebäuden angewachsen ist. Wie in vergangenen Jahren sitzt er jeden Morgen an seinem Tisch und arbeitet an seinem Tagebuch. Er versucht, sich besser auszudrücken und seine Hoffnung und Verzweiflung zu beschreiben, die Teil seines andauernden Kampfes sind.

Die Wunde ist vor fünfundzwanzig Jahren verheilt, aber in seinem Gehirn haben sich Narben gebildet, und mit ihnen sind Anfälle gekommen. Die geschädigten Regionen der Hirnrinde konnten nicht wiederhergestellt werden. Wenn er versuchte zu denken, mußte sein Gedächtnis daher diese zerstörten Bereiche umgehen und andere Fähigkeiten nutzen, um zu lernen und einige verlorene Kenntnisse wiederzugewinnen.

Verzweifelt wünschte er sich, aus diesem schrecklichen Traum zu erwachen, die hoffnungslose mentale Stagnation zu überwinden, die Welt klar und begreiflich zu finden, statt sich zu jedem Wort, das er äußerte, vortasten zu müssen. Aber das war unmöglich.

«Die Zeit vergeht wie im Fluge. Mehr als zwei Jahrzehnte sind verstrichen, und ich bin immer noch in einem Teufelskreis gefangen. Ich kann ihn nicht durchbrechen und ein gesunder Mensch mit klarem Gedächtnis und Verstand werden.

Ein gesunder Mensch wird das Ausmaß meiner Krankheit nie begreifen, er wird nie wissen, wie das ist, solange er es nicht selbst erlebt hat.»

Und so kehrte er immer wieder zur Vergangenheit zurück, denn er konnte nicht verstehen, warum die Welt so sonderbar geworden und warum Krieg nötig war; er konnte keine Rechtfertigung finden für das, was mit ihm geschehen war. Fünfundzwanzig Jahre zuvor war er ein begabter junger Mann mit einer vielversprechenden Zukunft gewesen. Warum mußte er sein Gedächtnis verlieren, all das Wissen vergessen, das er erworben hatte, und zu einem hoffnungslosen Invaliden werden – dazu verdammt, bis ans Ende seines Lebens zu kämpfen? Das konnte er einfach nicht fassen.

Aufs neue versucht er zurückzugewinnen, was unwiederbringlich ist, etwas Faßbares zu machen aus den Trümmern und Fragmenten, die von seinem Leben übriggeblieben sind. Und aufs neue kehrt er zu seiner Erzählung zurück, an der er immer noch arbeitet. Sie hat keinen Schluß.

Statt eines Epiloges

«Wie viele Tragödien hat der Krieg verursacht? Wie viele Menschen sind gestorben, sind verkrüppelt und der Möglichkeit beraubt worden, ein produktives Leben zu führen. Wer weiß, wie viele von jenen, die der Krieg zu Krüppeln gemacht und vernichtet hat, große Menschen geworden wären – die Lomonossows, Puschkins oder Mendelejews, die Tolstois, Dostojewskis oder Tschaikowskis, die Pawlows oder die Gorkis unserer Zeit. Unter ihnen mag es große Wissenschaftler gegeben haben, die das Leben heller und hoffnungsvoller gemacht hätten.

Gäbe es keine Kriege, wäre die Welt schon längst ein wunderbarer Ort zum Leben. In diesem Zeitalter haben wir die Gelegenheit, eine schöne Welt zu schaffen, die ganze Menschheit zu ernähren, zu kleiden und zu beschützen – nicht nur die heutige Generation, sondern auch die der kommenden Jahrhunderte.

Unsere Erde hat einen unerschöpflichen Vorrat an Rohstoffen und Energien, es ist keinerlei Mangel zu befürchten. Bald wird es Flüge in den Weltraum geben – zunächst zum Mond und zu benachbarten Planeten. Das wird uns sogar noch mehr Möglichkeiten geben, das Leben um seltene Elemente und Stoffe zu bereichern, die es auf anderen Planeten als der Erde vielleicht in größerer Menge gibt. Das könnten wir tun, gäbe es nicht den Krieg...»

Kleines Porträt eines großen Gedächtnisses

«Die Zeit ist reif», das Walroß sprach,
«Von mancherlei zu reden...
Warum das Meer kocht, und ob wohl
Die Schweine manchmal schweben.»

Lewis Carroll
«Alice hinter den Spiegeln»

...Zusammen mit der kleinen Alice werden wir durch den Spiegel gehen und uns im Wunderland wiederfinden, wo alles bekannt und vertraut und zugleich so seltsam und ungewöhnlich ist...

Diesen Sommer verbrachte ich fern der Stadt. Durch die weitgeöffneten Fenster drangen das Rauschen der Bäume und der Duft der Gräser zu mir herein; auf dem Tisch lagen alte, vergilbte Aufzeichnungen, die ich verwendete, um diese Geschichte eines eigentümlichen Menschen zu schreiben – eines jüdischen Jungen, der, glücklos als Musiker und Journalist, ein Gedächtniskünstler geworden, mit vielen großen Leuten zusammengekommen und bis ans Ende seines Lebens ein irgendwie unsicherer Mensch geblieben war, in der Erwartung lebend, ihm könnte jeden Augenblick irgend etwas Gutes widerfahren. Er hat mich und meine Freunde vieles gelehrt, und es ist nur gerecht, wenn dieses Buch seinem Andenken gewidmet wird.

Alexander R. Lurija
Sommer 1965

Einleitung

Dieses kleine Porträt eines großen Gedächtnisses hat eine lange Vorgeschichte. Im Laufe von fast dreißig Jahren hat der Autor einen Menschen systematisch beobachten können, dessen hervorragendes Gedächtnis zu den stärksten gehörte, die in der Literatur je beschrieben worden sind.

Während dieser Zeit ist umfangreiches Material gesammelt worden, das es ermöglicht, nicht nur die grundlegenden Muster und Funktionsweisen dieses Gedächtnisses, das praktisch keine Grenzen hatte, sondern auch die besonderen Persönlichkeitsmerkmale dieses bemerkenswerten Menschen zu studieren und zu beschreiben.

Im Gegensatz zu anderen Psychologen, die Menschen mit ungewöhnlicher Gedächtnisleistung zu ihrem Forschungsgegenstand machten, hat sich der Autor nicht darauf beschränkt, Fassungsvermögen und Beständigkeit des Gedächtnisses zu messen oder die Methoden zu schildern, deren sich sein Proband bediente, um sich etwas einzuprägen und wiederzugeben. Weit mehr interessierten ihn andere Fragen. Wie wirkt sich ein hervorragendes Gedächtnis auf andere Aspekte der Persönlichkeit eines Menschen aus – auf sein Denken, seine Phantasie und sein Verhalten? Welche Veränderungen finden in der inneren Welt eines Menschen, in seinem Umgang mit anderen, seinem Lebensstil statt, wenn sich ein Element seiner Psyche, das Gedächtnis, in solch ungewöhnlichem Maße entwickelt, daß es sich auf all seine anderen Lebensaktivitäten auszuwirken beginnt?

Eine solche Herangehensweise bei der Untersuchung psychischer Phänomene ist untypisch für die psychologische Wissenschaft, die sich darauf konzentriert, Empfindung und Wahrnehmung, Aufmerksamkeit und Erinnerungsvermögen, das Denken und die Emotionen zu erforschen, und sich nur selten der Frage zuwendet, wie die gesamte Persönlichkeitsstruktur eines Menschen von einem dieser Aspekte psychischer Aktivität abhängen kann.

Und doch hat meine Art des Herangehens eine lange Tradition. Sie ist eine anerkannte Methode in der klinischen Medizin, wo der sorgfältige, umsichtige Arzt sein Interesse nie auf das zu untersuchende Symptom beschränkt, sondern immer zu verstehen sucht, wie sich die Störung eines einzelnen partiellen Prozesses auf den Verlauf aller anderen organischen Prozesse auswirkt und wie die Veränderungen dieser Prozesse (die letztlich dieselbe Wurzel haben) die Funktionsweise des gesamten Organismus verändern und so zur Entstehung eines Gesamtkrankheitsbildes, zur Entstehung dessen führen, was man in der Medizin gemeinhin als *Syndrom* bezeichnet.

Die Untersuchung von Syndromen sollte sich jedoch nicht auf die klinische Medizin beschränken. Mit der gleichen Berechtigung kann man untersuchen, wie ein ungewöhnlich entwickelter Aspekt der psychischen Aktivität ursächlich mit ihr in Zusammenhang stehende Veränderungen der gesamten Struktur des Seelenlebens, der ganzen Persönlichkeit hervorruft. Auch in solchen Fällen haben wir es mit «Syndromen» zu tun, denen ein bestimmter Faktor zugrunde liegt, nur handelt es sich nicht um klinische, sondern um psychische Syndrome.

Um die Entwicklung eines derartigen Syndroms – des Syndroms ungewöhnlicher Gedächtnisleistung – wird es in dieser Untersuchung gehen. Der Autor hofft, daß die Psychologen, die sie lesen, angeregt werden, andere psychische Syndrome zu erforschen und zu beschreiben: die Besonderheiten der Persönlichkeit, die bei einer Überentwicklung der Sensitivität oder der Phantasie, der Beobachtungsgabe oder des abstrakten Denkens oder der Willenskraft bei der Durchsetzung einer Idee entstehen. Das wäre der Beginn einer konkreten Psychologie, der es nicht an Wissenschaftlichkeit mangelt.

Daß eine solche Art der Forschung mit der Analyse eines überragenden Gedächtnisses und seiner Rolle bei der Ausprägung einer Persönlichkeit beginnt, hat gewisse Vorzüge. In den letzten Jahren ist die Gedächtnisforschung, die sich lange Zeit im Zustand der Stagnation befand, wieder zu einem Bereich reger Untersuchungen geworden, was zu einer rapiden Erweiterung unserer Kenntnisse auf diesem Gebiet geführt hat. Das steht in Zusammenhang mit der Entwicklung eines neuen Zweigs der Technologie, der Bionik, die uns dazu zwingt, alle Hinweise darauf, wie unser Gedächtnis funktioniert, aufmerksam zu betrachten: über welche Methoden der «Aufzeichnung» von Eindrücken es verfügt und wie es gespeicherte Erinnerungsspuren «abliest». Gleichzeitig steht die Gedächtnisforschung der letzten Jahre in Zusammenhang mit den Fortschritten der modernen Neurobiologie und ihren Theorien über Physiologie und Biochemie des Gehirns.

Alle diese Gebiete werde ich hier nicht berühren, wie ich auch nicht auf die ganze reiche Literatur der Gedächtnisforschung eingehen werde. Diese Untersuchung ist *einem einzigen* Menschen gewidmet, und der Autor will nicht über den Rahmen dessen hinausgehen, was die Beobachtungen an diesem bemerkenswerten *«Experiment der Natur»* ergeben haben.

Der Beginn der Untersuchungen

Der Anfang dieser Geschichte reicht in die zwanziger Jahre zurück, als ich gerade als Psychologe zu arbeiten begonnen hatte. Eines Tages kam ein Mann in mein Laboratorium und bat mich, sein Gedächtnis zu testen.

Der Mann – nennen wir ihn S. – war Reporter bei einer Zeitung, und ein leitender Redakteur dieser Zeitung hatte ihn dazu bewogen, mein Laboratorium aufzusuchen. Jeden Morgen rief dieser Redakteur seine Mitarbeiter zusammen und erteilte ihnen Aufträge – nannte ihnen Orte, an die sie sich begeben, und erläuterte, was sie dort jeweils in Erfahrung bringen sollten. Die Listen mit den Adressen und Aufträgen waren ziemlich lang, und der Redakteur konstatierte immer wieder verwundert, daß sich S. keine Notizen machte. Schließlich wollte er dem vermeintlich unaufmerksamen Untergebenen die Leviten lesen, aber S. wiederholte auf seine Aufforderung hin haargenau alles, was ihm aufgetragen war. Neugierig geworden, begann der Redakteur, S. Fragen zu seinem Gedächtnis zu stellen, doch der äußerte nur Erstaunen: Ob denn der Umstand, daß er sich alles merke, was ihm gesagt werde, so ungewöhnlich sei? Ob denn andere Menschen nicht genauso verführen? Daß sein Gedächtnis gewisse Besonderheiten aufwies, die ihn von anderen Menschen unterschieden, was ihm bisher gar nicht aufgefallen.

Der Redakteur hatte ihn daraufhin ins psychologische Laboratorium geschickt, damit er sein Gedächtnis untersuchen lasse – und da saß er nun vor mir.

Er zählte damals nicht ganz dreißig Jahre. Sein Vater besaß eine Buchhandlung, seine Mutter, Jüdin, war, obwohl sie keinerlei Bildung genossen hatte, eine belesene und kultivierte Frau. Er hatte zahlreiche Geschwister, alles ganz normale, ausgeglichene Menschen, manche begabt. Fälle von seelischen Erkrankungen gab es in der Familie nicht.

S. selbst war in einem kleinen Marktflecken aufgewachsen und hatte dort die Grundschule besucht; später zeigten sich bei ihm musikalische Fähigkeiten, er trat in eine Musikschule ein und wollte Geiger werden, doch nach einer Ohrenkrankheit ließ sein Gehör nach, und er erkannte, daß er sich schwerlich mit Erfolg auf die Laufbahn eines Musikers würde vorbereiten können. Eine Zeitlang war er unschlüssig, was er nun anfangen sollte, bis ihn schließlich der Zufall zu jener Zeitung führte, wo er als Reporter zu arbeiten begann.

Er hatte kein klares Lebensziel, seine Pläne waren recht unbestimmt. Er machte den Eindruck eines etwas langsamen, mitunter sogar schüchternen Menschen, der bestürzt darüber war, daß man ihn zur Untersuchung ins Laboratorium geschickt hatte, denn er sah, wie erwähnt, keinerlei Besonderheiten an sich, vermochte sich nicht vorzustellen, daß sich sein Gedächtnis durch irgend etwas von dem seiner Mitmenschen unterscheiden könnte. Mit einer gewissen Verlegenheit richtete er mir die Bitte des Redakteurs aus und wartete neugierig, was die Untersuchung ergeben würde, wenn sie denn überhaupt irgendein Resultat erbrächte. So begann unsere Bekanntschaft, die fast dreißig Jahre währte, Jahre, die angefüllt waren mit Experimenten, Gesprächen und Briefen, die wir miteinander wechselten.

Ich begann die Untersuchung S.'s mit dem für Psychologen üblichen Maß an Neugier, aber ohne große Hoffnung, daß die Experimente irgend etwas Bemerkenswertes ergeben würden. Doch schon die ersten Tests änderten meine Einstellung und versetzten diesmal nicht den Probanden S., sondern mich, den Untersuchenden, in Verwirrung und Erstaunen.

Ich präsentierte S. eine Reihe von Wörtern, dann eine Zahlen-, dann eine Buchstabenreihe, die ich entweder langsam vorlas oder ihm in geschriebener Form vorgab. Aufmerksam hörte er sich die Reihe an oder las sie sich durch – und wiederholte dann alles genau so, wie ich es ihm dargeboten hatte. Ich erhöhte die Zahl der Elemente, gab ihm dreißig, fünfzig, siebzig Wörter oder Zahlen, und auch das bereitete ihm keinerlei Schwierigkeiten. S. hatte kein Auswendiglernen nötig; wenn ich ihm, sie langsam und deutlich vorlesend, eine Reihe von Wörtern oder Zahlen vorgab, dann lauschte er aufmerksam und wandte sich mitunter mit der Bitte an mich, kurz innezuhalten oder ein Wort deutlicher auszusprechen, und manchmal, wenn er im Zweifel war, ob er ein Wort richtig gehört habe, fragte er noch einmal nach. Gewöhnlich schloß er während eines Experiments die Augen oder starrte auf einen Punkt. War das Experiment beendet, bat er, eine Pause einzulegen, überprüfte in Gedanken, was er behalten hatte, und gab hierauf, ohne zu stocken, die ganze gehörte oder gelesene Reihe wieder.

Ein Versuch zeigte, daß er mit derselben Leichtigkeit eine lange Reihe auch in umgekehrter Reihenfolge – vom Ende zum Anfang – wiedergeben konnte; er vermochte mühelos zu sagen, welches Wort auf welches folgte und welches Wort in der Reihe vor einem von mir genannten stand. In den letzten Fällen machte er eine Pause, als suche er nach dem Wort, und dann beantwortete er mühelos die Frage, gewöhnlich, ohne Fehler zu machen.

Es war ihm gleichgültig, ob man ihm sinnvolle Wörter oder Silben, Zahlen, Laute ohne Sinn präsentierte und ob sie in mündlicher oder schriftlicher Form gegeben wurden. Er nannte nur eine einzige Bedingung: Jedes Element der vorgegebenen Reihe mußte vom nächsten durch eine Pause von zwei bis drei Sekunden getrennt sein.

Schon bald überkam mich als Experimentator ein Gefühl, das an Verwirrung grenzte. Die Vergrößerung einer Reihe führte bei S. zu keiner bemerkenswerten Zunahme von Schwierigkeiten, und ich mußte mich schließlich mit dem Gedanken vertraut machen, daß das Fassungsvermögen des Gedächtnisses von S. *keine erkennbaren Grenzen* hatte. Ich war außerstande, die, wie man meinen sollte, für einen Psychologen einfachste Aufgabe, das Messen der Gedächtnisleistung eines Menschen, zu meistern. Ich verabredete einen zweiten, dann einen dritten Termin mit S., und ihnen folgte noch eine ganze Reihe von Begegnungen, einige durch Tage und Wochen, einige sogar durch Jahre getrennt.

Doch diese späteren Begegnungen erschwerten meine Lage als Untersuchender noch mehr. Es stellte sich heraus, daß S.'s Gedächtnis nicht nur hinsichtlich seines Fassungsvermögens, sondern auch hinsichtlich der Beständigkeit der Erinnerungen keine feststellbaren Grenzen hatte. Die Versuche zeigten, daß er eine beliebig lange Reihe von Wörtern, die ihm vor einer Woche, einem Monat, einem Jahr, ja vor vielen Jahren gegeben worden waren, ohne ersichtliche Mühe wiedergeben konnte. Einige dieser Tests wurden fünfzehn, sechzehn Jahre nach dem ursprünglichen Einprägen der Reihe und ohne jede vorherige Ankündigung durchgeführt. In solchen Fällen setzte sich S. hin, schloß die Augen, machte eine Pause und sagte dann: «Ja, ja... das war bei Ihnen in der Wohnung... Sie saßen am Tisch, ich im Schaukelstuhl... Sie trugen einen grauen Anzug und sahen mich so an... nun... ich sehe, was Sie damals zu mir sagten...» – und dann folgte die fehlerlose Wiedergabe der damals vorgelesenen Reihe. Berücksichtigt man, daß S. in dieser späteren Zeit bereits ein bekannter Gedächtniskünstler war, der viele Hunderte und Tausende von Reihen im Gedächtnis zu behalten hatte, kommt einem diese Leistung noch erstaunlicher vor.

All das zwang mich dazu, die Aufgabe zu verändern; nicht so sehr die Messung seines Gedächtnisses sollte fortan für mich im Vordergrund stehen, sondern der Versuch, eine *qualitative Analyse* desselben durchzuführen und die Aspekte seiner *psychischen Struktur* zu beschreiben. Als weitere Aufgabe, von der schon die Rede war, kam hinzu, die Eigenarten des Seelenlebens dieses Mnemonikers aufmerksam zu untersuchen.

Diesen Aufgaben war denn auch die weitere Untersuchung gewidmet, deren Ergebnisse ich jetzt – viele Jahre später – systematisch darzustellen versuche.

Sein Gedächtnis

Die Untersuchung des Gedächtnisses von S. begann Mitte der zwanziger Jahre, als er Mitarbeiter einer Zeitung war, und sie wurde über viele Jahre fortgesetzt, in denen er nach mehreren Anläufen in verschiedenen Berufen zu einem professionellen Gedächtniskünstler geworden war, der seine Fähigkeiten auf der Bühne präsentierte. Während dieser Zeit blieben die Prozeduren, deren sich S. bediente, um sich etwas einzuprägen, in ihrer ursprünglichen Struktur erhalten, wurden aber um neue Verfahren erweitert, so daß sie sich schließlich psychologisch ganz anders darstellten.

Ich will nun die Besonderheiten seines Gedächtnisses in den aufeinanderfolgenden Phasen untersuchen.

Ausgangstatsachen

Während unserer gesamten Untersuchung hatte das Sich-Einprägen bei S. *unmittelbaren* Charakter. Es gab nur zwei feststehende Mechanismen: Entweder er *sah* weiterhin die ihm vorgegebenen Reihen von Wörtern oder Zahlen, oder er *wandelte sie in Bilder um*. Die einfachste Struktur hatte das Einprägen einer Zahlentabelle, die mit Kreide an die Tafel geschrieben war.

S. betrachtete das Geschriebene aufmerksam, schloß die Augen, öffnete sie wieder einen Moment lang, wandte sich zur Seite ab und gab auf ein Signal hin die niedergeschriebene Reihe wieder, indem er die leeren Kästchen einer benachbarten Tabelle ausfüllte oder die Zahlen schnell hintereinander nannte. Es kostete ihn keine Mühe, in der vorgezeichneten Tabelle einige leere Kästchen, die man ihm willkürlich angab, mit den entsprechenden Zahlen auszufüllen oder eine ihm dargebotene Zahlenreihe in umgekehrter Reihenfolge zu nennen. Mühelos nennen konnte er Zahlen, die zu dieser oder jener Vertikalen gehörten, konnte sie diagonal «lesen» oder, nicht zuletzt, aus einzelnen Zahlen eine einzige mehrstellige Zahl bilden.

Um sich eine Tabelle mit zwanzig Zahlen einzuprägen, genügten ihm 35 bis 40 Sekunden, während derer er die Tabelle einige Male aufmerksam betrachtete; eine Tabelle mit fünfzig Zahlen kostete ihn etwas mehr Zeit, aber auch sie prägte er sich binnen zweieinhalb bis drei Minuten, in denen er die Tabelle mehrmals fixierte, mühelos ein, um sich dann – mit geschlossenen Augen – selbst zu überprüfen.

Hier ein typisches Beispiel für einen von vielen Dutzenden Versuchen, die mit ihm durchgeführt wurden (Experiment vom 10. Mai 1939): Um eine auf ein Blatt Papier geschriebene Tabelle (Abb. 1) zu betrachten, brauchte er, mit Unterbrechungen und gedanklicher Überprüfung, drei Minuten.

Die Wiedergabe dieser Tabelle (das Nennen aller Zahlen hintereinander) nahm bei ihm 40 Sekunden in Anspruch; die Zahlen wurden von ihm rhythmisch ausgesprochen, und da-

6	6	8	0
5	4	3	2
1	6	8	4
7	9	3	5
4	2	3	7
3	8	9	1
1	0	0	2
3	4	5	1
2	7	6	8
1	9	2	6
2	9	6	7
5	5	2	0
X	0	1	X

Abb. 1

bei legte er fast keine Pausen ein. Die Wiedergabe der Zahlen der dritten Vertikalen erfolgte langsamer und erforderte 80 Sekunden. Die Zahlen der zweiten Vertikale nannte er in 25 Sekunden. Die Wiedergabe aller Zahlen in umgekehrter Reihenfolge erforderte 30 Sekunden, das Nennen der Zahlen in der Diagonale (in vier im Zickzack verlaufenden Linien) 35 Sekunden, die Wiedergabe der Zahlen am Tabellenrahmen entlang 50 Sekunden. Für die Umwandlung aller fünfzig Zahlen in eine einzige mehrstellige Zahl und das Ablesen dieser fünfzigstelligen Zahl brauchte S. 90 Sekunden.

Wie schon erwähnt, zeigte die einige Monate später erfolgende Kontrolle des «Ablesens» dieser Reihe, daß S. die «eingeprägte» Tabelle mit derselben Vollständigkeit und ungefähr in derselben Zeit wiedergab, die er bei der ursprünglichen Wiedergabe gebraucht hatte. Der Unterschied bestand lediglich darin, daß er mehr Zeit benötigte, um die gesamte Situation, in der der Versuch durchgeführt worden war, «aufzufrischen» – das Zimmer zu «sehen», in dem wir gesessen hatten, meine Stimme zu «hören» und das Bild von sich selbst, wie er in jenem Moment auf die Tafel schaut, zu «reproduzieren». Das «Ablesen» selbst nahm dann so gut wie keine zusätzliche Zeit in Anspruch.

Ähnliche Ergebnisse wurden erzielt, wenn man ihm eine

Tabelle vorlegte, die aus deutlich auf eine Tafel oder ein Blatt Papier geschriebenen Buchstaben bestand. Das «Einprägen» und «Ablesen» sinnloser Buchstabenreihen (Abb. 2 zeigt eine Tabelle aus einem Experiment, das im Beisein von Akademiemitglied L. A. Orbeli mit S. durchgeführt wurde) nahm ungefähr dieselbe Zeit in Anspruch wie das «Einprägen» und «Ablesen» einer Zahlentabelle. Die Wiedergabe des Stoffes brachte S. mit derselben Leichtigkeit zustande, ohne daß sich die Grenzen seines Gedächtnisses hinsichtlich seines Fassungsvermögens und seine Beständigkeit exakt hätten definieren lassen.

ж	ч	ш	т	и	п	р
к	п	о	с	м	к	ш
л	т	о	а	л	х	т
м	т	ж	с	к	р	ч
usw., 20 bis 25 Zeilen lang						

Abb. 2

Wie aber lief der Prozeß des «Einprägens» und des nachfolgenden «Ablesens» einer vorgelegten Tabelle bei S. genau ab? Die einzige Möglichkeit, diese Frage zu beantworten, lag in der direkten Befragung von S. selbst.

Auf den ersten Blick schien es eine sehr einfache Erklärung zu geben. S. berichtete uns, er sehe die an die Tafel oder auf ein Blatt Papier geschriebene Tabelle, die er sich einzuprägen hatte, auch weiterhin, und er brauche sie nur «abzulesen» und die in ihr zusammengefaßten Zahlen oder Buchstaben nacheinander aufzuzählen. Daher sei es für ihn insgesamt gesehen unerheblich, ob er diese Tabelle vom Anfang oder vom Ende her ablese, Elemente der Vertikalen oder der Diagonalen aufzähle oder Zahlen wiedergebe, die den «Rahmen» der Tabelle bildeten. Die Umwandlung von Einzelzahlen in eine einzige mehrstellige Zahl war für ihn nicht schwieriger, als es für jeden von uns wäre, wenn man ihn aufforderte, diese Operation mit Zahlen einer Tabelle durchzuführen, die er eine sehr viel längere Zeit genau betrachten könnte.

Die «eingeprägten» Zahlen sah S. auch weiterhin auf derselben schwarzen Tafel, auf der sie gezeigt worden waren, oder aber auf dem Blatt Papier; sie behielten dieselbe Gestalt, blieben so, wie sie geschrieben worden waren, und wenn eine der Zahlen undeutlich geschrieben war, konnte es vorkommen, daß S. sie falsch «ablas», beispielsweise die 3 für die 8 oder die 4 für die 9 hielt. Doch schon in dieser frühen Phase unserer Untersuchung fielen uns in S.'s Bericht einige Besonderheiten auf, die zeigten, daß der Prozeß des Einprägens alles andere als simpel war.

Synästhesien

Unsere Aufmerksamkeit wurde durch eine scheinbar nebensächliche Beobachtung geweckt: Wenn der Untersuchende irgendwelche Wörter aussprach, zum Beispiel «ja» oder «nein» sagte, um die Richtigkeit des Wiedergegebenen zu bestätigen oder auf Fehler hinzuweisen, erschien, wie S. uns wiederholt berichtete, auf der Tabelle ein Fleck, der sich ausdehnte und die Zahlen verdeckte, so daß er gezwungen war, die Tabelle in seinem Geist aus dem Fleckenbereich zu «schieben», um sie wieder sehen zu können. Dasselbe geschah, wenn unter den Zuschauern Lärm entstand. Dieser Lärm verwandelte sich sofort in «Dampfschwaden» oder «Spritzer», und es fiel ihm nun schwerer, die Tabelle zu lesen.

Dies legte die Annahme nahe, daß der Prozeß des Behaltens von Zahlen, Buchstaben und Wörtern nicht auf das bloße Speichern der unmittelbaren visuellen Eindrücke beschränkt war, daß sich in ihn zusätzliche Elemente mischten, die mich zu der Auffassung führten, daß bei S. eine ausgeprägte *Synästhesie* vorlag. Glaubt man S.'s Erinnerungen an seine frühe Kindheit – und auf sie werde ich noch gesondert zurückkommen –, dann waren solche Synästhesien bei ihm schon in sehr frühem Alter zu beobachten.

«Als man mich – ich war damals zwei oder drei Jahre alt – die Worte eines Gebetes in Althebräisch zu lehren begann», erzählte S., «verstand ich sie nicht, und diese Worte verselbständigten sich bei mir in Form von Dampfschwaden und Spritzern... Auch jetzt noch *sehe* ich diese Schwaden und Spritzer, wenn ich bestimmte Laute höre...»

Zu solchen synästhetischen Reaktionen kam es bei S. jedesmal, wenn er mit *Tönen* konfrontiert wurde. Ebensolche, aber in sich noch komplexere Reaktionen traten bei der Wahrnehmung von *Stimmen*, später auch von Sprechlauten auf.

Hier das Protokoll von Experimenten, die mit S. im Laboratorium zur Erforschung der Physiologie des Gehörs am Institut für Neurologie, Akademie der medizinischen Wissenschaften, durchgeführt wurden.

Ihm wird ein Ton, 30 Hertz, Lautstärke 100 Dezibel, gegeben. Er erklärt, er habe zunächst einen 12 bis 15 Zentimeter breiten Streifen in der Farbe angelaufenen Altsilbers gesehen; nach und nach verenge sich nun der Streifen, entferne sich gleichsam von ihm und verwandle sich hierauf in einen wie Stahl glänzenden Gegenstand. Allmählich nehme der Ton den Charakter von Abendlicht an, der Laut flimmere weiterhin in silbrigem Glanz.

Ihm wird ein Ton von 50 Hertz und 100 Dezibel gegeben. S. sieht einen braunen Streifen vor einem dunklen Hintergrund mit roten Zungen; dem Geschmack nach hat dieser Laut Ähnlichkeit mit süß-saurem Borschtsch, die Geschmacksempfindung ergreift die ganze Zunge.

Ihm wird ein Ton von 100 Hertz und 86 Dezibel gegeben. S. sieht einen breiten Streifen, dessen Mitte eine orangerote Farbe hat, die an den Rändern allmählich in Rosa übergeht.

Ihm wird ein Ton von 250 Hertz und 64 Dezibel gegeben. S. sieht eine Samtlitze, deren Härchen nach allen Seiten abstehen. Die Litze hat eine angenehme, zarte organgerosa Färbung.

Ihm wird ein Ton von 500 Hertz und 100 Dezibel gegeben. Er sieht einen geraden Blitz, der den Himmel in zwei Teile spaltet. Beim Zurückgehen der Lautstärke auf 74 Dezibel sieht er ein sattes Orange, und es ist, als bohre sich ihm eine Nadel in den Rücken. Langsam läßt diese Empfindung nach.

Ihm wird ein Ton von 2000 Hertz und 113 Dezibel gegeben. S. sagt: «So etwas wie ein Feuerwerk, das rosarot gefärbt ist, ein rauher, unangenehmer Streifen, ein unangenehmer Geschmack, so wie Salzlake... Man kann sich daran die Hand verletzen.»

Ihm wird ein Ton von 3000 Hertz und 128 Dezibel gegeben. Er sieht einen Wedel von feuerroter Farbe. Der Stiel des Wedels zerfällt in feuerrote Punkte...

Die Versuche wurden während mehrerer Tage wiederholt, und die gleichen Reize riefen bei ihm stets auch die gleichen Empfindungen hervor.

Also gehörte S. tatsächlich zu jener bemerkenswerten Gruppe von Menschen, unter ihnen der Komponist Skrjabin, bei denen die «komplexe» synästhetische Sensibilität in besonders lebendiger Form erhalten geblieben ist: Bei S. erzeugte jeder Laut unmittelbar Licht- und Farbenempfindungen wie auch – ich werde darauf zurückkommen – Geschmacks- und Berührungsempfindungen.

Die synästhetischen Empfindungen S.'s traten auch dann auf, wenn er aufmerksam einer *Stimme* lauschte. «Was für eine gelbe, mürbe Stimme Sie haben», sagte er einmal zu Lew S. Wygotski, der sich mit ihm unterhielt.

«Wissen Sie, es gibt Menschen», sagte er später, «die irgendwie mehrstimmig sprechen, die nach einer ganzen Komposition, einem Aroma ‹riechen›. Eine solche Stimme hatte [der Regisseur] Sergej M. Eisenstein; wenn ich ihm zuhörte, war es, als näherte sich mir langsam eine Flamme mit Adern... Ich begann mich so für diese Stimme zu interessieren, daß ich seinen Worten nicht folgen konnte...»

Und dann gibt es Menschen, deren Stimme sich ständig verändert. «Ich kann am Telefon eine Stimme oft nicht erkennen – und das nicht nur, wenn die Verbindung schlecht ist, sondern weil sich bei diesem Menschen die Stimme im Laufe eines Tages zwanzig-, dreißigmal verändert. Andere bemerken das nicht, ich aber nehme es wahr» (November 1951).

«Bis auf den heutigen Tag kann ich das Farbenhören nicht

loswerden. Zuerst entsteht die Farbe einer Stimme, dann entfernt sie sich – sie stört ja. Habe ich ein Wort gesagt, sehe ich es; wenn auf einmal eine fremde Stimme da ist, tauchen Flekken auf, schleichen sich Silben ein – und schon kann ich nicht mehr erkennen, was gesagt wurde» (Juni 1953).

«Linien», «Flecken» und «Spritzer» wurden nicht nur durch einen Ton, ein Geräusch oder eine Stimme hervorgerufen. Jeder Sprechlaut löste bei S. sofort ein prägnantes Bild aus, jeder Laut hatte für ihn seine eigene visuelle Form, seine eigene Farbe, seinen eigenen Geschmack. Vokale waren für ihn einfache Figuren, Konsonanten, Spritzer, einige von ihnen harte Gebilde, andere bröckelig – aber immer behielten sie ihre Form.

«Das A – das ist etwas Weißes, Langes, das И [i] geht voran, man kann es nicht zeichnen, das Й [j] ist spitzer. Das Ю [ju] ist etwas Spitzes, es ist spitzer als das Е [je], und das Я [ja] – das ist etwas Großes, man kann auf ihm herumrollen... Das O [ɔ] – das kommt aus der Brust, es ist breit, und der Laut selbst geht nach unten... das ЕЙ [ej] entschwindet irgendwo zur Seite, und ich fühle den Geschmack von jedem Laut. Und wenn ich Linien sehe, dann klingen sie auch. So ist zum Beispiel die Form ⌐‾ ein Mittelding zwischen Е, Ю und Й; ᷃᷃᷃ ist ein Vokal... und eine Art R, kein reines R, aber mir ist nicht klar, ob die Linie von unten kommt oder von oben; kommt sie von oben, ist es ein Laut, kommt sie aber von unten, ist das kein Laut mehr, sondern eine Art hölzerner Haken für ein Tragejoch; ∪ ist etwas Dunkles; macht man das jedoch langsamer, ist es etwas anderes... Wenn Sie zum Beispiel ∪′ machen würden, wäre das der Laut ‹E› [je].»

Ähnliches erlebte S. mit Zahlen.

«Für mich sind 2, 4, 6, 5 nicht einfach Zahlen. Sie haben eine Form... Die 1 – das ist eine spitze Zahl, unabhängig von ihrer graphischen Darstellung, das ist etwas Abgeschlossenes, Festes. Die 2 ist etwas Flacheres, Viereckiges, Weißliches, manchmal auch ein wenig Graues... Die 3 ist eine spitze Linie und dreht sich. Die 4 ist wieder etwas Quadratisches, Stumpfes, das Ähnlichkeit mit der 2, aber mehr Substanz hat, dicker ist... Die 5 ist die absolute Vollendung in Form eines Kegels, eines Turms, etwas Fundamentales. Die 6 – das ist die erste Zahl hinter der 5 und weißlich. Die 8 ist etwas Harmloses, Milchigblaues, das Ähnlichkeit mit Kalk hat...»

Bei S. gab es also nicht jene klare Grenze, die bei jedem von uns das Sehvermögen vom Gehör, das Gehör vom Tast- oder Geschmackssinn trennt. Jene Überbleibsel von «Synästhesien», die sich bei vielen Menschen in rudimentärer Form erhalten (wer weiß nicht, daß tiefe und hohe Töne unterschiedlich «gefärbt» sind, daß es «warme» und «kalte» Töne gibt, daß «Freitag» und «Montag» eine unterschiedliche «Färbung» haben), waren bei S. ein wesentliches seelisches Konstituens. Sie waren sehr früh entstanden und blieben ihm bis an sein Lebensende erhalten. Und sie hatten, wie wir noch sehen werden, seiner Wahrnehmung, seinem Verstehen und Denken ihren Stempel aufgedrückt, waren eine wesentliche Komponente seines Gedächtnisses.

S.'s Tendenz, sich etwas in Gestalt von «Linien» oder «Spritzern» einzuprägen, trat immer dann zutage, wenn ihm einzelne Laute, sinnlose Silben und unbekannte Wörter vorgegeben wurden. In solchen Fällen gab S. an, die Laute, Stimmen oder Wörter hätten bei ihm gewisse visuelle Eindrücke hervorgerufen – «Rauchschwaden», «Spritzer», «fließende oder gebrochene Linien»; mitunter lösten sie Geschmacksempfindungen auf der Zunge aus, manchmal auch die Empfindung von etwas Weichem oder Stachligem, Glattem oder Rauhem.

Diese synästhetischen Komponenten jedes visuellen und besonders jedes akustischen Reizes waren in den frühen Phasen von S.'s Entwicklung ein wesentlicher Bestandteil seiner Gedächtnistätigkeit und traten erst später – mit der Entwicklung des logischen und des bildlichen Gedächtnisses – in den Hintergrund, spielten aber weiterhin eine gewisse Rolle beim Erinnern.

Die Bedeutung dieser synästhetischen Komponenten für den Prozeß des Einprägens bestand objektiv darin, daß sie gleichsam einen Hintergrund für jede Erinnerung schufen und «Extra»-Informationen lieferten, die die Genauigkeit der Wiedergabe gewährleisteten: Hatte S. aus irgendeinem

Grund (das werde ich noch näher untersuchen) ein Wort ungenau wiedergegeben, dann ließen ihn die zusätzlichen synästhetischen Empfindungen, die nicht mit dem von ihm genannten Wort übereinstimmten, fühlen, daß bei seiner Wiedergabe «etwas nicht stimmte», und sie zwangen ihn, den Fehler zu korrigieren.

«Ich erkenne ein Wort nicht nur aufgrund von Bildern, sondern immer aufgrund des gesamten Komplexes von Gefühlen, die dieses Bild hervorruft. Sie auszudrücken ist schwierig – das ist nicht das Sehvermögen, nicht das Gehör... Das sind irgendwelche allgemeinen Gefühle... Gewöhnlich spüre ich sowohl den Geschmack als auch das Gewicht eines Wortes – und ich brauche nichts mehr zu tun – es fällt mir ganz von selbst ein, doch das zu beschreiben ist schwer. Ich habe ein Gefühl in der Hand, als ob etwas Öliges an ihr wäre, das aus einer Menge kleinster, aber sehr leichter Punkte besteht – oder ich spüre ein leichtes Kitzeln in der linken Hand. Wenn das geschieht, kommt die Erinnerung einfach, ohne daß ich mich anstrengen muß» (22. Mai 1939).

Die synästhetischen Empfindungen, die sich von selbst einstellten, wenn er sich auf eine Stimme, einzelne Laute oder Lautkomplexe besann, büßten beim *Erinnern von Worten* ihre Bedeutung ein, lieferten dort nur noch sekundäre Informationen. Schauen wir uns S.'s Reaktion auf Worte im Detail an.

Wörter und Bilder

Es ist bekannt, daß Wörter, psychologisch gesehen, einen Doppelcharakter besitzen. Einerseits sind sie aus herkömmlichen *Laut*komplexen zusammengesetzt, die einen unterschiedlichen Kompliziertheitsgrad haben können; diesen Aspekt der Wörter untersucht die Phonetik. Andererseits bezeichnen sie Objekte, Eigenschaften oder Handlungen, das heißt, sie haben eine spezifische *Bedeutung*. Diesen Aspekt der Wörter untersuchen die Semantik und ihr verwandte Zweige der Sprachwissenschaft (Lexikologie, Morphologie). Ein Mensch in gesundem, wachem Zustand nimmt im allgemeinen die einzelnen phonetischen Elemente eines Wortes nicht wahr, so daß er sich, wenn er etwa die Worte *skripka* (Geige) und *skrepka* (Büroklammer) hört, die sich nur durch die unbedeutende Abweichung eines einzigen Lautes unterscheiden, dieser phonetischen Ähnlichkeit nicht im geringsten bewußt sein muß und doch weiß, daß sie zwei vollkommen verschiedene Dinge bezeichnen.*

Diese Dominanz der Bedeutung von Wörtern war auch bei S. anzutreffen. Jedes Wort rief bei ihm ein anschauliches Bild hervor, und S. unterschied sich von gewöhnlichen Menschen nur darin, daß diese Bilder unvergleichlich prägnanter und beständiger und zum anderen stets von jenen synästhetischen Komponenten begleitet waren, die die Lautstruktur eines Wortes und die Stimme dessen, der es ausgesprochen hatte, widerspiegelten.

Daher ist es nur natürlich, daß der *visuelle Charakter seines Erinnerns* auch wesentlicher Bestandteil seiner Fähigkeit war, sich Worte zu merken.

Wenn S. irgendein Wort hörte oder las, verwandelte sich dieses in seinem Geist sofort in ein Bild des Objekts, welches das Wort für ihn bezeichnete. Dieses Bild war sehr prägnant und blieb ihm beständig im Gedächtnis haften. Nur wenn S. durch etwas abgelenkt war, verschwand es; kehrte er zu der Ausgangssituation zurück, erschien es erneut:

«Wenn ich das Wort ‹grün› höre, taucht ein grüner Topf mit Blumen auf; bei ‹rot› erscheint ein Mann im roten Hemd, der zu ihnen hingeht. Ich höre ‹blau› – und jemand schwenkt aus einem Fenster heraus ein blaues Fähnchen... Selbst Zahlen erinnern mich an Bilder... Da ist die ‹1› – das ist ein stolzer schlanker Mann; die ‹2› ist eine fröhliche Frau; die ‹3› ist ein mürrischer Mann, ich weiß nicht, warum... die ‹6› ist ein Mann, dessen Bein geschwollen ist; die ‹7› ist ein Mann mit

---

* Nur in besonderen pathologischen Zuständen können die phonetischen Bestandteile von Worten dominant werden und deren Bedeutung in den Hintergrund drängen. Vgl. A. R. Lurija / O. S. Vinogradova, «An Objective Investigation of the Dynamics of Semantic Systems», in: *British Journal of Psychology*, L, Nr. 2 (1959), S. 89-105.

Schnurrbart; die ‹8› ist eine sehr beleibte Frau, ein Sack in einem Sack, und die ‹87› – da sehe ich eine fette Frau und einen Mann, der seinen Schnurrbart zwirbelt.»

Es ist leicht zu erkennen, daß sich in den Bildern, die durch Wörter und Zahlen hervorgerufen wurden, anschauliche bildliche Vorstellung und synästhetische Empfindung vereinigten. Hörte S. ein Wort, das ihm verständlich war, überdeckten die Bilder die synästhetischen Empfindungen; wenn ihm dagegen das Wort unverständlich war und kein Bild erzeugte, dann merkte S. es sich «in Gestalt von Linien»: Die Laute verwandelten sich in farbige Flecken, Linien und Spritzer – und er prägte sich dieses visuelle Äquivalent ein, das sich diesmal auf die phonetischen Eigenschaften des Wortes bezog.

Wenn S. eine lange Reihe von Wörtern las, rief jedes dieser Wörter ein Bild hervor, und da die Wortreihe lang war, mußte er einen Weg finden, diese Bilder zu einer geistigen Kette «aufzustellen». Meistens – und das blieb bei S. das ganze Leben lang so – stellte er die Bilder irgendeine Straße entlang auf. Manchmal war das eine Straße seiner Heimatstadt, den Hof seiner Eltern eingeschlossen, der sich ihm in den Kinderjahren tief eingeprägt hatte. Manchmal war das eine der Moskauer Straßen. Oft ging er durch diese Straße – nicht selten war das die Gorki-Straße in Moskau, wobei er vom Majakowski-Platz aus losging, langsam die Straße hinunterschlenderte und dabei die Bilder an den Häusern, Türen und Fenstern der Geschäfte «aufstellte». Mitunter fand er sich auch, ohne es selbst zu merken, in seinem heimatlichen Torshok wieder und beendete seinen Weg im Haus seiner Kindheit. Der Hintergrund, den er für seine «geistigen Spaziergänge» wählte, ähnelte dem eines Traums, unterschied sich von diesem nur dadurch, daß er bei jeder Ablenkung der Aufmerksamkeit jäh verschwand und ebenso jäh wieder auftauchte, wenn S. mit der Aufgabe konfrontiert wurde, sich eine auf diese Weise «aufgezeichnete» Reihe ins Gedächtnis zurückzurufen.

Diese Technik des Umwandelns einer vorgegebenen Reihe von Wörtern in eine anschauliche Reihe von Bildern machte begreiflich, warum S. mit solcher Leichtigkeit eine lange Reihe von vorn nach hinten oder umgekehrt wiedergeben und das Wort, das einem beliebigen genannten voranging oder folgte, rasch bezeichnen konnte: Dazu brauchte er nur seinen Spaziergang vom Anfang oder vom Ende der Straße her zu beginnen, das Bild des genannten Objekts zu finden und dann zu «schauen», was auf beiden Seiten von ihm stand. Der Unterschied zum gewöhnlicheren bildhaften, eidetischen Gedächtnis bestand lediglich darin, daß S.'s Bilder außergewöhnlich prägnant und dauerhaft waren, daß er sich von ihnen «abwenden» und sie später – wenn er sich ihnen wieder «zuwandte» – erneut sehen konnte.*

Diese Technik des unmittelbaren bildhaften Erinnerns machte auch begreiflich, warum S. stets darum bat, die Wörter klar und deutlich auszusprechen und sie nicht zu schnell zu nennen. Die Umwandlung von Wörtern in Bilder und die Anordnung dieser Bilder erforderte eine gewisse – wenn auch nur sehr kurze – Zeit, und wenn ihm die Wörter zu schnell, ohne ausreichende Pause, vorgelesen wurden, verschwammen die durch sie hervorgerufenen Bilder, und alles verwandelte sich in ein Chaos oder einen «Lärm», aus dem S. nicht klug werden konnte.

Die erstaunliche Prägnanz und Beständigkeit der Bilder, die Fähigkeit, sie jahrelang zu speichern und nach eigenem Gutdünken wieder abzurufen, gaben S. die Möglichkeit, sich eine praktisch unbegrenzte Zahl von Wörtern einzuprägen und sie für bestimmte Zeit zu speichern. Doch führte diese Methode des «Aufzeichnens» auch zu gewissen Schwierigkeiten.

Nachdem wir die Überzeugung gewonnen hatten, daß das Fassungsvermögen von S.'s Gedächtnis praktisch unbegrenzt war, daß er nichts «auswendig zu lernen» brauchte, sondern daß es ihm genügte, sich Bilder «einzuprägen», daß er diese Bilder auch nach sehr langen Zeiträumen abrufen konnte, verloren wir natürlich jegliches Interesse an dem Versuch, sein

* Hinsichtlich dieser Technik des «graphischen Anordnens und Ablesens» von Bildern stand S. Ischichara, einem anderen Gedächtniskünstler, sehr nahe, dessen Fall in Japan untersucht und beschrieben wurde. Vgl. Tukasa Susukita, Untersuchung eines außerordentlichen Gedächtnisses», in: *Japan, Tohoku Psychologica Folia* I, Nr. 2/3, und II, Nr. 1, Tohoky Imperialis Universitas, Sendai 1933.

Gedächtnis zu «messen»; wir wandten uns der entgegengesetzten Frage zu – der Frage, ob er vergessen könne – und versuchten, die Umstände zu klären, unter denen S. ein Wort aus einer von ihm wiederzugebenden Reihe ausließ.

Das kam vor, und zwar recht häufig. Wie aber ist das «Vergessen» bei einem Menschen mit einem so leistungsstarken Gedächtnis zu erklären? Wie ist ferner zu erklären, daß es sich fast ausschließlich um Fälle handelte, in denen S. ein Element *ausließ*, während es kaum einmal vorkam, daß er einen Gedächtnisinhalt *ungenau wiedergab* (zum Beispiel ein Wort durch ein Synonym oder ein in seiner Bedeutung eng verwandtes Wort ersetzte)?

Eine Untersuchung gab sofort Antwort auf beide Fragen. S. «vergaß» die ihm gegebenen Wörter nicht – er ließ sie beim «Ablesen» aus, und diese Auslassungen waren in jedem der Fälle leicht zu erklären. Es genügte, daß S. ein Bild so «aufstellte», daß es schwer zu «erkennen» war, daß er es zum Beispiel an einem schlecht beleuchteten Platz oder an einer Stelle unterbrachte, wo es mit dem Hintergrund verschmolz – und schon ließ S. dieses Bild beim «Ablesen» der von ihm aufgestellten Reihe aus. Er gehe einfach an diesem Bild vorüber, «ohne es zu bemerken», wie er uns erklärte.

Diese Auslassungen, die wir recht häufig konstatierten (besonders in der ersten Phase der Beobachtungen, als S. die Technik des Einprägens noch nicht hinreichend entwickelt hatte), zeigten, daß es sich dabei nicht etwa um *Defekte des Gedächtnisses*, sondern um *Defekte der Wahrnehmung* handelte; mit anderen Worten, die Auslassungen ließen sich nicht mittels der Thesen zur Neurodynamik von Erinnerungsspuren (retro- und proaktive Hemmung, Auslöschung von Engrammen usw.) erklären, sondern anhand bestimmter Faktoren, die die Wahrnehmung beeinflussen (Deutlichkeit, Kontrast, die Fähigkeit, eine Form von ihrem Hintergrund zu lösen, Beleuchtungsgrad usw.). Der Schlüssel zu seinen Irrtümern lag somit in der Psychologie der Wahrnehmung, nicht in der des Gedächtnisses.

Dies wollen wir durch Auszüge aus den Protokollen veranschaulichen. Bei der Wiedergabe einer langen Reihe von

Wörtern ließ S. das Wort «Bleistift» aus, in einer anderen Reihe das Wort «Ei», in einer dritten das Wort «Fahne», in einer vierten «Luftschiff». Und in einer Reihe ließ S. schließlich das ihm unvertraute Wort «Putamen», ein neurologischer Terminus, aus. Und so erklärte er seine Irrtümer:

«Ich stellte den ‹Bleistift› neben die Mauer – Sie kennen diese Mauer an der Straße –, und da verschmolz der Bleistift mit dieser Mauer, und ich ging an ihm vorüber... Dasselbe war es mit dem Wort ‹Ei›. Ich stellte es gegen eine weiße Wand, und es verschmolz mit ihr. Wie hätte ich das weiße Ei vor einer weißen Wand erkennen können? Nun das ‹Luftschiff›, es war grau und verschmolz mit dem grauen Pflaster... Und die ‹Fahne› war eine rote Fahne, und Sie wissen, das Gebäude des Moskauer Sowjet ist doch rot, ich stellte es neben die Wand und ging an der ‹Fahne› vorüber... Und ‹Putamen› – ich weiß nicht, was das ist... Es ist ein so dunkles Wort – ich habe es nicht erkannt... und außerdem war die Laterne so weit weg...» (Dezember 1932).

«Manchmal stelle ich ein Wort an einem dunklen Ort auf, und das ist wieder schlecht: Da ist das Wort ‹Kiste› – es befand sich in einer Tornische, und dort war es dunkel, und so war es schwer zu erkennen... Und manchmal – wenn da irgendein Geräusch ist oder eine fremde Stimme – tauchen Flecken auf, und die verdrängen alles... oder es schleichen sich Silben in ein Wort hinein, die vorher nicht da waren... und ich komme dann leicht in Versuchung zu sagen, daß sie wirklich zu dem Wort gehören... All das stört mein Erinnern...» (Dezember 1932).

Die «Defekte des Gedächtnisses» waren bei S. somit «Defekte der Wahrnehmung» oder «Defekte der Aufmerksamkeit», und die Analyse dieser Defekte ermöglichte es uns, die Mittel, deren sich dieser erstaunliche Mensch bediente, um Worte zu erinnern, besser zu verstehen, ohne dabei unsere frühere Bewertung der Leistungsfähigkeit seines Gedächtnisses herabzumindern. Bei genauerer Betrachtung gaben uns die Mittel auch eine Antwort auf die zweite Frage: Warum gab es bei S. kaum Verzerrungen der Erinnerung? Leicht zu erklären ist diese Tatsache mit dem Vorhandensein synästhetischer Komponenten beim «Aufzeichnen» und «Ablesen» von Erinnerungsspuren. Ich habe schon erwähnt, daß S. nicht nur die ihm vorgegebenen Wörter zu anschaulichen Bildern umchiffrierte; jedes dargebotene Wort hinterließ bei ihm darüber hinaus «zusätzliche» Informationen in Form jener synästhetischen (visuellen, Geschmacks- und Tast-) Empfindungen, die durch Laute eines ausgesprochenen Wortes oder durch Bilder geschriebener Buchstaben entstanden. Wenn S. einen Fehler beim «Ablesen» machte, stimmte die «Extra-Information», die er gespeichert hatte, nicht mit den Merkmalen des von ihm wiedergegebenen Wortes – eines Synonyms oder eines in seiner Bedeutung ähnlichen Wortes – überein. Er hatte dann ein Gefühl der Disharmonie, das ihn auf Fehler aufmerksam machte.

Ich erinnere mich, wie S. und ich einmal das Institut verließen, in dem wir zusammen mit L. A. Orbeli Versuche durchgeführt hatten. «Werden Sie auch nicht vergessen, wie man zum Institut kommt?» fragte ich S., außer acht lassend, mit wem ich es zu tun hatte. «Wo denken Sie hin?» entgegnete er. «Kann man das denn vergessen? Dieser Zaun da – er ist ja so salzig im Geschmack und so rauh, und er hat einen so scharfen und durchdringenden Klang...»

Die Kombination verschiedener Merkmale, die ihn dank seiner synästhetischen Erfahrungen mit zusätzlichen Informationen zu jedem Eindruck versah, den er gespeichert hatte, sorgte für eine präzise Erinnerung und ließ eine von den vorgegebenen Wörtern abweichende Wiedergabe sehr unwahrscheinlich werden.

Schwierigkeiten

Bei allen Vorzügen eines unmittelbaren eidetischen Erinnerns rief dieses bei S. auch ganz natürliche Schwierigkeiten hervor, die um so stärker in Erscheinung traten, je mehr S. gezwungen war, sich eine größere Menge von Informationen einzuprägen, die ständiger Veränderung unterworfen waren. Das war ein Problem, das ihm oft begegnete, nachdem er seine Tätigkeit als Reporter aufgegeben hatte und zum professionellen Gedächtniskünstler geworden war.

Die erste dieser Schwierigkeiten habe ich bereits geschildert. Jetzt, vor einem Publikum stehend, durfte S. sich nicht mehr damit zufrieden geben, daß einzelne Bilder mit dem Hintergrund verschmolzen oder wegen «unzulänglicher Beleuchtung» schlecht «abzulesen» waren. Auch durfte er sich jetzt nicht mehr damit abfinden, daß Nebengeräusche «Flekken», «Spritzer» oder «Dampfschwaden» hervorriefen, die die von ihm angeordneten Bilder verdeckten und «schwer erkennbar» machten.

«Jedes Geräusch stört mich ja... Es verwandelt sich in Linien und verwirrt mich. Da war das Wort ‹omnia›, aber es mischte sich ein Geräusch hinein, und so zeichnete ich das Wort ‹omnion› auf... Und manchmal tauchen statt des Wortes, das ich zu finden habe, irgendwelche Linien vor meinen Augen auf... Aber ich betaste sie, und sie werden durch die Berührung der Hand irgendwie abgenutzt... Dann gibt es Momente, da entsteht Rauch, Nebel... Und je mehr die Leute reden, desto schwerer wird es für mich, bis ich an einen Punkt komme, wo ich nichts mehr erkennen kann...» (Mai 1935).

Auch kam es oft vor, daß die Wörter, die ihm bei seinen Auftritten genannt wurden, in ihrer Bedeutung so weit auseinanderlagen, daß sein System, die mit diesen Wörtern korrespondierenden Bilder «anzuordnen», zusammenbrach.

«Eben erst bin ich vom Majakowski-Platz aufgebrochen – und nun sagt man ‹Kreml› zu mir – und schon muß ich im Kreml sein. Na schön, ich werfe ein Seil direkt in den Kreml hinüber... und dann – ‹Verse›, und ich bin wieder auf dem Puschkin-Platz. Sagt man dann ‹Indianer›, muß ich mich nach Amerika begeben. Ich kann natürlich ein Seil über den Ozean werfen, aber das Reisen ist so anstrengend...» (Mai 1935).

Noch komplizierter wurde seine Situation dadurch, daß das Publikum ihm häufig absichtlich lange, verworrene oder sinnlose Wörter vorgab, die er sich «in Gestalt von Linien» einzuprägen versuchte – und das bedeutete, daß er alle Nuancen des Linienverlaufs, alle Schattierungen, alle Spritzer, in die sich die

Laute einer Stimme verwandelten, visualisieren mußte, und das war schwer. Seinem bildlichen Gedächtnis mangelte es an der nötigen Ökonomie für die Verarbeitung solcher Informationsmengen, und S. mußte neue Wege finden, es den Bedingungen anzupassen, die seine Arbeit ihm stellte.

Die zweite Phase begann – die Phase, in der er die Formen des Erinnerns zu vereinfachen suchte und eine neue Methode erarbeitete, die sein Gedächtnis erweiterte und es von Zufällen unabhängiger machte; kurz, eine Methode, die die rasche und genaue Wiedergabe jedes beliebigen Stoffes unter jeder beliebigen Bedingung gewährleistete.

Die Eidotechnik

Das erste, was S. in Angriff nehmen mußte, war die Befreiung der Bilder von jenen zufälligen Einflüssen, die ihr «Ablesen» erschwerten. Diese Aufgabe erwies sich als sehr einfach.

«Ich weiß, daß ich auf der Hut sein muß, um keinen Gegenstand auszulassen – und so mache ich ihn groß. Da habe ich Ihnen das Wort ‹Ei› genannt. Es ist leicht zu übersehen... nun mache ich es zu einem größeren Bild, und wenn ich es an die Wand eines Hauses lehne, dann achte ich darauf, daß es eine Stelle ist, die gut von einer Laterne beleuchtet wird... Und jetzt stelle ich keine Gegenstände mehr in einem dunklen Durchgang auf... Es ist viel besser, wenn Licht um sie ist, dann fällt es mir auch leichter, sie zu erkennen» (Juni 1935).

Die Vergrößerung der Bilder, helle Beleuchtung, die richtige Anordnung – all das waren erste Ansätze zu S.'s eidetischer Technik, die die zweite Phase der Entwicklung seines Gedächtnisses kennzeichnete. Ein anderes Verfahren, an dem er arbeitete, war eine Art Bildstenographie, die es ihm ermöglichte, vereinfachte oder symbolische Bildversionen zu entwerfen, ein Verfahren, das S. in den frühen Phasen der Entwicklung seines Gedächtnisses nicht angewandt hatte und das nun zu einer der Hauptmethoden bei seiner Arbeit als professioneller Gedächtniskünstler wurde.

«Früher mußte ich mir, um mir etwas einzuprägen, die

ganze Szene vorstellen. Jetzt genügt es mir, irgendein Detail herauszugreifen. Wenn man mir das Wort ‹Reiter› gegeben hat, brauche ich mir nur einen Fuß mit einem Sporn vorzustellen. Hätte man mir früher das Wort ‹Restaurant› gesagt, hätte ich den Eingang zum Restaurant, die Menschen, die da sitzen, ein rumänisches Orchester, das gerade seine Instrumente stimmt, und vieles mehr gesehen… Wenn Sie mir das Wort jetzt nennen, sehe ich nur noch etwas wie ein Geschäft, einen Hauseingang, und irgend etwas schimmert weiß – das reicht, und ich behalte ‹Restaurant› im Gedächtnis. So haben sich meine Bilder ganz schön verändert. Früher waren sie deutlich und erscheinungsgetreu. Die jetzigen Bilder tauchen nicht so klar und deutlich auf wie in früheren Jahren… Ich versuche, nur noch ein Detail auszuwählen, das nötig ist, um mich an das Wort zu erinnern» (Dezember 1935).

Die Entwicklung, die S.'s Eidotechnik durchlief, führte also zu einer Verknappung der Bilder und zur Abstrahierung eines Symbols aus der Vielfalt der Details, das es ihm erlaubte, auf das Gesamtbild zu schließen. S. entwickelte noch eine weitere Methode zur Vermeidung detailreicher, komplizierter Bilder.

«Früher mußte ich, um mir ‹Amerika› einzuprägen, ein langes Seil über den Ozean werfen, von der Gorki-Straße nach Amerika, um den Weg nicht zu verlieren. Jetzt habe ich das nicht mehr nötig. Da sagt man zu mir ‹Elefant› – und schon sehe ich einen Zoo; man sagt ‹Amerika› – und ich stelle mir sogleich Onkel Sam vor; ‹Bismarck› – und ich stehe neben dem Bismarckdenkmal; man sagt zu mir ‹transzendent› – und ich sehe meinen Lehrer Schtscherbin, er steht da und schaut auf das Denkmal… Jetzt brauche ich alle diese komplizierten Dinge nicht mehr zu tun, brauche mich nicht mehr in verschiedene Länder zu versetzen, um mich an Worte zu erinnern» (Mai 1935).

Die Methode der Reduzierung und Symbolisierung von Bildern führte S. zu einer dritten Technik, die für ihn nach und nach zentrale Bedeutung gewann.

Da S. bei seinen Auftritten Tausende oft absichtlich komplizierter oder sinnloser Wörter erhielt, war er gezwungen,

Wörter ohne Sinn in sinnvolle Bilder umzuwandeln. Das gelang ihm am schnellsten durch die Zerlegung eines langen Wortes ohne Sinn beziehungsweise eines für ihn sinnlosen Satzes in seine Bestandteile und den Versuch, jeder einzelnen Silbe eine Bedeutung zu geben, indem er sie mit einer Assoziation verknüpfte. Diese Technik erforderte intensives Training, doch nach einer Zeit, in der S. mehrere Stunden täglich daran arbeitete, erlangte er wahrhaft virtuose Fertigkeiten in der Kunst, sinnlose Elemente von Wörtern oder Sätzen in verständliche Teile zu zerlegen, die er automatisch in Anschauungsbilder umwandeln konnte. Grundlegend für diese Technik, die er mit erstaunlicher Schnelligkeit und Leichtigkeit ausführte, war die «Semantisierung» von Bildern, indem er sie auf Laute gründete; ein zusätzliches Verfahren war die Nutzung synästhetischer Empfindungen, die auch hier für eine exakte Erinnerung sorgten.

«Man sagt zu mir: ‹Ibi bene ubi patria›. Ich weiß nicht, was das heißt... Aber plötzlich tauchen vor mir Benja (bene) und sein Vater (pater) auf, und ich merke mir einfach: Sie sind irgendwo in einem kleinen Haus im Wald und streiten sich...» (Dezember 1932).

Ich werde mich auf einige Beispiele beschränken, die jene Virtuosität illustrieren, mit der sich S. einer Kombination aus Semantisierung und Eidotechnik bediente, um sich folgendes Material einzuprägen: (1) Wörter einer ihm unbekannten Sprache; (2) sinnlose mathematische Formeln; (3) sinnlose Silbenreihen (die er sich am schwersten merken konnte). Interessant ist auch, daß er in der Lage war, diese detaillierten Schilderungen seiner Auftritte viele Jahre danach niederzuschreiben und zwar ohne jede Ankündigung meinerseits, daß ich ihn gerade nach diesen Beispielen fragen würde.

1. Im Dezember 1937 wurden S. die ersten vier Verse der «Göttlichen Komödie» vorgelesen:

> *Nel mezzo del cammin di nostra vita*
> *Mi ritrovai par una selva oscura*
> *Che la diritta via era smarrita*
> *Ah quanto a dir qual era è cosa dura...*

Wie immer bat S. darum, die Worte jedes Verses deutlich auszusprechen und zwischen jedem Wort eine kleine Pause zu machen, die ausreichte, um die für ihn sinnlosen Lautverbindungen in greifbare Bilder umzuwandeln. Und er war dann selbstverständlich in der Lage, mehrere Strophen der «Göttlichen Komödie» ohne jeden Fehler, in richtiger Betonung und Aussprache, wiederzugeben. Mehr noch, die Überprüfung, bei der der folgende Test entstand, fand fünfzehn Jahre nach dem Auftritt statt und kam für ihn, wie gesagt, völlig überraschend.

[Erster Vers]

(Nel) – Ich habe Mitgliedsbeiträge bezahlt, und dort auf dem Korridor war die Ballerina Nelskaja!

(mezzo) – Ich bin Geiger; ich habe die Nelskaja zusammen [russisch: *wmeste*] mit einem Geiger aufgestellt, der auf der Geige spielt.

(del) – Daneben liegt eine Packung Deli-Zigaretten.

(cammin) – Gleich daneben stelle ich einen Kamin.

(di) - Eine Hand deutet auf die Tür [russisch: *dwer*].

(nostra) – Ich sehe eine Nase [russisch: *nos*]; ein Mann ist mit der Nase in die Tür geraten und hat sie eingeklemmt [russisch: *trawma* – Verletzung].

(vita) – Er hebt das Bein über die Schwelle, dort liegt ein Kind, Ausdruck des Lebens – Vitalismus!

[Zweiter Vers]

(Mi) – Ich habe einen Juden hingestellt, der sagt: «Wir [*myi*]* sind nicht schuld.»

(ritrovai) – Das ist eine Retorte, ein durchsichtiges Röhrchen *[trubka]*, es geht entzwei, und eine alte Jüdin schreit «wai!»

(par) – Sie läuft davon, und da, an der Ecke der Lubjanka, fährt in einer Droschke der Vater.

(una) – An der Ecke der Sucharewka sehe ich einen Mili-

---

* Gemeint ist, daß russische Juden aufgrund ihres jiddischen Akzents das Wort *myi* wie «mi» aussprechen. *Anm. d. Red.*

zionär, der in steifer Positur Wache hält – er steht da wie eine Eins.

(selva) – Neben ihn stelle ich eine Tribüne, und auf ihr tanzt Silwa. Doch um sicherzugehen, daß ich später keinen Fehler mache und denke, es ist Silwa, zerbricht über ihr ein Gerüst – das ist der Laut «*e*».

(oscura) – Aus der Tribüne ragt eine Achse *[och]* hervor – sie ist auf ein Huhn *[kuriza]* gerichtet.

[Dritter Vers]

(Che) – Das kann ein Chinese sein – Tscha-tschen («Che» war falsch ausgesprochen worden, wie «tsche»).

(la) – Daneben stelle ich eine Frau – sie ist *la Parisienne*.

(diritta) – Das ist meine Assistentin Margarita.

(via) – Sie sagt «via» – «Ihre» [russisch: *wascha*] – und hat die Hand zu mir ausgestreckt.

(era) – Wer weiß, was für Ereignisse es in der Lebensära eines Menschen geben kann. Vielleicht hat er eine Flasche Era-Champagner getrunken.

(smarrita) – Ich sehe eine Straßenbahn, neben dem Schaffner steht eine Flasche Champagner. In der Straßenbahn sitzt ein Jude im Talar und liest das «Schma Israel» – das ist «sma», und seine Tochter heißt Rita.

[Vierter Vers]

(Ah) – *Ahi* heißt im Jiddischen «Aha!». Ich habe gleich hier in der Grünanlage einen Mann hingestellt, er hat geniest – «Hatschi!» – und es tauchen die Buchstaben *a* und *h* auf.

(quanto) – Hier habe ich statt «Quinte» ein Klavier genommen: Das *a* ist für mich ein weißer Laut – ich habe ein Klavier mit weißen Tasten genommen.

(a dir) – Hier habe ich mich in Gedanken nach Torshok versetzt, in mein Zimmer mit dem Klavier. Ich sehe, da steht mein Schwiegervater und sagt: «dir» Das *a* habe ich einfach auf den Tisch gestellt, aber da es ein weißer Laut ist, ist das *a* mit der weißen Tischdecke verschmolzen – deshalb konnte ich mich nicht daran erinnern.

(qual era) – Ein Mann auf einem Pferd im spanischen Mantel ist aufgetaucht – ein Kavalier, aber ich habe mich anders besonnen: Damit nichts Überflüssiges nötig ist, habe ich aus

den Beinen meines Schwiegervaters eine Quelle gemacht, aus der Era-Champagner fließt.

(è) – Das finde ich bei Gogol: «Wer hat ‹eh› gesagt?» – Bobtschinski und Dobtschinski.

(cosa) – «Ihr Dienstmädchen sah die Ziege» *[kosa].*

(dura) – «Sie sagten zu ihr: ‹Wohin willst du, du Närrin *[dura]*?»

Ich könnte die Aufzeichnungen aus unserem Protokoll beliebig fortsetzen, doch S.'s Techniken sind auch aus diesem Auszug klar genug ersichtlich. Man könnte meinen, die chaotische Anhäufung von Bildern erschwere die Aufgabe, sich die vier Verse einzuprägen. Aber die Verse wurden ihm in einer unbekannten Sprache vorgegeben, und er brauchte für das Anhören der Strophe und das Komponieren der Bilder, die ihm ein korrektes «Ablesen» der Gedichtzeilen ermöglichten, nicht mehr als ein paar Minuten, und er gab den Text auch noch nach fünfzehn Jahren fehlerlos wieder. All das zeigt, welche Bedeutung die beschriebenen Methoden für ihn erlangt hatten.

2. Ende 1934 wurde S. eine «mathematische» Formel gegeben, die nicht den geringsten Sinn macht:

$$N \cdot \sqrt{d^2 \times \frac{85}{vx}} \cdot \sqrt[3]{\frac{276^2 \cdot 86x}{n^2 v \cdot \pi 264}} \; n^2 b = sv \; \frac{1624}{32^2} \cdot r^2 s$$

S. schaute aufmerksam auf die Formel, hob die kleine Schiefertafel mehrmals an die Augen heran, ließ sie wieder sinken und saß dann mit geschlossenen Augen da; dann gab er die Tafel zurück, machte eine Pause, wobei er innerlich das Eingeprägte «durchging», und gab schließlich sieben Minuten später die «Formel» exakt wieder. Aus seinem Bericht geht hervor, welche Techniken er anwandte, um sie sich einzuprägen.

«Neimann (N) geht hinaus und zeigt mit dem Stock – (.). Er schaut auf einen hohen Baum, der an eine Wurzel ($\sqrt{}$) erinnert, und denkt: Es ist kein Wunder, daß der Baum verdorrt ist und

die Wurzeln bloßgelegt sind. Er hat ja schon damals dage-
standen, als ich diese zwei Häuser (d^2) gebaut habe, und wieder zeigt er mit dem Stock (.). Er sagt: Die Häuser sind alt, ich
werde sie ‹auskreuzen› müssen (×).* Der Verkauf wird viel
mehr Geld bringen. 85 000 hat er in die Häuser investiert (85).
Dann sehe ich, daß sich das Dach löst (——), und unten steht
ein Mann und spielt auf einem ‹Termenvox› (vx). Er steht
neben der Post, und an der Ecke ist ein großer Stein (.), damit
nicht Fuhrwerke das Haus streifen. Hier ist auch eine Grünanlage, dort ein großer Baum ($\sqrt{\,}$), auf ihm sitzen drei Dohlen
($\sqrt[3]{\,}$). Hier habe ich einfach die 276 hingestellt, und ‹im Quadrat› – da habe ich eine quadratische Zigarettenschachtel (^{2})
hingestellt. Auf ihr steht geschrieben ‹86›. (Diese Zahl ist auf
die andere Seite der Schachtel geschrieben worden, von dort,
wo ich stand, war sie nicht zu sehen, ich bin nicht nahe heran-
gegangen – und habe sie daher ausgelassen, als ich mich zu
erinnern suchte.) X – ein unbekannter Mann in einem weiten
schwarzen Mantel ist an den Zaun herangetreten; da ist der
Zaun (——), dann kommt das Mädchengymnasium, er will
sich hindurchzwängen, will zu einem Rendezvous mit einer
der Gymnasiastinnen (n) – sie ist jung und elegant, trägt ein
graues Kostüm; er unterhält sich mit ihr, versucht, mit dem
einen Fuß, dann auch mit dem anderen (^{2}) die Zaunlatten zu
zerbrechen, sie aber – die Gymnasiastin – ist häßlich, pfui
(v)... Hier versetze ich mich in Gedanken nach Reshiza...
Dort, in der Schule, gibt es eine große Tafel... Eine Schnur
schwingt hin und her – und ich setze ihr einen Punkt (.). An
der Tafel steht geschrieben π 264, dann schreibe ich dort n^2b
hin. Ich bin in der Schule. Meine Frau hat ein Lineal hinge-
legt, und da sitze ich nun, ich, Solomon Veniaminowitsch
(sv), bei meinem Kameraden aber steht $\dfrac{1624}{32^2}$ geschrieben.
Ich schaue zu ihm hin, was er da schreibt, hinter mir sitzen
zwei (r^2) Gymnasiastinnen, sehen es und machen, damit er es
nicht bemerkt: Psst! (s).»

---

* Russische Wendung, hier in der Bedeutung von «abstoßen», «loswerden». *Anm. der Red.*

S. gab diese Formel fehlerlos wieder, und dieselbe exakte Wiedergabe erfolgte fünfzehn Jahre später (1949), als S. gleichfalls ohne jede vorherige Ankündigung aufgefordert wurde, sie sich ins Gedächtnis zurückzurufen.

Am 11. Juni 1936 gab S. eine Vorstellung in einem Sanatorium, wo ihm, wie er später erzählte, die schwerste Aufgabe gestellt wurde, mit der er je konfrontiert war. Er wurde aufgefordert, sich eine lange Reihe einzuprägen, die aus sinnlos alternierenden Silben bestand:

1.	MA	WA	NA	SA	NA	WA
2.	NA	SA	NA	MA	WA	
3.	SA	NA	MA	WA	NA	
4.	WA	SA	NA	WA	NA	MA
5.	NA	WA	NA	WA	SA	MA
6.	NA	MA	SA	WA	NA	
7.	SA	MA	SA	WA	NA	
8.	NA	SA	MA	WA	MA	NA	usw.

S. gab diese Reihe wieder. Vier Jahre später rekonstruierte er auf meine Bitte hin den Weg, den er gegangen war, als er sich diese Reihe einprägte. Sein Bericht:

Im Herbst 1936 hatte ich eine Vorstellung, die ich als die schwerste von allen ansah, die ich bis dahin vor Zuschauern gegeben hatte. Damals klebten Sie eine Notiz an ein Blatt Papier und forderten mich auf, die Vorstellung zu beschreiben. Durch Umstände, die nicht von mir abhingen, habe ich mich erst jetzt, nach über vier Jahren, daranmachen können, das zu tun. Obwohl seit jener Zeit einige Jahre vergangen sind, steht mir alles noch so deutlich vor Augen, als sei die Vorstellung nicht vier Jahre, sondern nur vier Monate her.

Während der Vorstellungen las mir der Assistent Wörter vor, wobei er sie in einzelne Silben zergliederte: MA–WA–NA–SA–NA–WA usw. Als ich das erste Wort hörte, fand ich mich sofort auf eine Straße im Wald nahe der Ortschaft Malta versetzt, wo ich als Kind auf einer Datscha lebte. Links von mir flammte in Augenhöhe eine ganz feine graugelbe Linie auf. Das hatte damit zu tun, daß alle Konsonanten mit dem Vokal *a* verbunden waren. Auf der Linie begannen schnell verschiedenfarbige Klümpchen, Spritzer, Flecken, Büschel und anderes mehr von unterschiedlichem Gewicht und unterschiedlicher Dichte aufzutauchen, die die Buchstaben M, W, N, S usw. darstellten.

Der Assistent las das zweite Wort vor. Ich erkannte sofort, daß es dieselben Konsonanten sind wie im ersten Wort, aber in anderer Reihenfolge angeordnet. Ich bin auf der Straße im Wald nach links abgebogen und habe die horizontale Linie weitergeführt.

Das dritte Wort. Hol's der Teufel! Wieder dasselbe, nur eine andere Reihenfolge. Ich frage den Assistenten: «Sind es noch viele solcher Wörter?» Antwort: «Fast alle sind so!» Ich befinde mich in einer schwierigen Lage. Die große Häufigkeit der vier Konsonanten, die alle in der gleichen eintönigen, primitiven Weise mit dem Vokal *a* verbunden sind, bringt meine übliche Sicherheit ins Wanken. Wenn ich für jedes Wort den Pfad im Wald wechseln, alles gut abtasten, beschnuppern, durchsehen und überhaupt jeden Fleck fühlen könnte – das würde helfen, aber zusätzliche Sekunden kosten, und auf der Bühne ist jede Sekunde kostbar. Ich sehe jemanden lächeln. Das Lächeln verwandelt sich in eine scharfe Spitze; ich fühle einen heftigen Stich, direkt ins Herz. Ich beschließe, zu Mnemotechniken überzugehen.

Ich lächle zurück, und ein bißchen entspannter bitte ich den Assistenten, mir noch einmal die ersten drei Wörter vorzulesen, ohne sie in Silben zu zergliedern. Der eintönige Vokal *a* schafft einen gewissen Rhythmus und Betonungen. Es ergibt sich: MAWÁ–NASÁ–NAWÁ. Jetzt kann ich mir die Reihe ohne Pause und im Bühnentempo einprägen.

1. MAWÁNASÁNAWÁ. Meine Zimmerwirtin Mawa, bei der ich in Warschau, in der Sliskaja-Straße wohnte, hat den Kopf aus einem Fenster zum Hof hinausgestreckt; mit der linken Hand deutet sie ins Innere des Zimmers (NASA), [russisch: *nascha* – unsere], mit der rechten gibt sie einem jüdischen Lumpenhändler, der mit einem Sack über der rechten Schulter auf dem Hof steht, verneinende Zeichen: NAWA

[jiddischer Ausdruck des Verneinens] – ich habe nichts zu verkaufen, soll das heißen. *Muwi* bedeutet auf polnisch ‹sprechen›. Für NASA nahm ich das Wort *nascha*, ich merkte mir, daß ich das *s* durch ein *sch* ersetzt hatte; außerdem blitzte vor mir, als die Zimmerwirtin «*nasa*» sagte, ein orangefarbener Strahl auf, der charakteristisch ist für den Laut *s*. NAWA bedeutet im Lettischen «nein». Die unterschiedlichen Vokale sind ohne Bedeutung – ich weiß ja, daß es zwischen allen Konsonanten nur ein *a* gibt.

2. NASÁNAMÁWÁ. Der Trödler ist schon auf der Straße, am Haustor. Unschlüssig breitet er die Arme aus, erinnert er sich doch an die Worte der Zimmerwirtin, daß «die unsrigen [*nascha* = NASA] nichts zu verkaufen haben», und zeigt auf eine neben ihm stehende Frau mit großen Brüsten, eine Amme [NAMA – «Amme» heißt auf jiddisch *a n'am*]. Ein Passant empört sich und sagt: «Wai!» (WA): Es ist für einen alten Juden, will er damit sagen, unschicklich, eine Amme anzuschauen.

3. SANÁMAWÁNÁ. Der Beginn der Sliskaja-Straße. Ich stehe neben dem Sucharewa-Turm auf der Seite der Perwaja Meschtschanskaja (aus irgendeinem Grund gerate ich bei meinen Auftritten oft an diese Ecke). Neben dem Tor des Turms steht ein Schlitten (SANA) [russisch: *sani*], darin sitzt meine Zimmerwirtin (Mawa) und hält ein langes weißes Brett in den Händen, auf dem die Buchstaben NA [russisch: *na* – auf] stehen; sie wirft das Brett durch das Tor des Turmes, aber – wohin? Das lange Brett ist ein sprachliches Bild: NA ist eben jenes Brett, aber mehr als mannshoch, höher als einstöckige Holzhäuser.

4. WASÁNAWÁNAMÁ. Aha! Hier an der Ecke des Kolchosnaja-Platzes und der Sretenka ist ein Kaufhaus, neben dem Wächterinnen sitzen, auch meine Bekannte, die weißgesichtige Milchhändlerin Wassilissa (WASA). Mit der linken Hand macht sie eine verneinende Gebärde, die bedeutet, daß das Geschäft geschlossen ist (NAWA). Diese Gebärde gilt der uns schon bekannten Amme (NAMA), die auch hier ist; sie wollte in das Geschäft gehen.

5. NAWÁNAWÁSAMÁ. Aha! Wieder NAWA. Augen-

blicklich taucht am Sretenski-Tor ein gewaltiger durchsichtiger Menschenkopf auf, der quer zur Straße hin und her schaukelt wie ein Pendel (mein Erinnerungsbild für «nein»). Ein zweiter ebensolcher Kopf schaukelt etwas weiter unten an der Kusnezki-Brücke hin und her. Direkt in der Mitte des Dsershinski-Platzes ragt eine imposante Gestalt empor – das Denkmal für eine russische Kaufmannsfrau (SAMA). *Sama* – so haben viele russische Schriftsteller ja die Hausherrin genannt.

6. NAMÁSAMÁWANÁ. Wieder die Amme und die Kaufmannsfrau hinzustellen ist zu gefährlich. Ich steige zur Theaterstraße hinunter. In den Grünanlagen am Bolschoi-Theater sitzt die biblische Naomi (NAMA); sie steht auf, in ihren Händen taucht ein großer weißer Samowar (SAMA) auf; sie trägt ihn zu einer Wanne (WANA), die auf dem Trottoir neben dem Wostok-Kino steht; die Wanne ist aus Blech, innen weiß, außen grünlich.

7. SAMÁSAWÁNÁ. Wie einfach das ist! Aus der Wanne steigt die mächtige Gestalt der Kaufmannsfrau (*sama*), der man ein weißes Leichenhemd (SAWANA) [russisch: *Sawan*] übergeworfen hat. Ich stehe schon neben der Wanne; ich sehe ihren Rücken. Sie begibt sich zu dem Gebäude, in dem sich das Historische Museum befindet. Was steht mir dort bevor? Gleich werden wir es sehen.

8. NASÁMAWÁMANÁ. Halb so schlimm! Ich muß mehr daran arbeiten, Kombinationen herzustellen, anstatt mir einfach etwas zu merken. NASA – ein mißlungenes Luftbild. Ich werde Wörter aus einem benachbarten Ressort nehmen. Was wohl dabei herauskommen wird? *N'schama* bedeutet im Althebräischen «Seele» (NASAMA); die Seele stellte ich mir als Kind in Form von Lungen und Leber vor, die ich oft auf dem Tisch in der Küche gesehen hatte. Hier, am Eingang zum Museum, steht ein Tisch, auf dem eine «Seele» – Lunge und Leber – liegt, und dann ist da noch ein Teller mit Grießbrei. Vor dem Tisch steht ein Orientale und ruft der Seele zu: «Wai–wai! – (WA) – Ich hab den Grießbrei satt!» (MANA) [«Grießbrei» heißt auf russisch *mannaja kascha*].

9. SANÁMAWÁNAMÁ. Eine billige Provokation! Sofort erkenne ich das Bild am Sucharewa-Turm (das dritte

Wort) unter Hinzufügung der Partikel MA am Ende. Auf dem Abschnitt zwischen Historischem Museum und der Mauer des Alexandrowski-Gartens stelle ich genau dasselbe Bild auf, und ich setze eine Frau mit einem Säugling – Mama (MA) – auf das Brett von vorhin.

10. WANÁSANÁWANÁ. Meinetwegen macht bis zum Morgen im selben Stil weiter! Im Alexandrowski-Garten, auf dem zentralen Weg, stehen zwei weiße Porzellanwannen (WANA – WANA), andere als die von Nummer 6, und zwischen ihnen steht eine Sanitäterin (SANA) im weißen Kittel.

– Das wäre alles!

Man muß das Protokoll wohl kaum fortsetzen. Der eintönige Wechsel von Silben wird durch farbenreiche Bilder ersetzt, und das «Ablesen» dieser Bilder bietet keinerlei Schwierigkeiten. Acht Jahre später, am 6. April 1944, forderte ich – gleichfalls ohne vorherige Ankündigung – S. auf, sich diesen Versuch ins Gedächtnis zurückzurufen, und das gelang ihm ohne jede Anstrengung und ohne einen einzigen Fehler.

Das Lesen der zitierten Protokolle kann den Eindruck erwecken, als hätte S. eine gewaltige – wenn auch sehr eigentümliche – logische Arbeit an dem einzuprägenden Stoff zu leisten. Nichts ist weiter von der Wahrheit entfernt. Die ganze enorme virtuose Arbeit, die ich hier an einigen Beispielen vorgeführt habe, war im wesentlichen eine Operation mit Bildern, eine, wie in der Überschrift dieses Abschnittes bezeichnet, Technik des Umgangs mit eidetischen Elementen. Sie unterscheidet sich in hohem Maße von der logischen Verarbeitung von Informationen. Obwohl S. bei der Zerlegung und Umwandlung des präsentierten Stoffes in sinnvolle Bilder sowie bei der Auswahl dieser Bilder so enorme Fähigkeiten entwickelt hatte, zeigte er große Schwächen, wenn es darum ging, etwas logisch zu strukturieren. Die Methoden seiner «Eidotechnik» haben nichts gemein mit der logischen «Mnemotechnik», deren Entwicklung und psychologischer Aufbau Gegenstand vieler Untersuchungen war.* Diese Art

* Vgl. etwa A. N. Leontjew. Die Entwicklung des Gedächtnisses, Mos-

der Dissoziation läßt sich in S.'s Fall sehr leicht demonstrieren.

Ganz zu Beginn der Arbeit mit S. Ende der zwanziger Jahre forderte Lew S. Wygotski ihn auf, sich eine Reihe von Wörtern einzuprägen, zu denen etliche Vogelnamen gehörten. 1930 präsentierte Alexej N. Leontjew, der S.'s Gedächtnis damals untersuchte, ihm eine Reihe von Wörtern, darunter auch mehrere Bezeichnungen für Flüssigkeiten. Nachdem diese Experimente durchgeführt worden waren, wurde S. aufgefordert, die Vogelnamen im ersten und die Bezeichnungen für Flüssigkeiten im zweiten Versuch gesondert aufzuzählen.

Zu jener Zeit prägte sich S. Informationen noch überwiegend «in Gestalt von Linien» ein, und die Aufgabe, Wörter aus einer Reihe, die für ihn *eine* Kategorie bildete, selektiv herauszulösen, ging weit über sein Verständnis hinaus: Ihm war gar nicht aufgefallen, daß manche der ihm dargebotenen Wörter *in ihrer Bedeutung verwandt* waren; das merkte er erst, nachdem er alle Wörter «abgelesen» und sie miteinander verglichen hatte.

Zu einem ähnlichen Vorfall kam es einige Jahre später bei einer Vorstellung, die S. in Saratow gab. Dort wurde ihm die in Abbildung 3 gezeigte Zahlenreihe vorgegeben. S. machte sich konzentriert an die Arbeit, sie sich einzuprägen, indem er seine üblichen Techniken zur visuellen Umsetzung anwandte, ohne die einfache logische Reihenfolge zu bemerken, in der die Zahlen angeordnet waren.

1	2	3	4
2	3	4	5
3	4	5	6
4	5	6	7

Abb. 3   usw.

«Selbst wenn man mir einfach das Alphabet gegeben hätte», sagte er später, «es wäre mir nicht aufgefallen, und ich hätte angefangen, es mir treu und brav einzuprägen. Viel-

kau 1931; A. N. Leontjew, Probleme der geistigen Entwicklung, Moskau 1959; A. A. Smirnow, Psychologie der Erinnerung, Moskau 1948.

leicht hätte ich es bei der Wiedergabe an den Lauten meiner eigenen Stimme erkannt; aber vorher hätte ich mit Sicherheit nichts gemerkt.»

Klarer als dieses Beispiel vermag ich es nicht zu zeigen, welch großer Unterschied zwischen S.'s Gedächtnistätigkeit und dem logischen Ordnen von Informationen besteht, das für jeden entwickelten Geist charakteristisch ist.

Ich habe nun über S.'s erstaunliches Gedächtnis fast alles mitgeteilt, was ich aus unseren Experimenten und Gesprächen erfahren habe. Es ist mir in seiner Art zu arbeiten so klar geworden – und doch so unbegreiflich geblieben. Wir haben vieles über seine komplizierte Struktur erfahren: daß sie sich als Akkumulation komplexer synästhetischer Eindrücke geformt hat, die sein Leben lang erhalten blieben; daß zu ihrer sowieso schon hochentwickelten Bildverarbeitung eine virtuose «Eidotechnik» hinzukam, die jeden gehörten Lautkomplex in ein anschauliches Bild verwandelte, ohne die alten synästhetischen Komponenten zu beeinträchtigen. Wir haben erfahren, daß S. für das, seinen Worten zufolge, einfachste und leichteste Einprägen von Zahlen das einfache, unmittelbare visuelle Gedächtnis genügte, während er Wörter mittels der Bilder verarbeitete, die sie hervorriefen; daß die neue Aufgabe, sich sinnlose Laute oder Lautverbindungen einzuprägen, ihn veranlaßte, sich einer sehr primitiven Art synästhetischer Umsetzung zu bedienen, des Erinnerns in «Linien» und «Spritzern». Darüber hinaus wandte er manchmal die Technik des «Kodierens in Bildern» an, die er vor allem in seiner Arbeit als professioneller Gedächtniskünstler bis zur Perfektion trieb.

Und dennoch – wie wenig wissen wir letztlich über dieses erstaunliche Gedächtnis! Wie können wir jene Dauerhaftigkeit erklären, mit der sich in ihm Bilder viele Jahre und sogar Jahrzehnte lang erhielten? Welche Erklärung können wir dafür geben, daß die Hunderte und Tausende von Reihen, die S. sich einprägte, einander nicht behinderten und daß er nach zehn, zwölf, siebzehn Jahren zu jeder beliebigen von ihnen zurückkehren konnte? Woher kam diese unauslöschliche Beständigkeit der Erinnerungsspuren?

187

Ich habe schon erwähnt, daß die uns bekannten Theorien über das Gedächtnis auf das Gedächtnis von S. nicht anwendbar sind. Die Spuren eines Reizes behinderten bei ihm nicht die Spuren eines anderen Reizes; sie ließen keine Anzeichen des Erlöschens erkennen, noch büßten sie ihre selektive Verfügbarkeit im Laufe der Jahre ein. Weder für das Fassungsvermögen noch für die Beständigkeit dieses Gedächtnisses konnten Grenzen festgestellt werden. Auch war ihm jener «Faktor des Randes» fremd, aufgrund dessen sich jeder von uns die ersten und die letzten Elemente einer Reihe besser einprägt als die in ihrer Mitte angeordneten; und ebensowenig waren bei ihm Reminiszenzen zu erkennen, das plötzliche Auftauchen von scheinbar vergessenen Erinnerungen nach einer Zeit der Ruhe.

Seine Art, sich zu erinnern, läßt sich, wie schon erwähnt, eher als ein Phänomen der Wahrnehmung und Aufmerksamkeit beschreiben als in der Terminologie der Gedächtnis-Theorien; er konnte ein Wort nicht wiedergeben, wenn er es schlecht «sah» oder wenn er von ihm «abgelenkt» wurde. Ob er sich erinnern konnte oder nicht, hing bei ihm von der Helligkeit, der Größe, der Placierung des jeweiligen Bildes ab; es war wichtig, daß es nicht durch einen «Fleck» verdunkelt wurde, den eine jäh in sein Bewußtsein dringende Stimme hervorrufen konnte.

Und doch ist dieses Gedächtnis nicht identisch mit jenem «eidetischen Gedächtnis», das die Wissenschaft vor drei, vier Jahrzehnten untersucht hat. Zum einen ersetzte S. niemals ein positives durch ein negatives Nachbild in einer Erinnerungsreihe, eine typische Eigenart des «Eidetikers»; er verfügte über eine sehr viel größere Mobilität im Umgang mit seinen Bildern, wenn es galt, sie seinen Bedürfnissen dienlich zu machen. Es kam hinzu, daß sein Gedächtnis aufgrund der synästhetischen Komponenten viel komplexer war, einzigartig im Vergleich zum herkömmlichen eidetischen Gedächtnis.

Zugleich aber bleibt S.'s Gedächtnis trotz der ausgeklügelten Techniken im Umgang mit eidetischen Anschauungsbildern ein schlagendes Beispiel unmittelbarer spontaner Erinnerung, denn S. *sah* ja auch die mit bestimmter Bedeutung verknüpften Bilder, die er verwendete, er erlebte sie weiterhin in ihrer ganzen synästhetischen Vielfalt. Und er sah keine Notwendigkeit zur logischen Strukturierung, denn die Assoziationen, die *seine* Bilder hervorriefen, tauchten sofort vor ihm auf, wenn er sich in die ursprüngliche Situation versetzte, in der er etwas in seinem Gedächtnis gespeichert hatte.

Sein außergewöhnliches Gedächtnis bleibt unbestreitbar ein ihm allein eigenes Wesensmerkmal, ein Element seiner Individualität, und alle Techniken, die er anwendete, bauten ausschließlich auf der bereits vorhandenen Struktur auf und brauchten keine für ihn nicht natürliche Verfahrensweisen zu «simulieren».*

Bis jetzt habe ich Besonderheiten beschrieben, die S. beim Speichern einzelner Elmente wie Zahlen, Laute und Wörter zeigte. Es stellt sich die Frage, ob diese Besonderheiten bei seinem Umgang mit komplexeren Informationen – Beschreibungen von Menschen oder Ereignissen, Passagen aus Büchern – erhalten blieben.

S. selbst hat wiederholt darüber geklagt, daß er sich Gesichter schlecht merken konnte. «Gesichter sind so unbeständig», pflegte er zu sagen, «sie hängen von der Stimmung eines Menschen, vom Zeitpunkt einer Begegnung ab, sie verändern sich fortwährend; die vielen verschiedenen Schattierungen im Ausdruck verwirren mich.»

S.'s synästhetische Empfindungen, die in den geschilderten Experimenten die Genauigkeit der Erinnerungsbilder erhöhten, wurden hier zu einem Hindernis für sein Gedächtnis. Denn im Gegensatz zu den meisten Menschen, die sich be-

---

* Es gibt Anhaltspunkte dafür, daß sich auch S.'s Eltern durch ein Gedächtnis auszeichneten, das dem beschriebenen ähnelte. Sein Vater – einst Besitzer einer Buchhandlung – erinnerte sich, den Worten des Sohnes zufolge, mühelos an den Platz, an dem ein beliebiges Buch stand, und die Mutter konnte lange Absätze aus der Thora zitieren. Einer Mitteilung zufolge, die ich 1936 von Professor P. Dahle erhielt, der S.'s Familie beobachtete, wurde auch bei einem Neffen ein überragendes Gedächtnis festgestellt. Doch besitze ich nicht genügend zuverlässige Angaben, um daraus Schlüsse über den möglichen Einfluß von Erbfaktoren auf S.'s Gedächtnis zu ziehen.

stimmte Züge merken, an denen sie ein Gesicht wiedererkennen können (ein Vorgang, den die Psychologie noch nicht hinreichend untersucht hat), sah S. Gesichter als ständigen Veränderungen unterworfene Muster von Licht und Schatten, wie wir sie beobachten können, wenn wir am Meer sitzen und auf die sanft herangleitenden Wellen schauen.* Wer aber könnte sich an all die Fluktuationen der Wellenbewegungen «erinnern»?

Nicht weniger wird den Leser die Tatsache überraschen, daß S. alles andere als überragende Leistungen zeigte, wenn er sich *ganze Passagen* eines Textes einprägen sollte. Ich habe bereits darauf hingewiesen, daß S. auf den ersten Blick den Eindruck eines etwas unkonzentrierten, schwerfälligen Menschen machte. Besonders deutlich trat das zutage, wenn ihm eine Erzählung vorgelesen wurde, die er sich einprägen sollte. Wurde die Erzählung zu schnell vorgelesen, erschien ein Ausdruck der Bestürzung auf S.'s Gesicht, der dann in deutliche Zeichen der Verwirrung überging. «Nein, das ist zuviel», sagte er dann. «Jedes Wort ruft Bilder hervor, sie überlagern sich, und es entsteht Chaos... Ich kann nichts mehr erkennen – und dann ist da noch Ihre Stimme... sind da noch Flecken... und alles vermischt sich.»

S. selbst las einen Text langsamer und versuchte währenddessen, eine gewisse Ordnung für seine Bilder zu schaffen. Dabei verrichtete er, wie wir im folgenden Auszug sehen werden, eine Arbeit, die für ihn viel schwieriger und anstrengender war als für Menschen, bei denen geschriebene Worte nicht eine solche Flut von Bildern hervorrufen, die vielmehr auf eine einfachere und direktere Weise vorgehen, indem sie die Kernpunkte einer Passage heraussuchen, die Aussagen, die am meisten Information enthalten.

---

* Man braucht sich nur die Tatsache vor Augen zu halten, daß die Untersuchung pathologischer Fälle von Menschen, die Schwierigkeiten haben, Gesichter wiederzuerkennen – die somit unter der sogenannten «Prosopagnosie» leiden (viele solcher Fälle sind in letzter Zeit in den neurologischen Fachblättern beschrieben worden) –, noch keine echten Anhaltspunkte geliefert hat, die helfen könnten, diesen überaus komplizierten Prozeß zu verstehen.

«Im vorigen Jahr», heißt es in einem der Protokolle von den Gesprächen mit S. (14. September 1936), «hat man mir eine Aufgabe vorgelesen: ‹Ein Händler hat so und so viele Meter Stoff verkauft...› Sobald ‹Händler› und ‹verkauft› ausgesprochen sind, sehe ich ein Geschäft, sehe ich den Händler hinter dem Ladentisch stehen; nur sein Oberkörper ist zu sehen. Er handelt mit Textilien, und ich sehe Stoffe, sehe ein Kontorbuch und alle Einzelheiten, die mit der Aufgabe überhaupt nichts zu tun haben, und mir bleibt das Wesentliche nicht im Gedächtnis.

Hier noch ein Beispiel. Im vorigen Jahr war ich Vorsitzender einer Gewerkschaftsorganisation und hatte Konflikte zu schlichten... Man erzählte mir von Reden, die in Taschkent, in einem Zirkuszelt, gehalten worden waren, und von weiteren Reden in Moskau auf einer Versammlung; und nun mußte ich mich von Taschkent nach Moskau versetzen... Ich sehe alle Einzelheiten, aber ich mußte ja all das fallenlassen, all das war ja überflüssig; im Grunde genommen spielt es keine Rolle, wo etwas abgemacht worden war, in Taschkent oder sonstwo... Wichtig waren die Bedingungen, die mir geschildert wurden. Da mußte ich ein großes Leintuch über alles Überflüssige ausbreiten, damit ich es nicht sah.»

Die Kunst des Vergessens

Eine Frage bleibt noch zu klären, bevor ich meine Beschreibung von S.'s Gedächtnis abschließen kann. Obwohl sie in sich paradox ist und die Antwort einige Schwierigkeiten bereithält, erscheint es mir notwendig, mich ihr an dieser Stelle zuzuwenden.

Viele suchen nach Wegen, ihre Gedächtnisleistung zu verbessern; keiner von uns muß sich mit der Frage herumschlagen, wie er besser vergessen kann. In S.'s Fall stellt sich das Problem genau umgekehrt dar. Wie kann man lernen zu vergessen? – das ist die Frage, die ihn am meisten beunruhigt.

Die zuletzt zitierte Passage hat uns erste Einblicke in die

Schwierigkeiten gegeben, auf die S. stieß, wenn er versuchte, einen Text zu verstehen und in seinem Gedächtnis zu speichern. In dem Text gab es viele Details; jedes erzeugte neue Bilder, die ihn mit sich fortzogen, und weitere Wörter riefen neue Bilder hervor, bis schließlich nur noch Chaos in seinem Kopf herrschte. Wie konnte er diese Bilder vermeiden, sich davor schützen, all die Details zu sehen, die ihn davon abhielten, einen einfachen Text zu verstehen?

Aus seiner Arbeit als professioneller Gedächtniskünstler entstand noch eine weitere Aufgabe: Wie konnte er lernen, Bilder, die er nicht länger brauchte, zu vergessen oder auszuradieren? Die erste Aufgabe war relativ einfach zu lösen; je länger S. an seiner Technik des bildlichen Erinnerns arbeitete, desto mehr ging er zu «Bildkürzeln» über, die ihn einer großen Menge überflüssiger Details entledigten. Dazu folgender Auszug:

«Gestern habe ich im Radio von der Ankunft Lewanewskis gehört. Früher hätte ich alles gesehen – den Flugplatz, die Menschenmenge, den Milizkordon... Das passiert jetzt nicht mehr. Ich sehe den Flugplatz nicht, und es ist mir gleichgültig, ob Lewanewski in Tuschino oder Moskau angekommen ist, ich sehe nur einen kleinen Abschnitt der Leningrader Chaussee, wo ich ihn am bequemsten empfangen könnte... Was zählt, ist, mir kein Wort von dem entgehen zu lassen, was er sagt; wo das aber geschieht, ist ohne Belang. Wäre das vor zwei Jahren passiert, hätte ich darunter gelitten, daß ich den Flugplatz und all die anderen Einzelheiten nicht sehe. Jetzt aber gefällt es mir, daß ich nur das Wesentliche sehe, die Umgebung ist nicht wichtig, es taucht nur noch das auf, was ich brauche, nicht alle Nebenumstände, und das ist für mich eine große Ersparnis.»

S.'s Bemühungen, seine Aufmerksamkeit zu fokussieren, die wesentlichen Daten herauszufiltern und von ihnen ausgehend auf das Ganze zu schließen – all das führte zu erheblichen Erleichterungen, und wenn S. früher einen Teil dessen, was er sah, «abschirmen» mußte, indem er es mit einem «dicken Leintuch» verdeckte, so schirmte er in späteren Phasen überschüssige Details automatisch ab, indem er sich auf die informativsten Elemente beschränkte, die er dann mit Hilfe einer Art Kurzschrift zu Bildern kodierte.

Als schwieriger erwies es sich, die zweite Aufgabe zu lösen. S. hatte an einem Abend oft mehrere Vorstellungen, und mitunter fanden diese im selben Saal statt, und die Tabellen mit den Zahlen, die er sich merken sollte, wurden auf dieselbe Tafel geschrieben. Das führte zu einigen Problemen, die er im folgenden Auszug beschreibt:

«Ich habe Angst, die einzelnen Vorführungen könnten durcheinandergeraten. Daher wische ich in Gedanken die Tafel ab und decke sie gleichsam mit einer Folie zu, die völlig undurchsichtig und undurchdringlich ist. Dann nehme ich diese Folie im Geist von der Tafel ab und höre, wie sie knistert, wenn ich sie zusammenballe. Ist also die Vorstellung zu Ende, wische ich alles ab, was dort geschrieben stand, entferne mich von der Tafel und hebe im Geist die Folie auf, mit der ich sie bedeckt hatte... Während ich zum Publikum spreche, spüre ich im Geist meine Hände diese Folie zerknüllen. Und doch können, sobald ich in der nächsten Vorstellung zur Tafel gehe, die weggewischten Zahlen wieder auftauchen. Wenn die neuen Zahlen auch nur entfernt einer früheren Reihe ähneln, kann es passieren, daß ich, ohne es richtig zu merken, von einer Tabelle ablese, die früher einmal auf der Tafel gestanden hatte.»

In der ersten Zeit waren S.'s Versuche, eine «Technik des Vergessens» zu entwickeln, sehr einfacher Natur: Könnte er sich nicht, überlegte er, eines äußeren Hilfsmittels bedienen, um zu vergessen – nämlich alles aufzuschreiben, was er nicht länger im Gedächtnis behalten wollte? Vielen mag das paradox vorkommen, aber für S. war das ein ganz natürlicher Gedanke.

«Um sich etwas einzuprägen, schreiben die Leute es auf... Ich fand das komisch, und ich beschloß, das Problem auf meine Weise zu lösen: Hat jemand etwas aufgeschrieben, besteht für ihn keine Notwendigkeit, es sich ins Gedächtnis zu rufen; hätte er aber keinen Bleistift zur Hand gehabt und so nichts aufschreiben können, dann hätte er es sich eingeprägt! Wenn ich etwas aufschreibe, weiß ich demnach, daß ich es mir nicht ins Gedächtnis zu rufen brauche... Und ich fing an, das bei kleinen Dingen anzuwenden: bei Telefonnummern, bei Nachnamen, bei irgendwelchen Aufträgen. Aber es kam nichts dabei heraus, in Gedanken sah ich stets meine Notiz... Ich bemühte mich, auf Zetteln von gleichem Typ und immer mit demselben Bleistift zu schreiben – es half nichts.»

Daraufhin begann S., die Zettel wegzuwerfen, auf die er geschrieben hatte, was er vergessen wollte; später verbrannte er sie sogar. Zum erstenmal gerät hier etwas ins Blickfeld, auf das ich im folgenden noch zurückkommen werde: S.'s lebhaftes bildliches Vorstellungsvermögen war nicht scharf von der Realität getrennt; so benutzte er Gegenstände der äußeren Welt als Hilfsmittel für seine geistigen Operationen.

Aber auch die «Magie des Verbrennens» half nicht, und als er einmal einen Zettel mit Zahlen, die er vergessen wollte, in den Ofen warf und hinterher feststellte, daß selbst auf den verkohlten Überresten noch deren Spuren zu erkennen waren, war er verzweifelt; nicht einmal das Feuer konnte die Spuren dessen tilgen, was er auslöschen wollte!

Das Problem des Vergessens, das durch sein naives Unterfangen, Aufzeichnungen zu verbrennen, nicht gelöst worden war, wurde für S. zu einer Folter. Und als er schon die Hoffnung zu verlieren begann, tauchte eine Lösung auf, die S. selbst und denen, die sich mit ihm befaßten, in gleichem Maße unbegreiflich blieb.

«Eines Tages – es war am 23. April – war ich abends sehr erschöpft. Ich hatte schon drei Auftritte hinter mir und fragte mich, wie ich den vierten überstehen sollte. Gleich würden die Tafeln der drei ersten Vorstellungen vor mir auftauchen. Das war für mich ein schreckliches Problem. Ich dachte: Schau ich doch mal kurz nach, ob die erste Tafel noch da ist. Irgendwie hatte ich Angst, sie könnte nicht mehr da sein. Ich wollte – und wollte gleichzeitig nicht, daß sie auftauchte. Und dann dachte ich: Die Tafel taucht jetzt nicht auf, und es ist klar, warum: Ich will es nicht! Aha! Wenn ich es also nicht will, daß sie auf der Bildfläche erscheinen, dann tun sie es auch nicht. Das mußte ich mir nur klarmachen!» Es war erstaunlich – aber diese Methode funktionierte. Möglich, daß

194

hier eine Fixierung auf das *Fehlen von Bildern* stattgefunden hatte, möglich auch, daß seine Aufmerksamkeit abgelenkt oder das Bild blockiert war, was dann, unterstützt durch einen Effekt der Autosuggestion, zu seiner Auslöschung führte. Doch es ist sinnlos, Vermutungen über ein Phänomen anzustellen, das ungeklärt bleiben muß.

«Ich fühlte mich sofort frei. Die Sicherheit, einen gewissen Schutz gegen Fehler zu besitzen, gab mir mehr Selbstvertrauen. Ich spreche freier, ich kann mir den Luxus erlauben, Pausen zu machen, denn ich weiß: wenn ich nicht will, daß ein Bild auftaucht, kommt es auch nicht. Ein wunderbares Gefühl...»

Ich habe darzustellen versucht, wie S.'s Wahrnehmung und Erinnerungsvermögen beschaffen sind: die erstaunliche Präzision seines Gedächtnisses; die Beständigkeit der eingeprägten Bilder. Ich habe auch die eigenartige Struktur dieser Bilder und die geistigen Operationen geschildert, durch die er sie seinen Zwecken dienstbar machte.

Jetzt steht ein Ausflug in seine Welt bevor, um sein Denken und seine Persönlichkeit zu erkunden.

Welche Auswirkungen hatten die beschriebenen Besonderheiten seines Gedächtnisses auf seine Wahrnehmungsweise und seine Lebenswelt? Verlief sein Denken in herkömmlichen Bahnen, oder hatten sich in ihm, in seinem Verhalten, in seiner Persönlichkeit Züge entwickelt, die ihn von allen anderen Menschen unterschieden?

Indem wir diesen Fragen nachgehen, stoßen wir auf höchst erstaunliche Phänomene, und noch viele Male werden wir uns wie die kleine Alice fühlen, die durch einen Spiegel ging und sich in einem geheimnisvollen Wunderland wiederfand.

Seine Welt

Das Individuum lebt in einer Welt der Menschen und der Dinge. Es sieht Gegenstände, hört Laute, erfaßt die Bedeutung von Worten. Glich S. in all diesen Aspekten des Lebens einem gewöhnlichen Menschen? Oder war seine Welt ganz anders als die unsrige?

Menschen und Dinge

S.'s ungewöhnliches Gedächtnis besaß einen besonderen Vorzug: In ihm waren Erinnerungen aus der frühen Kindheit erhalten geblieben, Erinnerungen, die sich bei den meisten von uns entweder gar nicht geformt haben oder aber verlorengegangen sind, weil sie von der riesigen Zahl nachfolgender Eindrücke verdrängt wurden. Vor allem aber ist in dieser frühen Lebenszeit das Hauptinstrument unseres Gedächtnisses – die Sprache – noch nicht ausgebildet.

Über was für Erinnerungen an die frühe Kindheit verfügen wir gewöhnlich? Über einige wenige Schemen vielleicht – irgendein Bildchen, das auf dem Deckel der Spielzeugtruhe klebt – die Stufen einer Treppe, auf der das Kind einst saß – das Gefühl, das die Bettdecke hervorrief, in die es sich beim Einschlafen schmiegte...

S.'s Erinnerungen an seine frühe Kindheit waren dagegen unvergleichlich reicher, und das ist nicht verwunderlich. Sein Gedächtnis hatte sich nicht – wie bei den meisten von uns – in jenen Apparat umstrukturiert, dessen Funktion die Versprachlichung von Erinnerungsbildern ist; vielmehr nahm es die Bilder, die eine der ersten Stufen der Bewußtseinsentwicklung prägen, weiterhin unmittelbar auf. Wir können dem, was er erzählt, im großen und ganzen glauben und einiges sogar überprüfen. Es ist wichtig, den Szenen, die er heraufbeschwört, aufmerksam zu folgen und im besonderen auf den für S. typischen Stil der Schilderungen zu achten.

«... Ich war noch ganz klein... vielleicht noch nicht einmal ein Jahr alt... Am deutlichsten tauchen in meiner Erinnerung die Möbel in unserem Zimmer auf, nicht alle – ich entsinne mich nur des Winkels, wo sich das Bett meiner Mutter und meine Wiege befanden. Eine Wiege – das ist ein Bettchen mit Gitterstäben auf beiden Seiten, und unten sind solche abgerundeten Brettchen, und es läßt sich schaukeln... Ich erinnere mich, daß die Tapeten braun waren, das Bett weiß... Da nimmt die Mutter mich zu sich und legt mich dann zurück... ich spüre die Bewegung... ein Gefühl der Wärme, dann ein unangenehmes Gefühl von Kälte. Sehr deutlich in Erinnerung geblieben ist mir das Licht. Tagsüber ist es ‹so›, später ‹so› – das ist die Dämmerung. Und dann kommt das gelbe Licht der Lampe – das sieht ‹so› aus.»

Das geht noch nicht über Bilder hinaus, die bei jedem von uns auftauchen können, bei dem einen deutlicher, bei dem anderen verschwommener. Doch kommen auch schon andere Töne in seiner Schilderung zum Tragen. Die klaren Bilder treten in den Hintergrund, und vage synästhetische Empfindungen herrschen vor, bei denen es keine Grenzen zwischen Wahrnehmung und Gefühl gibt, wo die Bilder der äußeren Welt duch diffuse Gemütsbewegungen ersetzt werden, wo die Empfindungen verschwommen und undeutlich werden, sich schwer in Worten ausdrücken lassen.

«Die Mutter habe ich so wahrgenommen: Bevor ich sie zu erkennen begann, hatte ich nur das Gefühl: ‹Das ist gut.› Da war keine Form, kein Gesicht, bloß etwas, das sich über mich beugte und von dem mir wohl wurde... Das tat gut... Ich habe die Mutter so gesehen, als wenn Sie durch das Objektiv eines Photoapparates schauen würden... Zunächst unterscheiden Sie nichts – nur ein rundes Wölkchen – einen Fleck... dann taucht ein Gesicht auf... dann werden die Gesichtszüge schärfer.

Die Mutter nimmt mich... Ich bemerke ihre Hände nicht, ich habe nach dem Auftauchen des Flecks nur das Gefühl, daß irgend etwas mit mir geschehen wird. Ich werde auf den Arm genommen... Da bemerke ich die Hände... Das Gefühl von etwas Angenehmem und Unangenehmem stellt sich ein... Offensichtlich haben sie, wenn sie mich abtrockneten, mich ziemlich grob behandelt, das war unangenehm... oder wenn sie mich aus dem Bettchen nahmen, vor allem abends. Ich liege da – das ist ‹so›... Gleich wird es ‹so› sein. Ich erschrecke, ich weine, vom Weinen fange ich noch mehr an zu weinen... Erst später habe ich begriffen, daß nach dem ‹so› ein Geräusch eintritt und dann Stille. Und danach spürte ich ein Pendel hin- und herschwingen» (August 1934).

«Die Mutter sah ich klar und deutlich – das ist ein Wölkchen, dann etwas Angenehmes, dann ein Gesicht, dann eine Bewegung. Den Vater habe ich stets an der Stimme erkannt. Die Muttter pflegte mich von der einen Seite des Bettes zu schaukeln, der Vater verdeckte beim Schaukeln das Licht von der anderen Seite. Er mußte gekommen sein, deshalb wurde es dunkel. Immer kam er von der Seite des Raumes, wo das Licht war...

Und das muß gewesen sein, als ich die Pockenimpfung erhielt... Ich erinnere mich an eine Menge Nebel und Blumen, ich weiß, daß das Lärm war... sicher ein Gespräch oder etwas in der Art. Schmerz aber empfinde ich nicht. Ich sehe mich im Bett meiner Mutter, zuerst mit dem Kopf zur Wand, dann mit dem Kopf zur Tür. Das Geräusch meiner Stimme erkenne ich, ich weiß, daß danach Lärm sein wird, wahrscheinlich mein Weinen. Man macht sich an mir zu schaffen – danach ist Lärm, Nebel, danach fühlt es sich ‹so› an und dann ‹so›.

Das war nicht das Gefühl, das ich hatte, wenn ich im nassen Bettchen lag. Ich wußte nicht, ob das gut war oder schlecht... Ich erinnere mich, wie es feucht im Bettchen wird. Zuerst ist da eine angenehme Empfindung, eine Wärmeempfindung, dann stellt sich ein Gefühl der Kälte ein. Etwas Unangenehmes, es brennt, und ich fange an zu weinen... Sie haben mich nicht bestraft... Ich erinnere mich an einen ganz bestimmten Augenblick: Ich schlief bei der Mutter, konnte aber schon aus dem Bett klettern. Ich erinnere mich – die Mutter zeigte mir einen Fleck im Bett. Ich höre ihre Stimme... Ich selbst konnte damals wahrscheinlich nur lallen...

... Und da ist noch was, etwas Unangenehmes – es ist kalt, die Empfindung, die ein Fleck in mir hervorrief wie der, den ich sah, wenn sie mich neben Tür und Ofen aufs Töpfchen setzten. Ich weine, mir scheint, daß mir, wenn man mich mit Gewalt aufs Töpfchen setzt, die Lust vergeht, es zu benutzen. Ich habe Angst davor. Es ist innen weiß, außen grünlich, und in seiner Mitte auf der Emailleschicht ist ein großer schwarzer Fleck... Ich dachte, das sei ein Fleck wie eine Schabe an der Wand. Dann dachte ich, das sei ‹a shuk›*»(September 1934).

Es läßt sich schwer sagen, ob diese Erzählung nur zu Erlebnissen der frühen Kindheit zurückführt oder ob sie die Art von Emotionen widerspiegelt, die für den erwachsenen S., wie er da vor mir saß, charakteristisch war. Möglich wären beide Antworten, und es wäre nutzlos, sich darüber den Kopf zu zerbrechen. Eines steht außer Zweifel: Die diffusen synästhetischen Reaktionen, die, wie Neurologen meinen, bei erwachsenen Menschen nur für die primitivsten «protopathischen» Formen der Sensibilität charakteristisch sind, blieben bei S. auch weiterhin erhalten und waren Bestandteil fast aller Formen seiner Empfindungen. Deshalb ist es schwer, bei ihm eine Empfindung von einer anderen abzugrenzen, wie zum Beispiel die folgende Episode (September 1934) zeigt:

«Ich war zehn oder elf Jahre alt, und ich wiegte meine Schwester in den Schlaf. Wir waren viele Kinder, ich war das zweitälteste – und ich wiegte die Kleinen oft... Ich hatte ihr schon alle Lieder vorgesungen, ich mußte kräftig singen, zum Schlafen ist Nebel nötig. Aber warum konnte sie so lange nicht einschlafen? Ich schloß die Augen und versuchte, mir vorzustellen, warum sie nicht einschlief. Schließlich kam ich darauf... Vielleicht war das auch ‹a shuk›?... Ich nahm ein Handtuch und legte es ihr über die Augen... Sie schlief ein.»

Fast alle Aspekte, die uns hier besonders interessieren, sind in diesem Auszug enthalten: die synästhetische Reaktion («ich mußte kräftig singen, zum Schlafen ist Nebel nötig»),

---

* Offenbar eine Vermischung von Jiddischem («a» – ein) und Russischem («shuk» – Käfer), hier als Synonym für Schreckliches, Abscheuliches. *Anm. d. Übers.*

die diffusen kindlichen Angstempfindungen, die Versuche, in das Bewußtsein eines anderen einzudringen, indem man die Augen schließt und sich vorstellt, was ihn beunruhigen könnte (darauf werde ich später noch zurückkommen). Und all das bei einem Jungen von zehn, elf Jahren. Doch waren diese synästhetischen Reaktionen und diffusen Empfindungen eben nicht auf seine Kindheit beschränkt; sie prägten genauso sein Erwachsenenleben. Viele Beobachtungen, gewonnen aus der Analyse seiner Wahrnehmungen und bestimmter charakteristischer Züge seiner bewußten Aktivitäten, deuten darauf hin. Hier einige Beispiele.

«Da klingelte es. Ein runder Stein rollte vor meinen Augen vorüber – die Finger nahmen etwas Unebenes wahr, es fühlte sich an wie ein Strick, und dann war da der Geschmack von Salzwasser... und etwas Weißes.»

Hier sind alle Sinne involviert: Das Klingeln ruft nicht nur ein unmittelbares Bild hervor. Es hat auch taktile Eigenschaften, eine weiße Farbe, und es ist salzig im Geschmack. Diese synästhetischen Elemente bleiben bei S. in allen Empfindungen, die die Außenwelt hervorrief, erhalten.

«Ich sitze im Restaurant – und da ist Musik. Wissen Sie, warum sie in Restaurants Musik spielen? Weil durch sie alles seinen Geschmack verändert. Wenn man sie richtig auswählt, schmeckt alles gut. Sicher wissen das die Leute, die in Restaurants arbeiten...»

«...Ich habe immer solche Empfindungen. Soll ich in die Straßenbahn einsteigen? In den Zähnen spüre ich ihr Geratter... Einmal wollte ich mir ein Eis kaufen, um in Ruhe sitzen und essen zu können, ohne dieses Geratter hören zu müssen. Ich bin zur Eisverkäuferin gegangen und habe gefragt, was für Eis sie hat. ‹Fruchteis!› Sie hat mit einer solchen Stimme gesprochen, daß ihr ein ganzer Haufen Kohle und schwarzer Schlacke aus dem Mund gekommen ist – und ich konnte das Eis nicht mehr kaufen, weil sie so geantwortet hat...

Und noch etwas: Wenn ich esse, habe ich Schwierigkeiten zu verstehen, was ich lese – der Geschmack der Speise übertönt den Sinn...» (Mai 1939).

«Ich wähle Gerichte nach dem Klang ihres Namens aus. Es ist komisch, wenn ich sage, daß Mayonnaise sehr gut schmeckt, aber das ‹s› den Geschmack verdirbt, das ‹s› ist ein unsympathischer Laut... Ich konnte lange keine Haselhühner essen – ‹Haselhuhn› ist ja etwas Hüpfendes... Und wenn die Speisekarte schlecht geschrieben ist, kann ich gar nichts mehr essen – das ganze Menü kommt mir dann eklig vor...

Folgendes ist mir passiert: Ich komme in eine Gaststätte. Man fragt mich: ‹Möchten Sie Gebäck – *korshiki?*›, bringt mir dann aber Brötchen... Nein, das sind keine *korshiki*... *Korshiki* – das klingt so hart, knirschend, spitz – das machen das ‹r› und ‹sh› darin...» (Mai 1939).

In S.'s Wahrnehmungswelt gab es oft keine Grenzen zwischen Farben und Lauten, zwischen Geschmacks- und Tastempfindungen. Er nahm glatte, kalte Laute und rauhe Farben, salzige Töne und helle, klare Gerüche wahr – und all das verflocht und vermischte sich und ließ sich nur schwer voneinander trennen.

Dies führt uns zu einem anderen Thema. Wie wirkten sich S.'s Synästhesien auf die Wahrnehmung von Gesprochenem aus? Was bedeuteten Worte für ihn? Mischen sich auch ihnen dieselben synästhetischen Empfindungen bei, die Geräusche zu «Dampfschwaden» machten und den Geschmack einer Speise veränderten, wenn ihr Name mit «unfreundlicher» und «spitzer» Stimme ausgesprochen wurde? Wie ging er mit der Bedeutung sprachlicher Äußerungen um?

Worte

Wie S. Bedeutungen schuf, haben wir schon an einem Beispiel – seinem Bezug zu dem Wort *a shuk* – sehen können. Wie faßte S. dieses Wort auf, das für ihn zunächst nur «Käfer» bedeutete, dann aber eine breite Anwendung in seinem Sprachgebrauch erfuhr?

«*A shuk* – das ist eine eingedellte Stelle am Töpfchen... Das sind Schwarzbrotstückchen... Abends, mit dem Erscheinen des Lichts, erscheint auch *a shuk*. Nicht alles ist beleuchtet, das Licht der Lampe fällt nur auf eine kleine Plattform, ringsum ist es dunkel! – das ist *a shuk*... Warzen – das ist auch *a shuk*... Man stellt mich vor einen Spiegel, da ist ein Geräusch, es wird gelacht... da sind meine Augen im Spiegel, dunkle Augen – das ist auch *a shuk*... Da liege ich im Bettchen, und dann ein Schrei, Lärm, Drohungen... In dem emaillierten Teekessel wird etwas gekocht, die Großmutter kocht Kaffee. Sie läßt etwas Rotes hineinfallen und nimmt es heraus – *a shuk!* Auch die Kohle ist *a shuk*... Da werden samstags Kerzen angezündet, die Kerze im Leuchter brennt, der zurückgebliebene Talg schmilzt nicht, der Docht flackert, wird schwarz. Ich habe Angst, ich weine – das ist auch *a shuk*... Und wenn der Tee nicht richtig eingegossen wird und auf die Untertasse tropft – das ist *a shuk*...» (September 1934).

Dem Psychologen sind solche Phänomene sehr vertraut. Carl Stumpf beobachtete, daß für seinen kleinen Sohn «qua» sowohl eine Ente als auch der Adler auf einer Münze als auch die Münze selbst war. Oder das so gut bekannte «kch», mit dem ein kleines Kind nicht nur die Katze und ihr Fell, sondern auch einen spitzen Stein bezeichnet, an dem es sich geritzt hat. Kein Zweifel – es ist etwas Wahres in S.'s Erzählungen, das uns in die fernen Jahre der frühen Kindheit zurückversetzt. Diese erweiterten Bedeutungen von Wörtern sind bei Kindern häufig anzutreffen*, doch bei S. machten sich auch in diesem normalen kindlichen Sprachgebrauch sehr bald eigene Töne bemerkbar.

«Nehmen wir das Wort ‹Mama› oder ‹Mami›, wie wir als Kinder sagten. Das ist heller Nebel. ‹Mami› und alle Frauen – das ist etwas Helles... wie die Milch im Glas, der weiße Milchkrug, die weiße Tasse – das ist alles wie eine weiße Wolke...

Und dann das Wort ‹gieß› – es ist später aufgetaucht. Für mich bedeutete es ‹Ärmel›, etwas Gedehntes, Langes, ein

---

* Vgl. A. R. Lurija / F. J. Judowitsch, Die Funktion der Sprache in der geistigen Entwicklung des Kindes, Schwann, Düsseldorf 1970.

Strahl, wenn man Tee einschenkt... Das Spiegelbild eines Gesichts in einem blankgeputzten Samowar – das ist auch ‹gieß›. Es funkelt wie der Laut ‹s›, das Gesicht aber ist länglich wie ein Wasserstrahl, wie ein sich langsam zu mir herabsenkender Arm mit Ärmel, wenn man mir Tee einschenkt...» (September 1934).

Hier haben wir es nicht nur mit einer umfassenden Erweiterung der Bedeutung eines Wortes zu tun. Das Wort hat einen Sinn, es bezeichnet irgendein Merkmal – und dieses Merkmal erstreckt sich auch auf andere Dinge, das Wort beginnt, alle Dinge zu bezeichnen, bei denen dieses Merkmal vorhanden ist; das ist uns vertraut. Doch jedes Wort wird durch einen Komplex von Lauten ausgedrückt, die, je nach der Stimme des Sprechenden, ganz verschieden klingen können. Für S. hatte jeder Laut und jede Stimme eine eigene Farbe und einen eigenen Geschmack – sie riefen «Dampfschwaden», «Spritzer» und «Flecken» hervor, einige Laute waren glatt und weiß, andere orangefarben und spitz wie Pfeile. Die Folge war, daß für ihn die Bedeutung eines Wortes auch in dessen Lauten zum Ausdruck kam. Dies ist zweifellos eine besondere Form der Bedeutungserweiterung – eine Erweiterung, der die synästhetische Reaktion auf ein Wort, auf seine klanglichen Eigenheiten zugrunde liegt.

Wir lassen den Klang eines Wortes gewöhnlich außer acht, drängen ihn in den Hintergrund unserer Wahrnehmung, da wir uns auf die Bedeutung und den Gebrauch eines Wortes konzentrieren. Es ist deshalb sehr unwahrscheinlich, daß uns ein Gefühl der Harmonie oder des Widerspruchs überkommt, wenn wir den einen Baum als «Kiefer», den zweiten als «Tanne» und den dritten als «Birke» bezeichnen.

S.'s Erfahrungen waren völlig anders geartet. Er empfand deutlich, daß es Worte gab, deren Klang mit ihrem Inhalt übereinstimmte, andere, die es zu verbessern galt, und schließlich Worte, deren Bedeutung ihm vollkommen unnatürlich vorkam und die sich, wie er meinte, durch irgendein Mißverständnis in die Sprache eingeschlichen hätten.

«...Ich hatte Scharlach... ich war mit Kopfschmerzen aus

der Chederschule gekommen, und die Mutter hatte gesagt: ‹Er hat a Hitz.› Das stimmt! ‹Hitz› – das ist so etwas wie ein Blitz, etwas Grelles... aus meinem Kopf kommt so etwas Spitzes, Orangefarbenes heraus. Kein Zweifel – das Wort stimmt!»...

Aber dann das Wort ‹Holz› – das paßt gar nicht. ‹Holz› – das hat eine so lebhafte Tönung, es ist von einem Lichtstrahl umgeben... Und doch soll es ‹Holzklotz› heißen... Nein, das stimmt nicht, das ist ein Mißverständnis...

Und dann noch *swinja* [russisch: Schwein]! Kann denn das sein? *Swi-n-ja* – das ist doch etwas Feines, Elegantes... Etwas anderes ist es mit *chawronja* [russisch: Sau] oder mit *a chaser* [jiddisch: Schwein]. Das ist es wirklich, das *ch*, fett, mit dickem Wanst, mit harten Borsten, mit einer getrockneten Dreckkruste – *a chaser*!...

Als ich fünf Jahre alt war, hat man mich zur Chederschule gebracht. Vorher war der Rebe [jiddisch: Rabbi, Lehrer] bei uns in der Wohnung. Als man mir sagte: ‹Du wirst bei Kamerash Unterricht haben›, da erriet ich, daß es sich um diesen Mann im langen Gehrock mit dem dunklen Bart und dem breitgeränderten Hut handeln mußte. Klar, das war ‹Kamerash›! Nur das Wort ‹Rebe› paßte nicht zu ihm. ‹Rebe› – das ist etwas Weißes, aber er ist dunkel...

Und dann das Wort ‹Nebukadnezar› [jiddische Aussprache: *Nabuchadneizer*]. Nein, das ist ein Irrtum. Er war so böse, konnte einen Löwen zerfleischen. Hieße er ‹Nabuchadreizer› – dann würde es passen! ‹Spitz› – das stimmt, es muß dünn und scharf sein... und *dog* [russisch: Dogge]. Auch das ist verständlich – sie ist groß, sie muß so sein...

Und ‹Samowar›! Natürlich, das ist der reinste Glanz, aber nicht vom Samowar, sondern vom Buchstaben ‹S›. Die Deutschen sagen ‹Teemaschine›. Das trifft es nicht. ‹Tee› – das ist etwas, was nach unten fällt. O weh! Das habe ich befürchtet, das geht auf den Fußboden... Nun, wie kann ‹Teemaschine› dasselbe wie ‹Samowar› sein?!» (September/Oktober 1934).

Die Bedeutung eines Wortes mußte seinem Klang entsprechen, sonst konnte S. in Verwirrung geraten.

«Unser Hausarzt hieß Dr. Tiger... ‹Me darf ruf'n den Tiger›, sagten meine Eltern. Ich glaubte, da müsse so ein langer Stock daherkommen, weil die Laute *e* und *r* nach unten fallen, und wollte wissen, wer er denn sei. ‹Ein Doktor›, gab man mir zur Antwort. Und ich sah den ‹Doktor› – das war so etwas wie ein runder Pfefferkuchen mit Troddeln, etwas nach unten Hängendes, und ich brachte das auf einem Stock unter... Aber dann trat so ein hochgewachsener, rotwangiger Onkel ein. Ich musterte ihn und dachte: Nein, das ist er nicht» (März 1938).

S. spürte einen unwiderstehlichen Drang, die Bedeutung eines Wortes an seinen Klang anzupassen, woraus sich immer wieder Schwierigkeiten ergaben; und doch blieb diese kindliche Synästhesie lange Zeit erhalten.

«Der Klang eines Wortes hat eine bestimmte Form und Farbe, die Bedeutung aber hat eine andere Form und ein anderes Gewicht, sie klingt anders... All das muß ich zusammenfügen, damit ich das richtige Wort im richtigen Moment verwenden kann – einerseits ist das eine Komplizierung, andererseits eine Methode, sich Wörter zu merken. Wenn ich mir dieser Eigentümlichkeit bewußt bleibe – daß ich mich dem Denken der Leute, mit denen ich rede, anzupassen habe –, komme ich klar. Wenn ich es nicht bedenke, dann kann ich den Eindruck eines beschränkten, begriffsstutzigen Menschen erwecken» (Oktober 1934).

Die synästhetische Auffassung eines Wortes, bei der der Klang den Sinn ebenso bestimmt wie die Bedeutung, hat noch eine andere Seite. Während manche Wörter nicht ihrer Bedeutung zu entsprechen scheinen und somit das Verständnis erschweren, verleiht der Klang anderer Wörter diesen eine besondere Ausdruckskraft. Und an S.'s Reaktion auf Wörter ließ sich deren Ausdruckskraft geradezu abmessen. Es ist kein Zufall, daß sich der Regisseur Eisenstein, in dessen Arbeit die Dynamik des Ausdrucks eine so zentrale Rolle spielte, intensiv mit ihm befaßte.

Das folgende Beispiel, das wohl am deutlichsten von allen zeigt, welche Ausdruckskraft Klänge für S. haben konnten, stammt aus einem Experiment, bei dem S. die Unterschiede zwischen den Varianten eines Vornamens – Marija – definieren sollte: Mascha – Manja – Marussja – Mary.

«Sogar jetzt, da ich ein erwachsener Mensch bin, fasse ich sie unterschiedlich auf. Marija – Mascha – Mary – nein, das ist nicht dasselbe. ‹Manja› paßt zu ihr, aber ‹Marussja› und ‹Mary› – nein. Ich habe erst sehr spät begriffen, daß man ein und dieselbe Frau so nennen kann. Doch auch jetzt kann ich mich nicht damit abfinden... ‹Marija› – das ist eine solide Frau, mit bleicher Gesichtsfarbe, eine Blondine, mit leichter Wangenröte, ruhigen Bewegungen, feindseligen Augen. ‹Marja› – das ist eine Frau von derselben Art, nur beleibt, rote Wangen, große Brüste. ‹Mascha› – sie ist etwas jünger, trägt ein rosa Kleid, ist eine schwammige Frau. ‹Manja› – das ist eine junge, schlanke Frau, vielleicht auch brünett, mit scharf-geschnittenen Gesichtszügen, weder Nase noch Wangen glänzen. Ich kann nicht begreifen, wie das eine ‹Tante Manja› sein kann...»

Ich frage ihn, warum Manja für ihn eine junge Frau sei.

«N ist ein Nasallaut... Nun, ich weiß nicht, aber sie ist jung. Doch ‹Musja› [eine andere Koseform von Marija] – das ist etwas anderes. Ihre prächtige Frisur fällt auf, sie ist ebenfalls nicht groß und hat so etwas Abgerundetes, wahrscheinlich macht das der Laut u... ‹Mary› ist ein sehr trockener Name... Etwas Dunkles sitzt in der Dämmerung am Fenster... Und als man mich fragt: ‹Hast du Mascha gesehen›, da begreife ich nicht gleich, daß das Mascha, Manja oder Marussja sein kann – die sind doch nicht dieselbe Frau... Mitunter fällt es mir schwer, mich daran zu gewöhnen, daß ein Mensch einen solchen Vornamen hat, und dann denke ich wieder: Natürlich ist sie das, natürlich ist das Mascha» (Mai 1938).

Jeder weiß, wie feinfühlig Lyriker mit der Ausdruckskraft des Klanges umgehen. Ich erinnere mich, wie Eisenstein, wenn er Studenten für die Regiefakultät des Filminstituts auswählte, diese aufforderte, ihre Reaktionen auf Namensvarianten wie ‹Marija› – ‹Mary› – ‹Marussja› zu schildern. Für ihn war das eine sichere Methode, jene auszuwählen, die eine Sensibilität für die Ausdruckskraft von Worten hatten.

S. besaß diese Fähigkeit in hohem Maße; Wörter, die andere als Synonyme betrachteten, hatten für ihn vollkommen verschiedene Bedeutungen.

«*Wor* [russisch: Dieb] und *shulik* [russisch: Gauner]... *Wor* – das ist ein sehr bleicher Bursche, ärmlich gekleidet, eine Tasche ist abgerissen, er hat eingefallene Wangen und sieht abgehärmt aus. Er hat Haare wie Stroh und keine Mütze. Das macht alles das *o* – das gedehnte *o*. *Wo-or* – das ist so etwas Graues, dazu kommt noch, daß die Juden das *r* nicht aussprechen und sich *woch* ergibt – und das ist nun schon ganz grau... Aber *shulik* – das ist etwas anderes. Das ist ein Bursche mit aufgedunsenen Wangen, sie glänzen, die Augen sind ölig, über einem Auge ist eine Narbe... Früher, als ich klein war, sagte ich *sulik* – und der war klein, stämmig und gedrungen... *sss* – das ist die Fliege, die da surrt, mir ist es so vorgekommen, als sei sie am Fenster, diese Fliege. Später, als ich dann wußte, wie das Wort richtig ausgesprochen wird – *shulik* –, wurde auch der kleine Kerl, den ich sah, größer.

Und *ganef* [jiddisch: Dieb] – das ist in einem halbdunklen Zimmer, wenn es Abend ist und man noch kein Licht gemacht hat – ein Geraschel ist zu hören, und er nimmt ein Stück Brot vom Regal... Das habe ich als Kind gehört – Brot ist vom Regal gestohlen worden – aber wo? Sicher aus unserer Speisekammer.

Mit einem *wor* könnte ich Mitleid haben, mit einem *ganef* nie! Einen *sulik* könnte ich schonen, aber einen *shulik* – diesen Kerl mit der feisten Visage? Bei anderen hängt es davon ab, wie jemand gekleidet ist, bei mir davon, wie ich ihn sehe, vom Gesicht...

Und dann sind da noch *chworat* [russisch: kränkeln] und *bolet* [russisch: krank sein] – das ist etwas Verschiedenes. *Bolet* – das ist eine leichte Sache, *chworat* – das ist schwer. *Chworoba* [russisch: Kränklichkeit] – das ist ein graues Wort, es fällt herab und verdeckt einen Menschen. ‹Er ist schwer krank› – das ist möglich: *Bolesn* [russisch: Krankheit] – das ist der Nebel, der aus einem Menschen herauskommen kann und ihn umgibt... *Chworat* – dann liegt er irgendwo unten, *chworat* – das ist schlimmer... *On prich-*

warywajet [er kränkelt] – er geht und hinkt leicht *[prichramy-wajet]* – aber das hängt nicht mit der Gemeinsamkeit des Klanges zusammen, das sind ganz unterschiedliche Dinge» (März 1938).

Doch hier überschreiten wir bereits die Grenzen der bloßen «Physiognomie der Wörter» und betreten einen anderen Bereich.

Sein Verstand

Wir haben S.'s Gedächtnis untersucht und einen kurzen Ausflug in seine innere Welt unternommen. Er hat uns gezeigt, daß diese Welt in vielem anders war als die unsrige. Es war eine Welt prägnanter und komplizierter Bilder und schwer in Worten auszudrückender Gemütsbewegungen, in denen eine Empfindung unmerklich in die andere überging. Wir haben auch gesehen, wie S. Wörter organisierte und interpretierte und welche Arbeit er bewältigen mußte, um ihre wahre Bedeutung festzustellen.

Wie aber war sein Verstand aufgebaut? Wie lernte er, wie eignete er sich Wissen an, wie bewältigte er komplexe geistige Aufgaben? Wodurch unterschied sich sein Denken von dem anderer Menschen?

Hier geraten wir erneut in eine Sphäre von Widersprüchen, in der sich die Vorzüge des figurativen, bildhaften Denkens mit dessen Mängeln verflechten, in der sich der Reichtum an Gedanken und Vorstellungsbildern so merkwürdig mit intellektueller Armut verbindet.

Die Stärken

S. selbst bezeichnete sein Denken als «spekulativ», was nichts mit den abstrakt-spekulativen Thesen der Philosophen aus der Schule des Rationalismus zu tun hat. Sein Verstand arbeitete visuell – und nur in diesem Sinne konnte es «spekulativ» genannt werden.*

Was andere in Gedanken oder undeutliche Vorstellungen umsetzen, konnte S. sehen. Vor ihm tauchten klare Bilder auf, die ihm so greifbar erschienen, daß er sie für die Wirklichkeit halten konnte. Sein ganzes Denken bestand aus den Operationen, die er mit diesen Bildern durchführte.

Ein solches Denken in Bildern bietet natürlich eine ganze Reihe von Vorzügen (setzt aber auch Grenzen, auf die ich noch zurückkommen werde). Zum Beispiel konnte S. sich besser in narrativen Texten zurechtfinden, ohne ein Detail auszulassen, und stieß dabei manchmal auf Widersprüche, die der Autor der Geschichte übersehen hatte.

«Hier ein Beispiel dafür, wie oft ich Widersprüche bemerke. Sie alle haben Tschechows Erzählung ‹Der Übeltäter› gelesen. Gibt es darin irgendein falsches Moment?... Nun hören Sie: Der Untersuchungsrichter sagt zum Bauern: ‹Ja, weißt du etwa nicht, daß man die Schienen mit Muttern an den Schwellen befestigt?› Ist das richtig? Nein? Aber bei Tschechow steht das so geschrieben. Ich sehe das doch, und ich sehe, daß es nicht stimmt! Ich lese es noch einmal: Nein, eine Mutter eignet sich nicht dazu...

Noch ein Beispiel. Nehmen Sie ‹Der Dicke und der Dünne›. Dort heißt es: ‹Nafanail überlegte ein wenig und nahm die Mütze [*schapka*] ab.› Dann aber; als er gehört hat, daß sein ehemaliger Schulkamerad Geheimrat geworden ist, ‹machte er einen Kratzfuß und ließ die Uniformmütze [*furashka*] fallen›. Solche Momente kann man sowohl bei Tschechow als auch bei Scholochow viele finden. Sie haben ja nicht gesehen, ich aber sehe» (März 1951).

Das bildliche Lesen eines Textes gab ihm Einblicke, die die Verfasser des «Übeltäters» und des «Stillen Don» nicht hatten. Beide Schriftsteller hatten sich darauf konzentriert, ihre Ideen zu vermitteln und eine Handlung zu konstruieren. S. dagegen *sah* alle Details und kam nicht umhin, Widersprüche

---

* Das russische Wort für «spekulativ» – *umosritelnyj* – bedeutet wörtlich «im Geiste gesehen». *Anm. d. Übers.*

zu konstatieren, wenn sie im Text vorkamen. Er brauchte seine Beobachtungsgabe nicht erst zu entwickeln – sie bildete einen integralen Bestandteil seines Verstandes.

Das innere Sehvermögen wirkte sich nicht nur auf S.'s Beobachtungsgabe aus, es half ihm auch, mit beneidenswerter Leichtigkeit bestimmte praktische Aufgaben zu lösen, die jeden von uns lange Überlegungen gekostet hätten.

Auf seinem gewundenen Lebensweg mußte er sich eine Zeitlang mit Rationalisierungsmaßnahmen in Betrieben befassen. Der folgende Auszug (Oktober 1937) zeigt, wie leicht er die erforderlichen Lösungen fand.

«Alle meine Erfindungen werden sehr einfach gemacht. Ich brauche mir nicht den Kopf zu zerbrechen – ich sehe einfach vor mir, was zu tun ist... Ich komme in ein Bekleidungswerk und sehe, daß draußen Stoffballen verladen werden: Die Ballen liegen, von einer Hülle umgeben, auf dem Boden. Und nun sehe ich innerlich den Arbeiter, der diese Ballen umwickelt: Er wendet sie mehrmals um, die Umhüllung zerreißt, ich höre das Knacken, höre, wie sie platzt. Ich gehe weiter – und auf einmal kommt mir ein Gummiband in den Sinn, so wie man es benutzt, um ein Notizbuch zusammenzuhalten. Das wäre hier geeignet... Aber es müßte schon ein großes, dickes Gummiband sein. Und nun vergrößere ich es in meinem Geist – und sehe den Gummischlauch eines Autoreifens. Wenn man so einen zerschnitte, wäre es genau das, was hier gebraucht wird! Ich sehe das – und dann schlage ich es den Leuten in der Fabrik vor...

Noch ein Beispiel. Sie werden sich an die Lebensmittelkarten mit den Coupons erinnern – Kästchen mit Zahlen: Rubel, Kopeken... Meine Aufgabe war: Wie kann man es bewerkstelligen, einen Coupon herauszutrennen, ohne um allzu viele andere herumschneiden zu müssen? Vor meinem inneren Auge sehe ich einen Mann, der dicht vor der Kasse steht. Er ist gewitzt, er will den Coupon unauffällig herausschneiden. Er schneidet, und ich beobachte ihn... Nein, nicht so! Besser so! Und ich finde heraus, wie es besser geht! Das, was andere nur mit Berechnungen und auf dem Papier fertigbringen können, mache ich ‹spekulativ›.»

210

Zugegeben – viele seiner Vorschläge waren nicht allzu praktisch – wo findet man schon so viele Autoschläuche, daß es sich lohnen würde, eine neue Verpackungsmethode einzuführen? –, und überhaupt war der praktische Sinn nicht gerade S.'s stärkste Seite (wir werden noch sehen warum); und doch war es ein großer Vorzug, daß er Probleme, die andere zu umständlichen Berechnungen zwingen würden, «spekulativ» zu lösen vermochte. Besonders deutlich trat dieser Vorzug bei Aufgaben zutage, die für uns gerade deshalb schwer sind, weil das sprachliche «Durchspielen» eines Problems die Möglichkeit verdrängt, sich eine Lösung bildlich vorzustellen.

Noch markanter traten die Mechanismen des Denkens in Bildern bei der Lösung von Aufgaben hervor, in denen die abstrakten Ideen, die das Problem konstituierten, sich gegen jeden Versuch sperrten, eine Lösung zu visualisieren. Da S. sich nie irgendwelcher abstrakten Vorstellungen bediente, war er frei von diesem Konflikt.

«In der Malenkaja Bronnaja – wir hatten dort ein kleines Zimmer – traf ich mich mit dem Mathematiker G. Er forderte mich auf, die folgende Aufgabe zu lösen – er saß auf dem Stuhl, während ich stand. ‹Stellen Sie sich vor›, sagte er, ‹daß vor Ihnen ein Apfel liegt, und diesen Apfel sollen Sie mit einem Bindfaden oder einem Riemen umspannen; es ergibt sich eine Kreislinie von einer bestimmten Länge. Nun fügen Sie dieser Länge einen Meter hinzu. Dadurch erhalten Sie eine neue Länge: die der Kreislinie des Apfels plus einen Meter. Umspannen Sie den Apfel von neuem; klar ist, daß zwischen Apfel und Bindfaden mehr Raum bleibt.›

Als er mir das sagte, sah ich sofort den Apfel, ich bückte mich, umspannte ihn mit dem Bindfaden... ‹Mit dem Riemen›, sagte er dann – und schon sah ich den Riemen. Als er von dem Meter zu sprechen anfing, sah ich ein Stück des Riemens, nein, er war ganz, und nun machte ich aus ihm einen Kreis, und in die Mitte legte ich den Apfel.

Dann sagte er: ‹Stellen wir uns den Erdball vor.› Zunächst sah ich den großen Erdball, auch ihn umspannte ein Riemen –

und Berge und Erhebungen... ‹Nun fügen wir dem Riemen gleichfalls einen Meter hinzu. Dadurch muß sich, wie beim Apfel, die Entfernung zwischen dem Riemen und dem Erdball vergrößern. Wie groß ist diese Entfernung?› Zunächst entstand bei mir die Vorstellung von einem riesigen Erdball. Ich berührte ihn und versuchte, ihn zu umfassen, aber er war zu nahe... Ich rückte ihn weiter von mir fort, verwandelte ihn in einen Globus, aber ohne Ständer. Aber auch das funktionierte nicht. Er hatte jetzt Ähnlichkeit mit dem Apfel, den ich vorher gesehen hatte. Da verschwand plötzlich der Raum, in dem wir saßen, und ich erblickte eine riesige Kugel, weit weg – in einigen Kilometern Entfernung. Den Riemen ersetzte ich durch einen Stahlreifen – eine schwierige Aufgabe, galt es doch, die Kugel genau zu umspannen. Dann gab ich einen Meter dazu und sah, wie sich der Reifen ein Stückchen ausdehnte und Raum zwischen ihm und der Kugel ließ. Aber wieviel? Ich mußte ihn mir vergegenwärtigen, ihn in Dimensionen bringen, mit denen Menschen üblicherweise rechnen... Neben der Tür sah ich eine Kiste, aus der ich eine Kugel formen konnte. Ich umspannte die Kiste in meinem Geist mit einem Riemen. Nun gab ich, genau an den Ecken, einen Meter dazu. Ich nahm genau Maß und zerschnitt den Meter in vier Teile, jedes Teil 25 Zentimeter. Für jeden Riemen ergab sich damit ein Überhang – die Länge jeder Seite der Kiste plus ein Viertel... Nun wurde mir klar: wie groß auch immer die Kiste ist – und wenn jede Seite hundert Kilometer lang wäre –, immer gebe ich 25 Zentimeter dazu. Demnach ergaben sich vier Seiten und für jede Seite zusätzliche 25 Zentimeter. Ich schob den Riemen an einer Seite entlang – und es ergaben sich auf jeder Seite 12,5 Zentimeter, der Riemen stand überall 12,5 Zentimeter von der Kiste ab. Mochte die Kiste riesengroß sein, mochte jede Seite eine Million Zentimeter lang sein – ganz gleich: Wenn man einen Meter zugab, hatte jede Seite zusätzlich 25 Zentimeter. Jetzt verwandelte ich die Kiste in eine Kugel. Ich brauchte nur die Ecken fortzunehmen und sie in eine runde Form zu bringen. Und es ergab sich wieder dasselbe. So habe ich diese Aufgabe gelöst» (März 1937).

Der Leser möge mir den allzu langen Auszug verzeihen; meine einzige Rechtfertigung: Er führt sehr genau vor, welche Methoden S. anwandte und wie diese ihn ganz andere Wege zur Lösung einer Aufgabe einschlagen ließen als einen Menschen, der Berechnungen auf dem Papier anstellt.

Ich habe mit S. viele Stunden damit verbracht, die Vorteile seiner Methode zur Lösung arithmetischer Aufgaben zu analysieren, und er hat mich vieles gelehrt, als er mir die Rolle beschrieb, die Anschauungsbilder bei der Lösung von Aufgaben spielten. Es besteht kein Zweifel, daß wir zur Lösung arithmetischer Probleme auch weiterhin Berechnungen werden vornehmen müssen, im Geist oder auf dem Papier; doch wie oft werden wir in die Irre geführt, weil wir uns ausschließlich auf Berechnungen stützen, die keine Verbildlichung des Problems zulassen. Wir landen bei falschen Antworten oder beharren auf komplizierten, aufwendigen Methoden, anstatt uns eines Lösungsverfahrens zu bedienen, das viel einfacher wäre.

Wer weiß nicht, als wie schwierig sich eine scheinbar einfache Aufgabe wie die folgende erweisen kann: Ein Ziegel wiegt ein Kilo und noch einmal soviel, wie ein halber Ziegel wiegt. Wieviel wiegt der Ziegel? Mit welcher Unbekümmertheit Menschen, die sich nur auf die Zahlenangaben konzentriert haben, eine falsche Antwort geben: 1,5 Kilo! Eine solche Neigung, in formale Antworten abzugleiten, war S. nicht nur fremd, sie war undenkbar für ihn. Sein «inneres Sehvermögen», das ihn zwang, sich immer konkreter *Objekte* zu bedienen und Zahlen stets mit Anschauungsbildern zu verbinden, ließ keine formalen Lösungen zu. Die Folge war, daß ihm Aufgaben, die bei anderen Konflikte hervorriefen, kaum Schwierigkeiten bereiteten; er stand nie vor der Wahl zwischen formalen und spezifischen Lösungswegen. Einige Beispiele sollen dies verdeutlichen.

«Man stellt mir folgende Aufgabe: Ein gebundenes Buch kostet 1 Rubel 50 Kopeken. Der Buchblock ist 1 Rubel teurer als der Einband. Wieviel kostet das Buch, wieviel der Einband? Ich habe das ganz einfach gelöst. Vor mir taucht ein Buch mit rotem Einband auf, der Buchblock ist 1 Rubel teurer als der Einband. Ich reiße einen Teil des Buches heraus und denke: Der kostet also 1 Rubel. Bleibt der Teil des Buches übrig, der dem Wert des Einbandes entspricht – 50 Kopeken. Dann lege ich die beiden Teile des Buches wieder zusammen – es ergibt sich 1 Rubel 25 Kopeken.

Ein anderes Beispiel: Mein Freund, ein Ingenieur, hat mir folgende Aufgabe gestellt: Vater und Sohn sind zusammen 47 Jahre alt; wie alt waren sie vor drei Jahren? Ich sehe den Vater, er hält den Sohn an der Hand, sie zählen zusammen 47 Jahre. An ihrer Seite gehen noch ein Sohn und noch ein Vater. Ich nehme jedem drei Jahre fort... Ich stelle mir vor, das muß jetzt mal 2 genommen werden. Ich multipliziere mit 2, es ergibt sich 6, und ich ziehe 6 von 47 ab» (März 1937).

Seine Anschauungsbilder von den Objekten hinderten ihn daran, Fehler zu machen, die formale Methoden, eine solche Aufgabe zu lösen, nahegelegt hätten. Nie kam S. in die Versuchung, sich einer formalen, numerischen Rechenoperation zu bedienen. Auch die folgende Aufgabe löste er «spekulativ»:

«Ein Notizblock ist viermal teurer als ein Bleistift. Der Bleistift ist 30 Kopeken billiger als der Notizblock. Wieviel kostet der Notizblock, wieviel der Bleistift?»

S.'s Vorgehensweise: «Auf dem Tisch tauchen ein Notizblock und neben ihm vier Bleistifte auf.

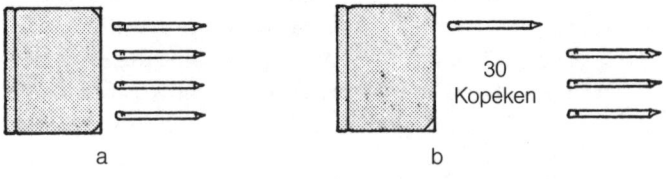

a   b

Abb. 4

Der Bleistift ist 30 Kopeken billiger als der Notizblock. Drei Bleistifte werden als überflüssig nach rechts geschoben und machen ihrem Geldäquivalent Platz. Gleich nach diesen Bildern sehe ich die Zahlen 10 und 40 – die Antwort auf die

Frage, wieviel der Notizblock und der Bleistift im einzelnen kosten.»

Es ist leicht zu erkennen, warum S.'s «inneres Sehvermögen» eine so schnelle und einfache Lösung einer Aufgabe ermöglicht, die dem verbal-logischen Vorgehen zusätzliche abstrakte Berechnungen auferlegen würde. Noch deutlicher traten S.'s Methoden bei der Bewältigung komplizierterer Aufgaben zutage. Ich will das an zwei Beispielen erläutern.

S. wird folgende Aufgabe gestellt: Ein Weiser und ein Reisender sitzen auf einer Waldwiese. Der Wanderer hat zwei Brote, der Weise drei. Zu ihnen gesellt sich ein Mann, der gerade vorüberkommt; sie laden ihn zum Essen ein und teilen ihr Brot in drei gleiche Teile. Nach dem Essen dankt der Mann für die Bewirtung und gibt ihnen zehn Eier. Wie teilen der Weise und der Reisende die Eier untereinander auf? S. beschreibt seinen Lösungsweg:

«In mir entstehen folgende Bilder: Zwei Männer (A und B) sitzen auf einer Wiese. Zu ihnen gesellt sich ein Mann, der vorüberkommt (C). Sie bilden ein Dreieck. Zwischen ihnen tauchen Brote auf. Die Männer verschwinden und werden durch die Buchstaben A, B und C, die Brote durch längliche Brettchen ersetzt. Die Brettchen, die A gehören, sind grau, die B gehörenden weiß. Durch zwei horizontale Linien zerschneide ich die Brettchen in drei gleiche Gruppen von Würfeln. Folgendes Bild ergibt sich:

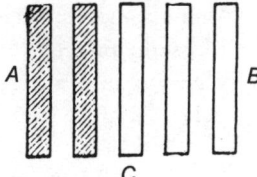 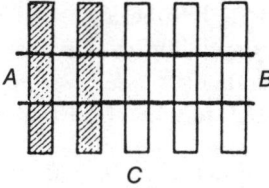

Abb. 5

Für fünf verzehrte Brotwürfel hat C zehn Eier gegeben. A hat sechs Würfel, von denen er selbst die erste vertikale Reihe

215

sowie zwei Würfel aus der zweiten Reihe aufißt. B seinerseits – in derselben Konfiguration – verzehrt ebensoviel. Die Zeichnung *(Abb. 6)* zeigt die Anzahl der Würfelchen, die C von A und von B bekommen hat:

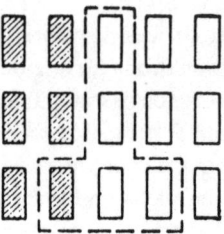

Abb. 6

Um besser rechnen zu können, ersetze ich ‹Eier› durch ‹Rubel›. Der Teil des Brotes, den der Vorübergehende verzehrt hat, entspricht 10 Rubel. Alle drei haben gleich viel gegessen, folglich kostet die Gesamtmenge des von der Gruppe verzehrten Brotes 30 Rubel (10 x 3 = 30), und ein Brot kostet 6 Rubel (30 : 5 = 6). Die beiden Brote, die dem Reisenden gehörten, kosten also 12 Rubel (2 x 6 = 12). Der Reisende selbst hat eine Brotmenge im Wert von 10 Rubeln verzehrt, demzufolge konnte er dem Mann, der vorüberkam, nur Brot für 2 Rubel abgeben (12 – 10 = 2). Der Weise hatte drei kleine Brote, deren Wert 18 Rubel betrug, davon gab er dem Vorübergehenden Brot für 8 Rubel ab... Die bildhafte Lösung kommt schnell, fast unwillkürlich. Die abstrakt-verbale Lösung hingegen erfordert eine genaue Analye, logische Folgerung und eine gewisse Intuition. Das Resultat ist das gleiche...»

Ähnlich verfuhr S. bei folgender Aufgabe: Ein Mann und seine Frau sammeln Pilze. Der Mann sagt zu seiner Frau: «Gib mir sieben von deinen Pilzen, und ich werde zweimal so viele haben wie du!» Die Frau antwortet: «Nein, gib du mir sieben Pilze – und wir werden gleichviel haben.» Wie viele Pilze hat jeder? S. schreibt (Januar 1947):

216

«Ich habe einen Pfad im Wald gesehen. Ein hochgewachsener Mann mit Brille, an seinem Arm ein weißer geflochtener Korb. Er ist erschöpft... Aha! Ich kam zu dem Schluß, daß er viele Pilze gesammelt hat. Die Frau steht mit dem Rücken zu mir (er hat ja als erster zu sprechen begonnen, nicht sie). Ich sehe mich, und ich sehe die beiden. Und dieses ‹Ich› da, das am Waldrand steht, stellt fest, wie viele Pilze sie gesammelt haben, während das tatsächliche Ich, ein lebendiger Mensch, kein Bild, ihm zuschaut, wie er das rauskriegt.

Die erste Taxierung: Ich weiß nicht, ob der Mann viele Pilze hat, aber ich glaube, daß es viele sind, denn er hat ‹zweimal so viele› gesagt. Ich weiß noch nicht, wie sich die Situation darstellt. Doch als er die Frau anspricht, denke ich: Aha! Nun wird mir alles klar. Als er sagt: ‹Gib mir sieben Pilze›, da sehe ich das Häufchen, das er in seinen Korb legt. Als sie ihm aber geantwortet hat, nimmt er Pilze aus seinem Korb, und ich sehe, daß beide Körbe nun gleich viel enthalten.

Das Siebener-Häufchen hat die für die ‹7› charakteristischen Züge. Das ‹Ich› ist beiseite getreten, und ich beobachte es. Und plötzlich taucht die Zahl 14 auf... Ich habe bereits festgestellt, daß ‹Ich› 14 gezählt hat. Schließlich machen wir beide ja unterschiedliche Arbeiten: Ich arbeite mit Zahlen, ‹Ich› hingegen verwandelt alles in Gewicht, Form und ein Bild.

Aber es genügt nicht, daß dem Mann sieben Pilze fortgenommen werden (da hat sich der Korbboden geöffnet, und ein Häufchen von sieben Pilzen ist herausgefallen); sie müssen ja auch noch in den Korb seiner Frau gelangen, sonst hätte er sieben mehr. Also hat er insgesamt 14 mehr, und die sind in zwei Häufchen geteilt. Ich werfe einen Blick in ihren Korb und sehe, daß der Inhalt entsprechend abnimmt; als aber die zwei Häufchen dazukommen, nimmt er wieder zu.

So habe ich einen Wert für den ersten Teil der Aufgabe erhalten, der vorher keinen Sinn machte: ‹Gib mir sieben Pilze – dann werde ich zweimal so viele haben wie du.› Bei den beiden kehrt alles in den früheren Zustand zurück: Er hält seine beiden Pilzhäufchen bereit; wenn sie aber einfach nur ein Häufchen herausnimmt, hat er noch nicht zweimal so viele Pilze – es genügt ja nicht, daß aus ihrem Korb ein Häufchen herausspringt; nötig ist, daß eben dieses Häufchen auch zu ihm in den Korb gelangt. Das bedeutet, ihre Pilze müssen um ein Häufchen verringert werden, damit er 21 mehr hat; wenn es in seinen Korb gelangt, hat er 28 mehr. Wenn er 28 mehr hat, dann hat er insgesamt zweimal mehr als sie! Ich sehe schon den Boden seines Körbchens: Bei ihm sind es nun acht Häufchen, bei ihr vier...

Jetzt beginne ich zu überprüfen – man muß all das in eine Sprache übertragen, die jeder versteht. Alles löst sich auf, die Menschen entfernen sich, und nun ragen zwei schwarze Säulen empor, die oben in Nebel getaucht sind (ich weiß ja nicht, wer wie viele Pilze hat). Doch als ich herausgefunden habe, daß er mehr hat, wächst die Spitze der ersten Säule nach oben: Er hat mehr!

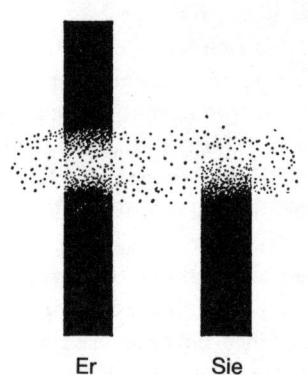

Er   Sie

Abb. 7

Von jetzt an gehe ich zweigleisig vor: mit Zahlen und einem Diagramm. Jetzt beginne ich auszugleichen: Von der einen Säule schneide ich 7 ab, und als dieses Stück abfällt, bleibt sie trotzdem höher; sie sind erst dann gleich hoch, wenn ich das abgeschnittene Stück auf die rechte Säule draufsetze. Man sieht, daß das 14 sind! Ich befördere sie wieder in die ursprüngliche Lage zurück; das letzte obere Stück – das

218

sind 14! Aber er sagt zu ihr: ‹Gib du mir sieben Pilze, und ich werde doppelt so hoch sein wie du!› Jetzt schneide ich rechts noch einmal 7 ab – und nun ist es bei ihm um 21 höher geworden. Aber es muß ihm noch mehr dazugegeben werden – folglich ist es bei ihm um 28 höher... Jetzt sehe ich, daß ihr unteres Stück gleich seinem oberen Stück ist – insgesamt also 56! Jetzt subtrahiere ich: Es ergibt sich: $56-7=49$; $28+7=35$).»

Ich habe diesen langen Bericht mit Bedacht ausgewählt. Er führt uns in S.'s innere Welt und vermittelt einen lebendigen Eindruck von den «spekulativen» Mitteln, die er bei der Lösung eines Problems einsetzte.

Die Schwächen

Wir haben gesehen, welche enorme Stütze das bildhafte Denken für S. darstellte; es ermöglichte ihm, Manipulationen im Kopf durchzuführen, die wir nur an realen Gegenständen vornehmen könnten. Dennoch – das bildhafte und noch mehr das synästhetische Denken birgt auch gewisse Risiken und schafft Hindernisse, die die grundlegenden kognitiven Funktionen beeinträchtigen.

Wenn S. einen Auszug aus einem Text las, erzeugte jedes Wort ein Bild in ihm. «Die anderen *denken* – ich *sehe*!... Ein Satz beginnt – und schon zeigen sich Bilder. Und dann kommen neue Bilder. Und noch mehr, und noch mehr...» Ich habe bereits geschildert, was in seinem Kopf vor sich ging, wenn ihm eine Passage schnell vorgelesen wurde: Ein Bild jagte das andere, die Bilder häuften sich, drängten sich zusammen. Wie sollte er sich in diesem Chaos von Bildern zurechtfinden? Doch auch wenn der Auszug langsam vorgelesen wurde, hatte er Schwierigkeiten, die er im folgenden Abschnitt beschreibt (März 1937).

«Man gibt mir folgenden Satz: ‹N. stand da, mit dem Rücken an einen Baum gelehnt...› Ich sehe einen jungen, hageren Mann, der einen dunkelblauen Anzug trägt (N. ist nämlich sehr elegant). Er steht neben einer großen Linde, und ringsum ist Gras, Wald. Doch dann geht der Satz weiter: ‹...und betrachtete aufmerksam die Auslage eines Geschäfts.› Da haben wir die Bescherung! Also ist das kein Wald und kein Park, also steht er auf der Straße – und man muß mit dem Satz ganz von vorne anfangen...»

So war jeder Versuch, eine Textpassage zu verstehen, die Informationen aufzunehmen, die sie enthielt, für S. eine qualvolle Prozedur, ein Kampf gegen die unablässig auftauchenden Bilder in seinem Kopf. Folglich waren die Bilder für S. nicht nur eine Hilfe, sondern auch ein Hindernis beim Erkennen – sie lenkten ihn ab, hinderten ihn, das Wesentliche herauszufiltern, und da sie sich zusammendrängten und immer noch mehr Bilder erzeugten, wurde er von ihnen so weit fortgetragen, daß er schließlich gezwungen war, sich zurückzuwenden und die ganze Passage neu zu überdenken. Was für eine Sisyphusarbeit war es für ihn, auch nur einen einfachen Abschnitt, ja einen einzigen Satz zu lesen! Und diese Erfahrung ließ ihn an seinen Anschauungsbildern zweifeln, führten sie ihn doch so leicht in die Irre.

Doch das war nur der Anfang der Schwierigkeiten, mit denen S. beim Lesen konfrontiert war.

«Besonders schwierig ist es, wenn es in einem Text irgendwelche Details gibt, die mir schon von einem anderen Text her bekannt sind. Dann beginne ich an der einen Stelle und höre an einer ganz anderen auf, und alles vermischt sich. Da lese ich die ‹Gutsbesitzer aus der alten Zeit›: ‹Afanassi Iwanowitsch trat auf die Außentreppe hinaus...› Natürlich – diese hohe Außentreppe und diese knarrenden Bänke... Aber diese Außentreppe kenne ich ja schon! Das ist die Außentreppe der Korobotschka, als Tschitschikow zu ihr kommt!... Und nun kann sich Afanassi Iwanowitsch bei mir leicht mit Tschitschikow und der Korobotschka vermischen!★

★ S. spricht hier von Gestalten einer Novelle Gogols, 1835 in dem Band «Migorod» erschienen, und seines Romans «Die toten Seelen» (1842). *Anm. d. Red.*

220

... Oder ein anderes Beispiel, das sich auf Tschitschikows Ankunft im Hotel bezieht. Ich sehe – da ist ein einstöckiges Haus; wenn man eintritt, ist da die Rezeption, unten die große Halle, hier befindet sich neben der Tür ein Fenster, rechts ein Stuhl, in der Mitte ein riesiger russischer Ofen... Aber das habe ich doch schon einmal gesehen! In diesem Haus leben doch der dicke Iwan Nikiforowitsch und der dünne Iwan Iwanowitsch, er ist auch hier, im Vorgarten, um ihn scharwenzelt die schmutzige Gapka herum, und schon habe ich es mit völlig anderen Leuten zu tun. Sie verstehen, was für eine Arbeit das für mich ist, mich darin zurechtzufinden!...»

Das Denken in Bildern war für S. indessen noch mit weiteren Gefahren verbunden. Da die Bilder so prägnant und stabil waren und sich Tausende von Malen wiederholten, wurden sie zum dominierenden Element in seinem Bewußtsein; sie kamen unkontrolliert zum Vorschein, sobald er irgend etwas berührte, was mit ihnen, und sei es auch nur in einer ganz allgemeinen Weise, verknüpft war. Das waren Bilder der Kindheit, des kleinen Hauses in Reshiza, des Hofes von Chaim Petuch, wo unter einem Schutzdach die Pferde standen und wo es nach Hafer und Mist roch. Das erklärt, warum S., wenn er einen Text zu lesen begann und sich damit auf den Weg zu einem geistigen Spaziergang machte, auf einmal, obwohl er doch am Majakowski-Platz aufgebrochen war, in Chaim Petuchs Haus oder auf dem Marktplatz von Reshiza endete.

«Da gehe ich in Warschau los und finde mich bei mir in Torshok im Hause Altermans wieder... Oder ich lese die Bibel. Da ist die Stelle, wo König Saul zu einer Hexe kommt. Als ich anfing, diese Stelle zu lesen, da tauchte vor mir jene Hexe auf, die in der ‹Nacht vor Weihnachten› beschrieben wird, und als ich weiterlas, da tauchte das Häuschen auf, der Schauplatz der Handlung, die ich sah, als ich sieben Jahre alt war: der Schafstall, der Kellerraum daneben... Aber eigentlich hatte ich doch angefangen, die Bibel zu lesen...» (September 1936).

«Alles, was ich sehe, wenn ich lese, ist ja nicht real, entspricht ja nicht dem Inhalt dessen, was ich lese. Wenn irgendein Palast beschrieben wird, dann befinden sich die Hauptsäle dieses Palastes aus unerfindlichen Gründen immer in der Wohnung, in der ich als Kind gelebt habe... Als ich zum Beispiel ‹Trilby› zu lesen begann und mich in eine Mansarde versetzen mußte, da war es das Zimmer unseres Nachbarn, der im selben Haus lebte wie wir. Mir war klar, daß es nicht in den Kontext paßte, trotzdem haben mich all diese Bilder automatisch stets dorthin geführt. Ich muß dann innehalten, mir Gewalt antun und die Bilder, die ich sehe, künstlich umgestalten. Hier kommt es zu einem enormen Konflikt, der mein Lesen erschwert, es verlangsamt, und ich lasse das Wesentliche außer acht. Mag es auch eine mir völlig unbekannte Situation sein – wenn geschildert wird, wie der Held eine Treppe hinuntersteigt, stellt sich heraus, daß das die Treppe des Hauses ist, in dem ich früher gewohnt habe. Ich folge ihr, und dann geht mir das Wesentliche von dem, was ich lese, verloren. Und das bedeutet: Ich kann nicht lesen, kann nicht studieren – das raubt mir unendlich viel Zeit» (Dezember 1935).

Unter solchen Umständen können kognitive Funktionen nicht normal funktionieren. Jeder Gedanke, der ein Bild verursacht, wird sofort durch einen anderen, verursacht durch das Bild, ersetzt; damit ist ein Punkt erreicht, wo das Denken nicht mehr die Bilder lenkt, sondern von ihnen gelenkt wird.

Es kommen die Schwierigkeiten hinzu, die S. mit Synonymen, Homonymen und Metaphern hatte. Wir wissen, welche Rolle sie in der Sprache spielen, sind mit ihnen vertraut und können sie normalerweise ohne Schwierigkeiten verstehen und verwenden. Oft bemerken wir es nicht einmal, wenn ein und dieselbe Sache mit unterschiedlichen Wörtern ausgedrückt wird, oder wir finden sogar, wenn wir uns dessen bewußt sind, einen gewissen Reiz darin, ein Kleinkind als «Säugling» *und* als «Baby», ein Durcheinander *auch* als «Trubel» oder «Kuddelmuddel» oder «Tohuwabohu» zu bezeichnen. Es bereitet uns auch keinerlei Schwierigkeiten, wenn wir einmal lesen, daß vor der Haustür eine *ekipash* (Kutsche, Wagen) gehalten habe, und ein andermal mit ebensolcher Unbekümmertheit hören, daß sich die *ekipash* (Besatzung, Mannschaft) eines Schiffes in einem Sturm mit Windstärke 10 tapfer gehalten habe. Und die Tatsache, daß wir die Wendung *opustitsja po lestnize* (die Treppe hinuntersteigen) kennen, hindert uns nicht daran, eine Unterhaltung zu verstehen, wo von jemandem gesagt wird, er sei «opustilsja» (auf den Hund gekommen). Und schließlich – wen stört es, daß *rutschka* die Hand eines Kindes, der Griff einer Tür, der Federhalter, mit dem wir schreiben, und Gott weiß was noch sein kann?

Im herkömmlichen Sprachgebrauch sind Abstraktion und Verallgemeinerung grundlegende Operationen. Deshalb sind wir uns solcher Schwierigkeiten, wie S. sie hatte, oft gar nicht bewußt oder gehen, ohne Zeit auf sie zu verwenden, über sie hinweg. Einige Linguisten sind sogar der Auffassung, die ganze Sprache bestehe aus Metaphern und Metonymen.[*] Stört das unser Denken in irgendeiner Weise?[**]

Hinsichtlich S.'s bildhaften, synästhetischen Denkens stellte sich die Situation ganz anders dar. Wir haben bereits gesehen, welche Schwierigkeiten ihm erwuchsen, wenn der Klang eines Wortes nicht seinem Inhalt entsprach oder wenn ein Objekt mit unterschiedlichen Wörtern bezeichnet wurde.

«Da ist zum Beispiel *ekipash*. Das ist bestimmt eine Kutsche. Aber wie soll ich denn auf einen Blick begreifen, daß es sich um eine *morskoi ekipash* [Schiffsbesatzung] handelt. Eine enorme Arbeit ist nötig, um mich von Details, die mir in den Sinn kommen, zu befreien, damit ich das verstehen kann. Dazu muß ich mir vorstellen, daß es in einer Kutsche

---

[*] Vgl. R. Jakobson / M. Halle, Foundations of Language, Mouton, Den Haag 1956.
[**] Nur unter ungewöhnlichen Umständen treten Schwierigkeiten beim Verstehen solcher Bedeutungen auf. Zum Beispiel ist es für gehörlose Kinder, die eine Lautsprache erlernen, eine der schwersten Hürden, verallgemeinerte Wortbedeutungen zu verstehen. Vgl. R. M. Boskis, Peculiar Features of Speech Development in Children Suffering from a Defect of the Sound Analyzer, *Proceedings of the Academy of Pedagogical Sciences*, RSFSR, Nr. 48/1953, sowie N. G. Morosowa, Die Erziehung von gehörlosen Schülern zum bewußten Lesen, Moskau 1953.

nicht nur einen Kutscher gibt, sondern auch einen Lakaien, und daß die Kutsche von einem ganzen Personal betreut wird – nur so kann ich mir einen Reim darauf machen...

Oder nehmen wir den Ausdurck ‹seine Worte abwägen›. Kann man sie denn abwägen? Wenn ich das Wort ‹abwägen› höre, sehe ich eine große Waage, wie wir sie in Reshiza in unserem Laden hatten, da legt man in die eine Waagschale Brot, in die andere ein Gewicht, der Zeiger schlägt zur Seite aus, dann bleibt er in der Mitte stehen... aber hier – ‹Worte abwägen›?...

Einmal sagte die Frau von L. S. Wygotski zu mir: ‹Kann ich Ihnen nicht für einen Augenblick Assja unterschieben?› – und schon sehe ich, wie sie am Zaun entlang schleicht, wie sie behutsam irgend etwas schiebt – das ist ein Kind. Nun frage ich Sie: Kann man denn so etwas sagen?

Und dann: *kolot drowa* [Holz hacken; *kolot* = ‹hacken›, aber auch ‹stechen›]: *kolot* – das macht man doch mit der Nadel! Und hier haben wir es mit Holz zu tun... Oder *weter gnal tutschi* [der Wind trieb die Wolken]: ‹trieb› – da stellt man sich einen Hirten mit Peitsche vor, und eine Herde, und Staub auf dem Weg... Oder *rubka kapitana* [Kajüte des Kapitäns; *rubka* kann aber auch ‹Holzschlag, Hacken› bedeuten]. Und dann noch: ‹Die Mutter sagt zu dem Kind: *Tak tebe i sledujet* [So gehört es sich auch für dich], aber *sledujet* – das ist doch, wenn man jemandem folgt. Das Problem ist: Ich sehe das alles...»

Diese Beispiele zeigen, daß bildhaftes Denken bei weitem nicht immer hilft, Sprache zu verstehen. Die größten Schwierigkeiten hatte S., wenn er Gedichte lesen sollte.

Viele sind der Meinung, gerade Lyrik erfordere bildhaftes Denken. Bei genauerer Betrachtung stellt man fest, daß dies nicht zutrifft, denn Lyrik ruft eher Gedanken als Vorstellungsbilder hervor. In Gedichten dienen die Bilder dem Ausdruck von Bedeutungen, von Intentionen, die den Versen zugrunde liegen. Um ein Gedicht zu verstehen, müssen wir in der Lage sein, die übertragene Bedeutung der Bilder zu verstehen; es geht um diese übertragene, nicht um die wörtliche Bedeutung.

Wenn S. Verse las, stieß er auf unüberwindliche Schwierigkeiten: Jeder Ausdruck erzeugte ein Bild, das wieder mit einem anderen evozierten Bild kollidierte. Wie sollte er sich durch dieses Bilderchaos hindurch einen Weg zum Gedicht selbst bahnen? Beschränken wir uns nur auf einige wenige Beispiele. Zunächst zwei Strophen aus einem Gedicht von Nikolai Tichonow:

> Der Alte stand in einem Weintrog,
> Hielt am Pfahl sich, stampfte Trauben mit dem Fuß.
> Der Knecht in ihm mit grimmigem Bestreben,
> Voll Gier verehrte nun den Beerenfluß.
>
> Der Sonnenuntergang – er dröhnte so wie immer,
> Die Gräser wiegten sich; es fegte Wind
> Die Hütte durch; beim letzten Abendschimmer
> Der Alte in die Hütte trat geschwind.

Wie faßte S. diese Strophen auf?

«Ich sehe den Alten deutlich, etwas über Mittelmaß, Tolstoi ähnlich, Wickelgamaschen an den Beinen. Er ist irgendwo in einer Art von Garten... *kupel* [Weintrog] – das ist ein Weinstrauch. Zuerst ist ein polierter Gewehrlauf von brauner Farbe aufgetaucht. Ich sehe den Alten, er scheint einen Diener wegen irgend etwas zu schelten. Dann taucht plötzlich ein Fluß aus Wein auf, er ist dunkel – *wino* [Wein] ist so ein dunkles Wort. Den Fluß kenne ich von Reshiza her, er floß nahe einer Stelle, die ‹Basschewes Barg› genannt wurde. Früher war ein zerstörtes Schloß auf diesem Berg, hinter ihm zeigte sich eine Art Feuerschein, wahrscheinlich die aufgehende Sonne. Weiter rechts, wo ein Sägewerk stand, kommt hohes Gras zum Vorschein, es beginnt sich zu wiegen. Ich weiß nicht einmal, was das zu bedeuten hat. Grashalme – alle einzeln, hohes Gras, Riedgras. Ich bin am Ufer stehengeblieben, und alles ist in der Ferne. Die Gegenstände werden größer... Da ist eben, wie der Südwestwind, die durchsichtige Gestalt des Alten, vorübergejagt; ich sehe durch sie hindurch das Gras, und mir scheint, daß links eine Hütte mit einem hochgezogenen Dach aufgetaucht ist… Die Einrichtung des Zimmers ist mir vertraut – das ist bestimmt bei uns daheim – nein, ich weiß nicht…

Es ist ein Eindruck wie von irgendeinem zufällig angehörten Gespräch zurückgeblieben – Bruchstücke von Bildern ohne jeden Sinn. Zunächst hatte es den Anschein, daß sich dieser Alte über einen Diener geärgert hat – er stößt den Diener mit dem Fuß – und daß er reich ist – er trägt aus Hanf geflochtene Schuhe, und der Diener protestiert nicht gegen die Kränkungen – er liebt den Wein. Dann ist der Fluß aufgetaucht… und dann habe ich es aufgegeben, weiter zu beobachten… Eine Art Alp» (März 1935).

«Ich bin, was Wörter anbelangt, sehr konservativ», kommentierte er später diese Schwierigkeiten. «Früher glaubte ich, ‹prophylaktische Maßnahmen› könne es nur in der Medizin geben und ein ‹Intervall› nur in der Musik. Ich fragte mich, wie es wohl kommen mag, daß es den Leuten so leichtfällt, Wörter auf andere Bereiche zu übertragen. Mir kam das wie ein Trick vor, wie Sophistik… Nein, ich muß schneller lesen, damit ich begreife und damit keine Bilder entstehen, sonst sehe ich jedes Wort…» (März 1938).

Zwei Verse aus einem Gedicht von Boris Pasternak:

> Er lächelte dem Faulbeerbaum zu, schluchzte auf,
> Benetzte der Equipagen Lack, der Bäume Zittern…*

Wie reagierte S. auf diese Zeilen?

«*Usmechnulsja tscheremuche* [er lächelte dem Faulbeerbaum zu] – ich sah einen jungen Mann. Dann erkannte ich: Es war auf der Motinskaja-Straße in Reshiza… Er lächelte ihm zu… doch schon im nächsten Moment *wschlipnul* [schluchzte er auf] – also waren die Tränen schon zum Vorschein gekommen, benetzten ihn – das bedeutet, in den Versen geht es um Kummer… Ich erinnerte mich, wie eine Frau ins Krematorium gekommen war, sie hatte stundenlang dagesessen und

---

* Das «Er» im ersten Vers bezieht sich auf den Frühlingsregen, was S. nicht weiß. *Anm. d. Übers.*

auf ein Porträt gestarrt... Doch nun *lak ekipashej* [der Lack der Equipagen] – da kommt schon die gnädige Frau angefahren – sie ist in der Kutsche von der Mühle Jushatows gekommen, und ich schaue hin: Was tut sie? Sie hat hinausgeschaut. Was ist hier los? Warum ist ‹er› traurig?... Und *derewjew trepet* [der Bäume Zittern] – mir ist leicht ums Herz, ich sehe das Zittern – und dann die Bäume, und wenn ich zum ‹Zittern der Bäume› zurückkehre, sehe ich einen Baum, und den gilt es noch zu rütteln, und ich habe viel Arbeit vor mir» (März 1938).

S. teilte die Lyriker in «schwierige» und «einfache» ein. Zu den «einfachen» rechnete er auch Puschkin, doch auch dessen Verse riefen bei ihm merkliche Schwierigkeiten hervor. Ich zitiere im folgenden aus einem Brief (datiert vom 15. November 1937), den S. mir geschickt hat; in ihm analysiert er auf seine Weise ein Gedicht Puschkins.

An die Ogarjowa, der der Metropolit
Früchte aus seinem Garten geschickt hatte

Als dir das Obst aus seinem Garten
Zusandte der Metropolit,
Schien dieser Prahler zu erwarten,
Daß man Gott selber in ihm sieht.

Dir, Göttin Charis, wird's gelingen,
Den eitlen, altersschwachen Mann
Gänzlich um den Verstand zu bringen,
Lächelst du ihn nur einmal an.

Von deinen engelgleichen Gliedern
Sinkt seine Heiligkeit ins Knie
Und flötet dir mit süßen Liedern
Die schönste Liebesliturgie.*

---

* Alexander S. Puschkin, Gesammelte Werke in 6 Bänden, Bd. 1, Aufbau-Verlag, Berlin 1985, S. 91 (Nachdichtung von Martin Remané).

«Gelesen habe ich es ohne Schwierigkeiten. Mühelos. Ohne es selbst zu merken, habe ich mich für den Inhalt begeistert (also stand der Stil nicht der Art entgegen, wie sich in diesem Gedicht Bilder entfalten). Im Salon der elterlichen Wohnung, im Hause Rawdins, sitzt auf einem hohen Stuhl die schöne Ogarjowa. Ihre linke Gesichtshälfte ist beleuchtet. Hinter ihrem Rücken hängt unsere Wanduhr. Auf ihrem Schoß hat sie einen Korb mit Obst, aus dem sie einen Brief herauszieht; und schon liest sie *chotel uwerit nas* [wollte uns versichern] **. Wer das ‹uns› ist, weiß ich noch nicht. Er ‹versichert› – das ist klar, doch auf welche Weise? Natürlich durch einen Brief. Aus dem verdunkelten Teil des Zimmers taucht die durchsichtige Gestalt des Gottes der Gärten auf – die Gestalt eines grauhaarigen Alten mit Krausbart. Ich suche jetzt nach einer Rechtfertigung für dieses Bild. Ich hab's! Es handelt sich ja um einen Metropoliten. Ich lese den zweiten Vers und sehe, wer das ‹uns› ist. Der junge Puschkin und zwei Kameraden stehen auf der Straße vor einem offenen Fenster und lachen schadenfroh. Puschkin deutet mit der Hand auf das Fenster, es hagelt witzige Bemerkungen. Ich habe keine Zeit zuzuhören, weil ich schon darangegangen bin, den dritten Vers zu lesen.

Der hinfällige ‹Gott der Gärten› hat ‹sich verdichtet› (er war ja durchsichtig), er trägt eine schwarze Kutte, er steht da und sieht die Ogarjowa gleichsam anbetend an, und ihre Hand mit dem Brief ist hilflos herabgesunken. Das große goldene Kreuz auf seiner Brust schmilzt langsam zusammen, er hebt den Kopf und betrachtet sie mit trüben, aber aus irgendeinem Grunde glänzenden Augen. (Aha! Seine ganze Gestalt tritt jetzt klar hervor!) Mit heiserer tiefer Stimme hat er eine Romanze im Stil der Kirchenlieder angestimmt. Die Ogarjowa blickt ihn verwundert und verwirrt an.

Die mit Glanzpapier beklebte Zimmerdecke hat sich in milchfarbene Wolken verwandelt, vor deren Hintergrund

** Die Nachdichtung weicht naturgemäß zum Teil erheblich vom Originaltext ab, zum Beispiel ist hier der dritte Vers der ersten Strophe gemeint, wo statt «schien... zu erwarten» im Russischen «wollte uns versichern» steht. *Anm. d. Übers.*

sich das schöne Gesicht einer Frau mit hellem aufgelöstem Haar abzuzeichnen beginnt. Das Gesicht dieser Frau ist mir seit meinen Kinderjahren, als ich in der Chederschule lernte, gut vertraut. Sie war damals die ‹Stimme Gottes›, die aus den Wolken tönte und aus dem Mund der Propheten sprach. Die Hebräer nannten sie ‹Was-Koil› – Tochter der Stimme [Gottes]...»

Dies mag als Eindruck von den Assoziationen genügen, die schon ein «einfaches» Gedicht in S. hervorrief. Wenn ihn auch die durch dieses Gedicht evozierten Bilder nicht darin behinderten, ihm zu folgen, so trugen sie doch andererseits auch schwerlich dazu bei, ihm beim Verstehen dessen, was er las, zu helfen.

Ich habe S.'s Reaktionen auf Metaphern, erzählende Prosa und Lyrik beschrieben. Wie aber verfuhr er mit Texten, die eine erklärende Funktion haben, mit wissenschaftlichen, abstrakten Darstellungen?

Von der Lyrik Tichonows und Pasternaks gehen wir über zu wissenschaftlicher Literatur. Zunächst ein einfaches Beispiel, mit dem S. konfrontiert wurde: «Die Arbeit begann normal.» Was könnte an diesem Satz kompliziert sein? Und doch – es kostete S. oft enorme Anstrengungen, den Sinn selbst solcher einfachen Aussagen zu verstehen.

«Ich lese: ‹Die Arbeit begann normal.› Die Arbeit – ich sehe, es wird gearbeitet... eine Fabrik... und ‹normal› – das ist eine große rotwangige Frau. Eine normale Frau... und ‹begann› – wer begann? Was soll denn das alles? Wir haben Industrie – die Fabrik – und eine normale Frau – und wie läßt sich denn all das vereinen? Wieviel muß ich abstreichen, damit ein einfacher Sinn klar wird?» (Dezember 1935).

Sein Problem ist uns schon vertraut: Durch jedes Wort wurden Bilder erzeugt, sie lenkten ihn ab, verwischten den Sinn. Diese Schwierigkeiten vergrößerten sich noch, wenn er an Texte geriet, die komplizierte Beziehungen beschrieben, Regeln formulierten oder einen kausalen Zusammenhang erklärten, zum Beispiel den folgenden einfachen Satz, den ich S. vorlas: «Wenn sich über einem Gefäß Kohlensäuregas befindet, dann löst sich, je höher sein Druck ist, desto mehr davon in Wasser auf.» Wie reagierte er auf diese abstrakte, aber unkomplizierte Aussage?

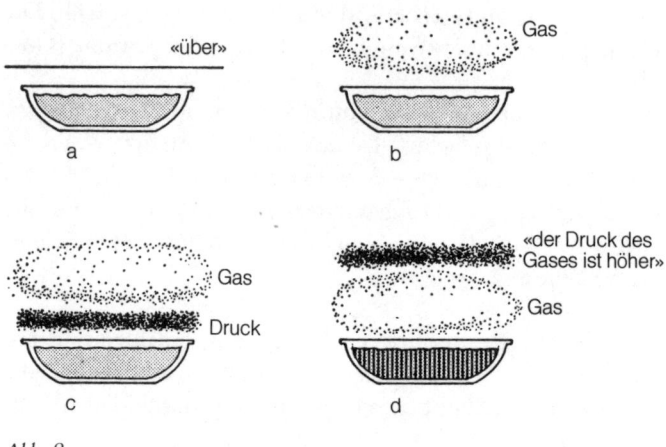

Abb. 8

«Als man mir diesen Satz gab, da sah ich sofort alles vor mir. Da ist das Gefäß, hier ist dieses ‹über› angeordnet... Ich sehe eine Linie (a), über der Linie sehe ich ein Wölkchen, es steigt nach oben. Das ist das Gas (b). Und nun lese ich weiter: ‹je höher sein Druck ist› – das Gas steigt auf... und dann ist hier etwas Festes – ‹sein Druck› (c). Aber er ist höher – der Druck steigt nach oben... ‹desto mehr davon löst sich im Wasser auf› – das Wasser ist schwer geworden (d)... und das Gas? Aber ‹der Druck ist höher› – er ist ganz nach oben entwichen... Nun, aber wie kann sich das Gas, wenn der Druck höher ist, dann im Wasser auflösen?»

Details, die wir übersehen oder die an der Peripherie unseres Bewußtseins bleiben, erlangten in S.'s Denken Eigenständigkeit, erzeugten ihre eigenen Bilder – und der allgemeine Sinn löste sich auf.

In den letzten Beispielen hatten wir es mit Beschreibungen konkreter Dinge und Ereignisse zu tun, die sich leicht in ein Vorstellungsbild umsetzen ließen, zumindest in Teilen. Wie

230

aber ging S. mit nichtgegenständlichen Ideen um, mit den abstrakten Begriffen, die komplizierte Zusammenhänge bezeichnen, mit den Konzepten und Kategorien, die sich im Laufe von Jahrtausenden in der Geistesgeschichte herausgebildet haben? Sie existieren, wir eignen sie uns an – aber sehen können wir sie nicht. Und wie oft hat S. mir gesagt: «Ich verstehe nur das, was ich sehe.»

Abstrakte Ideen bildeten für S. einen weiteren Komplex von Schwierigkeiten und Qualen, von mühsamen Versuchen, Unvereinbares zu vereinen.

«‹Unendlichkeit› – das heißt: das, was immer da war – aber was war davor? Und danach – was wird sein? Nein, es geht nicht, ich kann es nicht sehen...

Um einen Sinn wirklich zu begreifen, muß man ihn sehen... Nehmen wir zum Beispiel das Wort ‹nichts›. Ich habe das Wort gelesen und gedacht, das muß etwas sehr Tiefsinniges sein. Ich habe mir vorgestellt, es wäre besser, ‹nichts› als ‹etwas› aufzufassen – denn ich sehe dieses ‹nichts›, und es ist etwas... Wenn ich eine tiefere Bedeutung verstehen will, muß ich sie augenblicklich sehen... Ich wende mich an meine Frau und frage, was das ist: ‹nichts.› – Aber das war so klar für sie, daß sie einfach nur antwortete: ‹Nichts› heißt, daß da nichts ist. Bei mir ist das anders. Ich habe dieses ‹nichts› gesehen und hatte das Gefühl, daß sie sich irrt... Das ist unsere Logik. Sie hat sich auf der Grundlage langer Erfahrung ausgebildet. Ich kann sehen, wie sich diese Logik entwickelt hat, und das sagt mir, daß wir von unseren eigenen Empfindungen ausgehen müssen. Wenn jemand an ‹nichts› denkt, dann denkt er doch an etwas. Da gehen dann die Schwierigkeiten los...

Wenn ich zum Beispiel jemanden sagen höre, Wasser sei farblos, erinnere ich mich daran, wie mein Vater einen Baum am Besymjannaja-Flüßchen absägen mußte, weil er die Strömung behinderte. Ich beginne darüber nachzudenken, was das ist – das Besymjannaja-Flüßchen [russisch: *besymjannyj* – namenlos]. Es hat also keinen Namen...

Was für überflüssige Bilder bei mir doch wegen eines einzigen Wortes entstehen! Zum Beispiel ‹etwas› – das ist für mich ein kondensiertes Dampfwölkchen von bestimmter Farbe, der Farbe des Rauchs ähnlich. Wenn man sagt ‹nichts› – ist das ein flüssigeres, aber völlig durchsichtiges Wölkchen, und wenn ich von diesem ‹nichts› Teilchen erfassen will, ergeben sich kleinste Teilchen dieses ‹nichts›»(Dezember 1935).

Wie seltsam und zugleich vertraut diese Empfindungen doch sind! Irgendwann in der Entwicklung vom Kind zum Jugendlichen treten sie unvermeidlich auf, wenn dem Heranwachsenden, der es gewohnt ist, eher in Bildern zu denken, bewußt wird, daß es eine Welt der abstrakten Begriffe gibt, die er sich aneignen muß. Verwirrt stellt er sich den Fragen, die sie aufwerfen: Was ist das – «nichts», wenn doch immer etwas da ist? Was ist «Ewigkeit» – und was war vor ihr? Und was wird danach sein? Genauso das Wort «Unendlichkeit». Was folgt der Unendlichkeit? Diese Begriffe gibt es, wir lernen sie in der Schule, aber wie sollen wir sie uns bildlich vorstellen? Und wenn es nicht möglich ist, sie sich vorzustellen, was bedeuten sie dann?

Das sind Fragen, die Jugendliche verwirren und bedrängen, wenn sie feststellen, daß sie abstrakte Begriffe nicht in Bilder umsetzen können, und sich gezwungen sehen, sich mit den Vorstellungen abzumühen, die ihnen so widersprüchlich vorkommen. Doch schon bald geht der Jugendliche problemlos damit um – es findet in ihm eine Verlagerung vom Konkreten zum Abstrakten statt; die Vorstellungsbilder, zuvor von großer Bedeutung für das kindliche Denken, treten in den Hintergrund, werden ersetzt durch die eingeführte Semantik, die den Wörtern festgelegte Bedeutungen zuweist. Sein Denken wird verbal und logisch, und die Vorstellungsbilder werden an die Peripherie seines Bewußtseins gedrängt, da sie keine Hilfe beim Verstehen abstrakter Begriffe bieten.

S. konnte diesen Übergang zu einer anderen Ebene des Denkens nicht so schnell vollziehen. Er war nicht in der Lage, etwas zu begreifen, wenn er es nicht sah, und so versuchte er, «nichts» zu visualisieren, ein Bild für «Unendlichkeit» zu finden. Und zu diesen qualvollen Bemühungen war er sein ganzes Leben lang gezwungen, immer wieder sah er sich mit dem Konflikt des jugendlichen Denkens konfrontiert, der es ihm unmöglich machte, die «verwünschte» Schwelle zu einer höheren Ebene des Denkens zu überschreiten.

Die Bilder, die abstrakte Begriffe in ihm hervorriefen, waren für ihn keine Hilfe. Was nützte es ihm, wenn etwa bei dem Wort «Ewigkeit» ein Greis auftauchte, wahrscheinlich Gott, von dem er in der Bibel gelesen hatte? Und oft entstanden statt der Bilder wieder «Dampfschwaden», «Spritzer» und «Linien». Was stellten sie dar? Den Inhalt eines abstrakten Begriffes, den S. als Bild zu «sehen» versuchte? Was leitete er aus einem Bild ab, das, wie wir gesehen haben, der Klang eines ihm unbekannten Wortes in ihm hervorrief? Es läßt sich schwer sagen, ob diese Bilder ihm irgendwie helfen konnten, sich einen Begriff anzueignen. Aber sie erschienen, drängten sich zuhauf und füllten S.'s Bewußtsein an.

«Wenn ich Zeitung lese, bekomme ich einige Dinge mit – alles, was mit Wirtschaft zu tun hat. Anderes aber habe ich nicht sofort begriffen, sondern erst lange danach. Warum? Die Antwort ist klar: Ich habe das nicht gesehen! Denn das, was ich nicht sehe – das begreife ich ja nicht... Und wenn ich Musikstücke höre, spüre ich ihren Geschmack auf der Zunge; wenn ich ihn nicht spüre, verstehe ich die Musik nicht... Also nicht nur Abstraktes, sondern sogar Musik, auch bei ihr muß ich den Geschmack empfinden... Sogar eine Telefonnummer, ich kann sie wiederholen, wenn sie mir aber nicht auf die Zunge kommt, weiß ich sie nicht. Ich muß sie dann erst wieder hören und durchdringen lassen – dann merke ich sie mir. Doch wie ist meine Situation mit abstrakten Begriffen? Wenn ich zum Beispiel das Wort ‹Schmerz› höre, dann sehe ich Streifen – runde Steine, Nebel. Es ist ein Nebel, der etwas mit der Abstraktheit des Wortes zu tun hat» (Dezember 1935).

S. versuchte, alles in Bilder zu kleiden oder, fehlten diese, in «Dampfwölkchen» oder «Linien», und seine ganze Anstrengung war darauf gerichtet, sich durch diese Bilder hindurch zu einer Bedeutung vorzuarbeiten. Dabei stellte sich ihm noch ein weiteres Hindernis in den Weg: Je mehr er dachte, desto beharrlicher tauchten seine dauerhaftesten Bilder auf –

die Bilder aus der frühen Kindheit, aus Reshiza, von seinem Zuhause, wo man ihn – das Kind – in der Bibel unterwies, wo er zum erstenmal auf Vorstellungen stieß, die zu verstehen ihm solche Mühe bereiteten. Welche Verwirrung stiftete zum Beispiel folgender Satz in ihm:

«Über die Kunst wissen wir, daß sie in Zeiten erblühte, in denen es keine entsprechenden Fortschritte in der allgemeinen Entwicklung der Gesellschaft und folglich auch nicht in der Entwicklung der materiellen Basis der letzteren gab, die gleichsam das Skelett ihrer Organisation bildet.»

S.'s Deutungsversuch:

«Es fing gut an. Ich war aus irgendeinem Grund ins Altertum versetzt, als Aristoteles und Sokrates lebten. Aber in Wirklichkeit sah ich das Haus von Chaim Petuch – dort habe ich das Altertum studiert. Als ich mich orientierte – in den Ruinen –, war dort der Tempel der Makkabäer. Doch wir hatten ja angefangen, über Kunst zu sprechen. Ich sehe immer Nero, wenn ich an diese Zeit denke, und auch den Senat Caligulas in unserer grünen Synagoge – dort trat ja der Sanhedrin zusammen... Von diesem ganzen Satz ist bei mir nichts übriggeblieben... Dann – das öffentliche Leben, das heißt die gesellschaftliche Mentalität – spiegelte sich nicht in der Kunst wider... Die sozialen und Klassenbeziehungen der Gesellschaft fanden keine Widerspiegelung in der Kunst, aber das ‹Skelett› – das ist wahrscheinlich das Gerippe von irgend etwas...

Nun, wenn ich es ein zweites Mal lese – jetzt ist es verständlich! Jetzt ist auch das ‹Skelett› zweitrangig. Nur diese Phrase ‹materielle Basis der Gesellschaft› – das ist für mich etwas Abstraktes. Ein Wölkchen» (Juni 1936).

Im großen und ganzen lernte S. jedoch, mit den Anforderungen zurechtzukommen, die das Leben an ihn stellte: Er verkehrte mit anderen Menschen, nahm an Kursen teil, legte Prüfungen ab. Doch welchen Mühen mußte er sich unterziehen, um von seinem niedrigen Verständnisniveau zu höheren Bewußtseinsebenen vorzudringen, wo doch jeder Schritt jene überfließenden Bilder und Empfindungen erzeugte. Nein, das figurative, synästhetische Denken dieses

Mannes hatte nicht nur Höhen, sondern auch Tiefen, mit ihm waren nicht nur Stärken, sondern auch Schwächen verbunden.

Sein «Wille»

Im letzten Abschnitt ging es um die Stärken und Schwächen von S.'s Verstand. Jetzte wende ich mich den Stärken und Schwächen seines Vorstellungsvermögens und ihren Einflüssen auf sein Verhalten zu.

Objektive Tatsachen

Wohl jeder erinnert sich an einfache Tests, die wir als Kinder machten, um unsere Vorstellungskraft zu prüfen. Denken Sie zum Beispiel an folgenden Test: Ihre Hand ist ausgestreckt. Die Finger halten einen Faden, an den ein kleines Gewicht gebunden ist. Nun beginnen Sie, sich vorzustellen, daß die Hand eine kreisförmige Bewegung ausführt. Und das Gewicht beginnt, zuerst langsam, dann immer schneller und weiter ausholend, eine Kreislinie zu beschreiben. – Es ist die Vorstellungskraft, die diese Bewegung ausgelöst hat. Psychologen, denen die Mechanismen des «ideomotorischen Akts» wohlbekannt sind, glauben, daß sich der geheimnisvolle Vorgang des «Gedankenlesens» in Wirklichkeit im wesentlichen auf das Lesen von Veränderungen beschränkt, die die Vorstellung der beobachteten Person in deren Gesicht hervorruft. Aus den Forschungen der psychosomatischen Medizin ergeben sich viele neue Erkenntnisse, die zeigen, in welchem Ausmaß – man denke nur an die «Stigmata» hysterischer Frauen im Mittelalter – die Vorstellungskraft Veränderungen somatischer Prozesse herbeiführen kann. Auch die Berichte über die ungewöhnlichen Fähigkeiten indischer Yogis legen die Vermutung nahe, daß es hinsichtlich der Macht der Vorstellungskraft noch vieles zu erforschen gibt.

Es ist aus dieser Sicht nicht verwunderlich, daß S. in der Lage war, mittels seines außergewöhnlich starken Vorstellungsvermögens bestimmte körperliche Veränderungen auszulösen, daß er allein durch die Kraft seiner Vorstellung in einem weit über dem Durchschnitt liegenden Maße Prozesse in seinem Körper lenken konnte. Er erwähnt diese Fähigkeit in schlichten Worten:

«Wenn ich irgend etwas will, mir irgend etwas vorstelle, brauche ich keine Anstrengungen zu unternehmen – das geschieht dann ganz von allein...»

Als Forscher konnte ich das nicht einfach so hinnehmen. Ich versuchte, die Möglichkeiten und die Grenzen dieser Kontrolle, die S. über seinen eigenen Körper hatte, zu erkunden. Tests ergaben, daß S.'s Bemerkungen keine Prahlerei waren – er konnte die Herzfrequenz und seine Körpertemperatur nach Belieben regulieren, obendrein in beachtlichem Maße. Ein Auszug aus meinem Notizbuch:

«Das ist sein ruhiger normaler Puls: 70 bis 72 Schläge in der Minute. Doch nun kommt eine kleine Pause – und der Puls beginnt schneller zu werden, beschleunigt sich – und jetzt erreicht er schon 80 bis 90, schließlich 100 Schläge in der Minute. Und dann erleben wir das Gegenteil: Er verlangsamt sich wieder, die Pulsfrequenz erreicht nun die früheren Grenzen, der Pulsschlag wird immer langsamer – 64 bis 66 Schläge in der Minute.»

Ich fragte ihn, wie er das anstelle.

«Was ist daran verwunderlich? Ich sehe einfach, daß ich einem Zug hinterherlaufe, der Zug ist eben erst abgefahren, er entfernt sich von mir, und ich muß ihn einholen, muß auf das Trittbrett des letzten Wagens springen... Nun, warum soll man sich dann wundern, daß das Herz so schnell zu schlagen beginnt? ... Und dann lege ich mich schlafen, ich liege ruhig im Bett, ich beginne einzuschlafen – der Atem wird gleichmäßig, das Herz schlägt langsam und gleichmäßig...»

Ein anderes Experiment: «Wollen Sie, daß die Temperatur meiner rechten Hand steigt und die der linken sinkt? Lassen Sie uns beginnen!» Mit einem Hautthermometer überprüfe ich die Temperatur beider Hände, sie ist gleich. Wir warten ein, zwei Minuten. «Jetzt können Sie anfangen!» Wieder lege ich das Thermometer an die Haut der rechten Hand. Ihre Temperatur ist um zwei Grad höher. Und die linke? Noch eine Pause. «Jetzt ist es soweit.» Die Temperatur der linken Hand ist um anderthalb Grad gesunken.

Was ließ sich daraus schließen? Wie war es möglich, daß er seine Körpertemperatur willentlich beeinflussen konnte?

«Nein, daran ist gleichfalls nichts Verwunderliches! Ich stelle mir vor, daß ich die rechte Hand an einen heißen Ofen lege. Au, wie heiß sie wird... Natürlich ist ihre Temperatur höher geworden! In der linken Hand aber halte ich ein Stück Eis. Ich sehe dieses Stück, da ist es – in meiner linken Hand, ich presse es zusammen... Natürlich wird es kälter» (Juni 1938).

Konnte er auf diese Weise auch einen Schmerz überwinden? S. hat viele Male erzählt, wie er einen heftigen Schmerz zum Abklingen brachte:

«Ich gehe zum Beispiel zum Zahnarzt. Sie wissen, wie angenehm das ist, im Zahnarztsessel zu sitzen, während einem im Zahn herumgebohrt wird. Früher hatte ich große Angst davor. Jetzt aber ist alles ganz einfach. Angenommen, ich habe Zahnschmerzen... Zuerst ist das ein orangerotes Fädchen. Es beunruhigt mich. Ich weiß, daß sich das Fädchen, wenn ich es so lasse, ausdehnen und in eine feste Masse verwandeln wird. Ich kürze das Fädchen, es wird immer kleiner – nun ist es nur noch ein Punkt – und der Schmerz verschwindet.

Später habe ich das noch anders gemacht. Da sitze ich im Zahnarztsessel. Nein, das bin nicht ich, das ist jemand anders, ‹er› sitzt im Sessel. Ich aber, S., stehe daneben und sehe zu, wie man ‹ihm› im Zahn herumbohrt. Mag es ‹ihm› ruhig weh tun, es tut ja nicht mir weh, sondern ‹ihm›... Und ich fühle den Schmerz nicht» (Januar 1935).

Ich gebe zu, dieses Experiment ist nicht unter kontrollierten Bedingungen überprüft worden, aber ich habe im Beisein einiger Kollegen Tests durchgeführt, die eindeutig erwiesen, daß bei S. eine Akkommodation des Auges stattfand, wenn er sich vorstellte, ein dunkles beziehungsweise helles Zimmer zu betreten; daß der Pupillokochlearreflex auftrat, wenn er sich einen schrillen Ton vorstellte; daß das Elektroenzephalogramm eine deutliche Depression der Alphawellen zeigte, wenn er sich vorstellte, daß ihm das grelle Licht einer 500-Watt-Birne in die Augen stach!*

Die physiologischen Untersuchungen (sie wurden von S. A. Charitonow und seinen Mitarbeitern im physiologischen Laboratorium der neurologischen Klinik am Unionsinstitut für Experimentelle Medizin durchgeführt) ergaben nur einige wenige Hinweise auf mögliche Mechanismen, die diesen Phänomenen zugrunde liegen konnten.

Es waren bei ihm keine erwähnenswerten Veränderungen im Schwellenwert des Tastsinns festzustellen; er nahm Berührungen in Form von Anschauungsbildern (synästhetischen Bildern) wahr. Die Empfindungsschwellen seines Geruchs- und Geschmackssinnes waren herabgesetzt. Erheblich verändert waren auch die Schwellenwerte für die Akkommodation des Auges; er brauchte mehr Zeit, um sich an die Dunkelheit anzupassen. Die Untersuchung der Druckpunkte der Haut mittels der Freyschen Reizhaare ergab keine signifikanten Veränderungen der Reizschwellen, doch statt einer punktförmigen Berührungsempfindung hatte er die Empfindung einer Welle, die sich ausbreitete und beträchtliche Bereiche der Haut ergriff; die Hautempfindlichkeit ließ eine erhöhte Inertia (Trägheit) erkennen, und einige Besonderheiten in seiner Art, wie er Berührungen erlebte, deuteten auch auf eine Dominanz der protopathischen Sensibilität hin. Die Schwellenwerte seiner optischen Chronaxie gingen nicht über die üblichen hinaus, doch waren seine subjektiven Empfindungen bei elektrischer Reizung der Haut ungewöhnlich heftig (vor allem wenn man in Betracht zieht, daß die Verstärkung des Reizes gewöhnlich nicht zu einer entsprechenden Verstärkung der Empfindungen führt). Wenn sich ein

---

* Diese Versuche wurden seinerzeit unter Mitwirkung von S. A. Charitonow, N. W. Rajewa, S. D. Rolle und A. I. Rudnik durchgeführt. Ich danke ihnen für ihre Mitwirkung.

Schwellenwert einmal verändert hat, bleibt er eine gewisse Zeit auf dem neuen Level, und individuelle Besonderheiten in den Reaktionen zeigen sich dann nicht so sehr in den Schwellenwerten als vielmehr in der Dynamik einer hervorgerufenen Reizung.

Natürlich hätten wir gern mehr Erkenntnisse aus der Untersuchung von S.'s vegetativen, sensorischen und elektrophysiologischen Reaktionen gewonnen. Diese Ergebnisse liefern nur relativ unbedeutende (und eher indirekte) Informationen und bringen uns in unserem Verständnis jener bemerkenswerten Phänomene, die ich in diesem Abschnitt beschrieben habe, kaum weiter.

Ein paar Worte über Magie

Bis jetzt habe ich von Tatsachen aus der Perspektive des objektiven Beobachters berichtet. Wie aber sehen diese Tatsachen aus, wenn man sie mit den Augen von S. selbst betrachtet? Um seine Sicht der Dinge klarer herauszuarbeiten, muß ich einen kleinen Umweg machen und auf einige Phänomene eingehen, die ich bislang nicht angesprochen habe.

In jedem von uns gibt es eine Trennlinie zwischen Vorstellungswelt und Realität. Bei uns – Menschen mit begrenztem Vorstellungsvermögen – ist diese Linie meist relativ klar gezogen. Bei S., dessen Vorstellung Bilder erzeugte, die er oft als real erlebte, war diese Grenze niedergebrochen.

«So liefen die Dinge ab, als ich klein war. Ich lernte in der Chederschule. Nun ist es schon Morgen – ich muß aufstehen. Ich werfe einen Blick auf die Uhr und denke: Nein, es ist noch Zeit, ich kann noch eine Weile liegenbleiben. Und die ganze Zeit sehe ich weiterhin die Zeiger der Uhr. Sie zeigen halb acht. Also ist es noch früh. Und auf einmal kommt die Mutter: ‹Wie, du bist noch nicht fort? Es ist doch schon bald neun.› Wie hätte ich das wissen können? Ich habe doch gesehen, der große Zeiger zeigte nach unten – auf der Uhr war es halb acht» (Oktober 1934).

Die mächtige Vorstellung des Jungen verwischte die Grenzen zwischen Realem und Scheinbarem, und dieser Ausfall der Unterscheidung zwischen den beiden Sphären machte sein Verhalten so ungewöhnlich.

Wenn aber die Grenzen zwischen Vorstellung und Realität durchbrochen sind, könnte dann nicht auch die Unterscheidung zwischen dem Bild des eigenen Selbst und dem eines anderen ausgelöscht oder zumindest geschwächt werden?

Bei S. zeigte sich diese Tendenz in der Tat, und erste Anzeichen dafür waren schon in den frühen Schuljahren aufgetreten. Wir wissen, daß «magisches» Denken bei Kindern etwas ganz Natürliches ist. Ist es etwa schwer, zu bewirken, daß man nicht vom Lehrer aufgerufen wird? Dazu braucht man nur sein Pult festzuhalten und zu glauben, daß der Blick des Lehrers vorübergehen wird. Natürlich wirkt das nicht immer, doch das Kind wird denken: «Ist egal – vielleicht hilft es.» All das hatte sich auch in S.'s Kindheit als natürliche Entwicklung eingestellt. Doch während diese Art zu denken bei den meisten Menschen eine vorübergehende Phase darstellt, von der nichts als eine Kindheitserinnerung bleibt, die Reminiszenz einer Erfahrung, die irgendwo zwischen Kinderspiel und naiver «Magie» lag, blieb diese Neigung bei S. erhalten, und er wußte nicht so recht, ob er daran glaubte oder nicht.

«Wir hatten einen Klassenlehrer, Friedrich Adamowitsch, bei dem heckten wir dumme Streiche aus. ‹Wer hat das gemacht?› fragte er dann. Friedrich Adamowitsch kommt in die Klasse. Ich denke: Jetzt ertappt er mich. Mit all meiner Kraft fixiere ich ihn mit meinem Blick, und er denkt: Nein, der hat nichts angestellt. Ich sehe, daß er sich abwendet und weitergeht... Nein, dabei kriegt er mich nicht zu fassen, denke ich...»

Er erinnerte sich an viele solcher magischen Handlungen, die wie ein Spiel der Phantasie erschienen und die er doch recht ernst zu nehmen pflegte.

«Bei mir besteht kein großer Unterschied zwischen dem, was ich mir vorstelle, und dem, was in Wirklichkeit ist. Und oft, wenn ich mir etwas vorstelle, geschieht es auch so! Da habe ich mit einem Kameraden gewettet, daß die Kassiererin im Laden mir zuviel Wechselgeld herausgeben würde. Das habe ich mir dann auch deutlich vorgestellt – und sie hat mir tatsächlich nicht das Wechselgeld auf zehn, sondern auf zwanzig Rubel gegeben... Natürlich weiß ich, daß das ein Zufall, eine Koinzidenz ist – doch tief im Innern denke ich auch, es ist so gekommen, weil ich es so gesehen habe... Und wenn ich es nicht schaffe, etwas herbeizuführen, dann führe ich das darauf zurück, daß ich entweder müde oder abgelenkt war oder daß der Wille der betreffenden Person auf etwas anderes gerichtet war» (Januar 1938).

«Mitunter scheint es mir sogar, als könne ich mich selbst kurieren, wenn ich es mir nur deutlich vorstelle. Ich kann sogar andere behandeln. Ich weiß, daß ich mir, wenn ich krank werde, vorstelle, wie die Krankheit verschwindet... Nun ist sie nicht mehr da, und ich bin gesund. Und ich werde tatsächlich nicht krank.

Einmal plante ich eine Reise nach Samara, da bekam Mischa [sein Sohn] Bauchweh. Der Arzt war da und hat nicht feststellen können, was ihm fehlt... Dabei ist es ganz einfach. Ich habe ihm Speck zu essen gegeben. Ich sehe die Speckstückchen in seinem Magen. Ich will, daß er den Speck verdaut, ich helfe ihm... Ich stelle mir vor, daß ich sehe, wie sich der Speck auflöst. Mischa wird gesund. Natürlich weiß ich, es ist nicht so vor sich gegangen, aber ich habe das ja alles gesehen» (Februar 1938).

Solche Momente naiven «magischen» Denkens hat es in seinem Leben viele gegeben. Momente, in denen seine Vorstellungskraft siegte und ihn von etwas überzeugte, was der Verstand zurückwies. Ein leiser Zweifel blieb bestehen, irgendwo in einem abgelegenen Raum seines Bewußtseins das Gefühl «Aber vielleicht ist es ja doch so». Wie viele solcher merkwürdigen Winkel und Spalten, wo Vorstellung für ihn Realität wurde, hatte sich der Geist dieses Mannes bewahrt...

Seine Persönlichkeit

Ich komme nun zum letzten Abschnitt meines Berichts, dem wohl interessantesten, wenn auch am wenigsten erforschten. Über herausragende Mnemoniker ist eine ganze Reihe von Arbeiten verfaßt worden. Vielen Psychologen sind Namen wie Inodi oder Diamandi ein Begriff, einige kennen auch die Studien über den bemerkenswerten japanischen Mnemoniker Ishihara. Doch die Verfasser dieser Untersuchungen konzentrieren sich auf die Beschreibung der Gedächtnisleistung und des Vorstellungsvermögens, auf die faszinierende Fähigkeit der Mnemoniker, im Geist Rechenoperationen durchzuführen; keiner bietet irgendwelche Informationen über die Persönlichkeit dieser Menschen.

Was für ein Mensch war Inodi? Wie gestaltete sich das Leben Diamandis? Welche Wesenszüge zeichneten Ishihara aus? Was für ein Leben führte er?

Die Grundkonzepte der klassischen Psychologie zielten auf eine scharfe Trennung zwischen Theorien über spezifische psychische Funktionen und Theorien über die Persönlichkeitsstruktur, was zur Folge hatte, daß die individuellen Persönlichkeitsmerkmale kaum in Korrelation zu der Art dieser psychischen Funktionen beschrieben wurden; ein Mensch, der im Laboratorium zum Beispiel erstaunliche Besonderheiten des Gedächtnisses erkennen läßt, braucht sich im alltäglichen Leben der klassischen Auffassung zufolge durch nichts von anderen Menschen zu unterscheiden.

Aber trifft das zu? Ist es vernünftig anzunehmen, daß sich ein so ungewöhnlich entwickeltes eidetisches Gedächtnis und solch komplexe synästhetische Empfindungen in keiner Hinsicht auf die Entwicklung einer Persönlichkeit auswirken, daß ein Mensch, der alles «sieht» und der nichts richtig begreifen kann, wenn er nicht die Eindrücke durch alle Sinnesorgane «sickern» läßt, der eine Telefonnummer auf der Spitze seiner Zunge spüren muß – daß dieser Mensch sich entwickelt wie alle anderen? Kann man von ihm behaupten, daß er die gleichen Erfahrungen wie die anderen in der Schule, in Freundschaften, im Berufsleben gemacht hat, daß seine innere Welt der anderer Menschen glich, daß sich seine Biographie ebenso gestaltet hat wie die Biographien aller seiner Nachbarn? Eine solche Annahme scheint mir von vornherein wenig wahrscheinlich.

S., in dessen Bewußtsein ein Laut mit Farbe und Geschmack verschmolz, bei dem jeder flüchtige Eindruck ein prägnantes und nie verlöschendes Bild erzeugte, der alles synästhetisch erlebte, für den Worte eine ganz andere Bedeutung als im herkömmlichen Sprachgebrauch hatten – S. konnte sich nicht entwickeln wie andere, konnte nicht die gleiche innere Welt, die gleiche Lebensgeschichte haben, er mußte von einem anderen Selbstbild ausgehen, einer anderen Sicht der Dinge und Menschen, die er wahrnahm.

Um die Wurzeln seiner Persönlichkeit und seiner Lebensgeschichte in den Blick zu rücken, zitiere ich eine Kindheitserinnerung. Er ist klein. Erst seit kurzem besucht er die Schule.

«Nun ist es Morgen... Ich muß zur Schule. Schon bald ist es acht Uhr. Ich muß aufstehen, mich ankleiden, den Mantel und meine Galoschen anziehen, die Mütze aufsetzen... Ich darf nicht im Bett bleiben. Da beginne ich wütend zu werden, denn ich sehe ja, ich muß zur Schule... Aber warum sollte ‹er› nicht statt dessen in die Schule gehen? Nun erhebt ‹er› sich, zieht sich an, nun nimmt ‹er› Mantel und Mütze, steigt in die Galoschen... und schon hat ‹er› sich auf den Weg zur Schule gemacht... Jetzt ist alles in Ordnung: Ich bleibe zu Hause, ‹er› geht hin. Plötzlich kommt der Vater herein: ‹Es ist schon spät, und du bist noch nicht unterwegs zur Schule?!›» (Oktober 1934).

Der Junge war ein Träumer, aber seine Phantasien erschienen als Bilder, die nur zu lebendig waren und in sich selbst eine andere Welt schufen, in der er seine Alltagserfahrungen nach Belieben umformen konnte. So zeigte er schon früh die Neigung, die Unterscheidung zwischen dem, was seine Realität ausmachte, und dem, was er «sah», aus dem Blick zu verlieren.

«Das ist eine Gewohnheit, die ich lange beibehalten habe – vielleicht habe ich sie auch heute noch. Ich schaue auf die Uhr und sehe dann die Zeiger noch lange weiter in derselben Position stehen. Ich bemerke nicht, daß schon mehr Zeit vergangen ist... Deshalb komme ich auch oft zu spät» (Oktober 1934).

Wie aber sollte S. sich an die rasch an ihm vorüberziehenden Eindrücke anpassen, wo doch die durch diese Eindrücke hervorgerufenen Bilder so lebendig waren, daß sie für ihn leicht Realität wurden?

«Man hat mich immer ‹kalter Nefesch› [jiddisch: «kalter Fisch»] genannt. Da ist zum Beispiel ein Brand, ich aber verstehe noch nicht, was das ist – ein Brand, denn ich muß ja alles immer erst gesehen haben, wissen Sie? Solange ich es nicht sehe, nehme ich alles kaltblütig hin» (Juni 1934).

Aus der schöpferischen Phantasie, mit der etwa große Erfinder begabt sind, gehen Handlungen hervor, die mit der äußeren Realität in Einklang stehen. Aber es gibt noch eine andere Phantasie, deren Tätigkeit nicht auf die äußere Welt gerichtet ist, eine Phantasie, die aus dem Wunsch entsteht und die Handlung ersetzt, indem sie sie unnötig erscheinen läßt. Wie viele untätige Träumer hängen ihren Phantasien nach, verwandeln ihr Leben in einen ständigen Wachtraum.

Führt man sich vor Augen, mit welchen diffusen synästhetischen Empfindungen und lebendigen sinnlichen Bildern S. es zu tun hatte, ist es nicht verwunderlich, daß auch er zu einem solchen Träumer wurde.

Doch seine Träume führten ihn nicht einfach zur Untätigkeit; sie wurden für ihn zu einem Handlungsersatz, indem sie sich auf das in Bilder verwandelte Erleben des eigenen Selbst stützten. Es handelte sich um jene Art von Phantasie, wie S. sie in einem bereits einige Absätze weiter oben zitierten Bericht schilderte: «Ich muß zur Schule... Aber warum sollte ‹er› nicht statt dessen in die Schule gehen?... Ich bin böse auf ‹ihn› – warum macht ‹er› sich so langsam fertig?!»

In einer anderen Kindheitserinnerung schildert S. einen ähnlichen Vorgang:

«Ich bin acht Jahre alt. Wir ziehen in eine andere Wohnung um. Ich will nicht mitkommen. Mein Bruder nimmt mich an die Hand und führt mich zur Droschke. Ich sehe den Kutscher, er kaut eine Mohrrübe. Aber ich will nicht mitfahren... Und so bleibe ich zu Hause – das heißt, ich sehe, wie ‹er› in meinem alten Zimmer am Fenster steht und nirgendwohin fährt» (Oktober 1934).

Und diese Spaltung in ein «Ich», das Befehle erteilt, und ein «er», der sie ausführt und dem «Ich» zusieht, blieb S. bis an sein Lebensende erhalten. «Er» machte sich auf den Weg, wenn es nötig war, «er» merkte sich etwas, «Ich» hingegen wies nur an, leitete, kontrollierte. Wenn wir die den lebendigen «Bildvisionen» zugrunde liegenden psychologischen Mechanismen, die ich in diesem Porträt beschrieben habe, nicht kennen würden, wie leicht könnten wir all das für Symptome jener «Persönlichkeitsspaltung» halten, mit der sich die Psychiater so viel beschäftigen, mit der aber die «Selbstabtrennung», die S. praktizierte, sehr wenig gemein hat.

Seine Fähigkeit, sich auf diese Weise selbst zu «sehen» und «abzutrennen», seine Empfindungen und Handlungen einem Bild von «ihm», einer anderen Person, zu übertragen, die seinen Anweisungen folgte – all das war für S. sehr hilfreich, wenn es darum ging, sein Verhalten zu regulieren. Einen ersten Eindruck davon haben wir schon erhalten, als von der Steuerung vegetativer Prozesse und von der Ausschaltung des Schmerzes durch dessen Übertragung auf einen anderen Menschen die Rede war.

Doch wie leicht kann andererseits eine solche «Selbstabtrennung» eine umfassende Verhaltenssteuerung behindern. Die folgende Situation ist typisch.

«Da sitze ich nun bei Ihnen, mit meinen Gedanken beschäftigt, und Sie als gastfreundlicher Hausherr fragen: ‹Wie finden Sie diese Zigaretten?› – ‹Es geht, mittelmäßig.› Ich würde nie so antworten, ‹er› aber darf das. Das ist taktlos, doch ich kann ‹ihm› diesen Fauxpas nicht erklären. Wenn ‹Ich› abgelenkt ist, spricht ‹er› nicht so, wie er sollte» (Oktober 1934).

In solchen Fällen führte also schon eine kleine Ablenkung dazu, daß «er», den S. so deutlich «sah», sich der Kontrolle entzog und automatisch zu handeln begann. Und es gab viele Momente, in denen S. durch die in seinem Geist auftauchenden Bilder daran gehindert wurde, den Faden eines Gesprächs beizubehalten. Dann drängten sich Details und Nebensächlichkeiten in seine Äußerungen, verlor er sich in wortreichen Abschweifungen und mußte sich anstrengen, um wieder auf das Gesprächsthema zurückzukommen.

S. wußte, daß er redselig war, daß er auf der Hut sein mußte, um beim Thema einer Unterhaltung zu bleiben. Das gelang ihm bei weitem nicht immer. Ich, sein Beobachter, und die Stenographinnen, die unsere Gespräche aufzeichneten, kannten diese Neigung nur zu gut. S. beschreibt sie in folgendem Auszug (Mai 1939):

«All das führt dazu, daß ich mich einfach nicht an das Thema halten kann. Das ist keine Geschwätzigkeit. Sie fragen mich nach einem Pferd, aber dessen Farbe und Geschmack – all das schafft eine Menge Eindrücke, und wenn ‹ich› das nicht in die Hand nehme, würde unsere Unterhaltung ins Endlose auszuufern. ‹Er› merkt ja nicht, daß ‹er› vom Thema abgekommen ist. Ich muß mich nicht nur mit dem Wort ‹Pferd› befassen, sondern auch mit dessen Geschmack, mit dem Hof, in dem es steht – ich komme einfach nicht davon los... Erst vor kurzem habe ich gelernt, auf das Thema zu achten und mich daran zu halten...»

Doch kam es in vielen Fällen auch zu Konflikten zwischen der Wirklichkeit und den Bildern, die er sah, was ihn daran hinderte, eine Handlung angemessen auszuführen, die ihm normalerweise keine Schwierigkeiten bereitet hätte.

«Ich hatte ein Gerichtsverfahren... ein sehr einfacher Fall, und natürlich würde ich gewinnen. Nun bereite ich mich auf meinen Auftritt vor Gericht vor... Und ich sehe die ganze Szenerie – anders kann ich ja nicht! ... Da ist der große Gerichtssaal: die Stuhlreihen, rechts der Richtertisch. Ich stehe auf der linken Seite und spreche. Alle sind von meiner Beweisführung beeindruckt – ich gewinne den Prozeß natürlich! ... Als ich dann aber den Gerichtssaal betrat, war alles ganz anders. Der Richter saß nicht rechts, sondern links, und ich mußte von der gegenüberliegenden Seite aus sprechen... Alles war anders, als ich es gesehen hatte, und ich war so verwirrt, daß ich meinen Standpunkt

nicht richtig vortragen konnte. Und natürlich verlor ich»
(Mai 1939).

Mit solchen Momenten, in denen S. – gewohnt, sich auf
seine Bilder zu stützen – einer Situation völlig hilflos gegen-
überstand, war sein ganzes Leben angefüllt, und deshalb hielt
man ihn gewöhnlich, wie er oft klagte, für einen langsamen,
ungewandten und ein wenig konfusen Menschen.

Doch der unsichere Griff, mit dem er die Realität erfaßte,
und das realistische Erscheinungsbild seiner Phantasien
wirkten sich noch viel tiefer auf seine Persönlichkeitsentwicklung aus. Er lebte in der Erwartung, daß etwas, an dessen Kommen er fest glaubte, irgendwann eintreten würde,
und überließ sich dem Träumen und «Sehen», statt sein Leben aktiv in die Hand zu nehmen. Sein Gefühl, daß etwas
besonders Schönes mit ihm geschehen würde, begleitete ihn
das ganze Leben, etwas, was all seine Probleme lösen und sein
Leben einfach und verständlich machen würde. Das «sah» er
und wartete. Dementsprechend war alles, was er in seinem
Leben tat, bloß «vorübergehend», etwas, was er tun mußte,
bis das, worauf er wartete, schließlich kam.

«Ich las viel – und identifizierte mich stets mit irgendeinem
Helden – ich sah sie ja. Noch mit achtzehn war es mir unbegreiflich, wie sich ein Kamerad darauf vorbereiten konnte,
Buchhalter oder Handlungsreisender zu werden. Das Wichtigste im Leben ist nicht der Beruf, die Hauptsache – das ist
irgend etwas Angenehmes, Großes, das mit mir geschehen
wird... Wenn ich mit achtzehn oder zwanzig beschlossen
hätte zu heiraten und eine Gräfin oder Prinzessin hätte mich
um mein Jawort gebeten – ich wäre nicht sehr beeindruckt
gewesen... Vielleicht würde ich es ja noch weiterbringen!
Alles, womit ich mich beschäftigte – Artikel schreiben oder
zum Film gehen –, all das war ‹noch nicht das Richtige›, war
nur vorübergehend. Das wahre Leben – das war etwas anderes. Alles spielte sich nur in meinen Träumen ab, nicht in der
Wirklichkeit...

Ich war gewöhnlich passiv. Ich verstand nicht, daß die
Jahre dahingingen – das alles war ‹vorläufig›. Und immer
hatte ich das Gefühl: ‹Ich bin erst fünfundzwanzig Jahre alt› –

‹erst dreißig› – ‹Ich habe alles noch vor mir›. 1917 reiste ich bereitwillig in die Provinz ab, da ich beschlossen hatte, mich der Bewegung anzuschließen: Ich war im Proletkult, leitete eine Druckerei, war Reporter, lebte ein besonderes Leben. So auch jetzt – die Zeit vergeht – ich hätte vieles erreichen können, doch fortwährend warte ich auf irgend etwas. So war das immer bei mir» (Dezember 1937).

So blieb er denn ein unsteter Mensch, ein Mensch, der sich in Dutzenden von Berufen versuchte, die alle nur «vorübergehend» waren. Er erfüllte die Aufträge des Redakteurs, er trat in die Musikschule ein, er spielte auf der Bühne, war Rationalisierungsexperte, später dann Gedächtniskünstler. Eines Tages besann er sich darauf, daß er das Althebräische und Aramäische beherrschte, und begann, sein Wissen aus den alten Quellen schöpfend, andere Menschen mit Kräutern zu behandeln.

Er hatte eine Familie: eine gute Frau, einen begabten Sohn, doch auch das nahm er wie durch einen Dunstschleier wahr. Und es ließ sich schwer sagen, was für ihn realer war – die Phantasiewelt, in der er lebte, oder die Wirklichkeit, in der er ein vorübergehender Gast war.

Ein Blick in die Zukunft

Die Psychologie ist noch nicht zu einer echten Wissenschaft von der lebendigen menschlichen Persönlichkeit geworden. Sie muß noch lernen, Persönlichkeit so zu beschreiben, daß jeder einzelne Wesenszug in seiner Beziehung zur gesamten Struktur erkennbar wird. Auch hat sie noch nicht den Punkt erreicht, wo sich die Gesetze der Persönlichkeitsentwicklung ebenso präzise und verständlich formulieren ließen wie jene, die der Synthese komplexer chemischer Substanzen zugrunde liegen.

Die Erarbeitung einer solchen Psychologie ist Sache der Zukunft, und es ist schwer zu sagen, wie viele Jahrzehnte wir dazu brauchen werden, denn auf dem Weg zu dieser wissenschaftlichen Psychologie der Persönlichkeit liegen viele Abzweigungen von der Hauptstraße der Forschung und viele schwer zugängliche Gebiete. Doch eines läßt sich schon jetzt sagen: Einen wichtigen Schwerpunkt werden Untersuchungen bilden, die der Frage nachgehen, wie sich eine aus dem Gleichgewicht geratene Entwicklung auf die Formung der Persönlichkeit auswirkt, Untersuchungen, die den Prozeß, der zur Bildung eines Persönlichkeits«syndroms» führt, verständlicher machen.

Und wer weiß, vielleicht leistet ja auch mein Porträt eines Mannes, der alles «sah», einen kleinen Beitrag zu dieser Unternehmung.

OLIVER SACKS

Awakenings – Zeit des Erwachens

Aus dem Englischen übersetzt von St. Schappo,
W. Gutjahr, M. Lehmann, U. Hausmann, N. Rose,
K.-H. Plottek, Martina Tichy und Klaus Henning
rororo sachbuch 8878

Oliver Sacks, 1933 in London geboren, ist Professor für Klinische Neurologie am Albert Einstein College of Medicine, New York. Nach einem Medizinstudium in Oxford und neurophysiologischen Forschungen übersiedelte er in die USA, wo er als Neurologe in verschiedenen Kliniken gearbeitet hat.

Zwischen 1916 und 1927 grassierte weltweit eine Epidemie der sogenannten Europäischen Schlafkrankheit (encephalitis lethargica), eine Gehirnkrankheit, die neben fast fünf Millionen Toten unzählige schwergeschädigte Menschen hinterließ.

Der Neuropsychologe Oliver Sacks stieß 1966 in einem Krankenhaus bei New York auf Überlebende dieser Epidemie, die völlig apathisch, in einer geheimnisvollen Starre gefangen, vor sich hin vegetieren.

Zu dieser Zeit begann man ein neues Medikament recht erfolgreich bei Parkinson-Patienten, deren Gehirnfunktionen in ähnlicher Weise wie bei den Opfern der Schlafkrankheit gestört sind, einzusetzen: Dopamin (L-Dopa), ein «Neurotransmitter», eine chemische Verbindung, mit deren Hilfe die Gehirnzellen untereinander wieder kommunizieren können.

Oliver Sacks behandelte daraufhin 1969 auch seine «postencephalitischen» Patienten mit L-Dopa; die Wirkung des Medikaments ist überwältigend – jahrzehntelang «erstarrte» Menschen erwachen plötzlich wieder zum Leben.

Oliver Sacks beschreibt in seinem Buch die Geschichte dieser Menschen und die schier unfaßbaren Folgen der Dopamin-Behandlung.

ROWOHLT

OLIVER SACKS

Der Mann, der seine Frau
mit einen Hut verwechselte

Deutsch von Dirk van Gunsteren
320 Seiten mit zahlreichen Zeichnungen.
Gebunden und als rororo sachbuch 8780

Erzählt werden zwanzig Geschichten von Menschen, die aus der «Normalität» gefallen sind.

«Oliver Sacks ist ein Neurologe, der ein ‹Sachbuch› geschrieben hat – und was für eins! Ein Fachbuch, das ich jedem Neurologen, überhaupt jedem Arzt auf den Nachttisch legen möchte. Denn so wie Oliver Sacks wünsche ich mir einen guten Arzt: erfahren und zugleich neugierig auf dem eigenen Fachgebiet, mit einem sensiblen Blick für das Individuelle im klassifizierten und klassifizierbaren Krankheitsbild, mit Wärme und Humor, mit Freude über seine Macht zu helfen.»

Hildegard Baumgart, Die Zeit

Der Tag, an dem mein Bein fortging

Deutsch von Dirk van Gunsteren
224 Seiten. Gebunden und als rororo sachbuch 8884

«Oliver Sacks hat mit diesem Buch ein neues Genre zur Meisterschaft geführt. Es sind wahrheitsgetreue, sachkundige Horrorgeschichten aus der Welt der Medizin und Neurologie, erzählt als Stoff, aus dem Romane sind.»

Stern-TV

Stumme Stimmen

Reise in die Welt der Gehörlosen
Deutsch von Dirk van Gunsteren
224 Seiten. Gebunden

«Ein spannendes, auf jeder Seite neu befriedigendes, bewegendes Buch... Am Ende möchte man fast dasselbe tun, was Oliver Sacks nach dem Schreiben getan hat: die Gebärdensprache lernen.»

Journal München

ROWOHLT

ROBERT ORNSTEIN/
RICHARD F. THOMPSON

Unser Gehirn: das lebendige Labyrinth

Deutsch von Hainer Kober
Mit Illustrationen von David Macaulay
228 Seiten. Gebunden

«Das Gehirn», so die Autoren, «gleicht einem alten, baufälligen Haus, das man im Laufe der Jahre recht planlos mit Anbauten versehen hat. Wir beschäftigen uns mit der Architektur dieses Hauses. Wir werden zunächst einen Rundgang durch die verschiedenen Zimmer unternehmen und dann immer genauer das Material betrachten, aus dem diese Zimmer gemacht sind.»
Wir erfahren, aus welchen Teilen das Gehirn besteht und wie sie sich entwickelt haben. Wir schauen durchs Mikroskop und erkunden, wie die Nervenzellen, die Neuronen, Informationen verarbeiten. Wir verfolgen ihre elektrischen Impulse. Wir beobachten, wie sie mit Hilfe der chemischen Botenstoffe, der Neurotransmitter, weitergeleitet werden. Wir erfahren, wie das Gedächtnis funktioniert, wie die Hirnhemisphären zusammenarbeiten, welche wichtige Rolle das Gehirn für die hormonelle Balance, für die Stärke des Immunsystems, kurz: für die Aufrechterhaltung der Gesundheit spielt.

«Dieses Buch ist sehr zu empfehlen, wenn man allgemein, ohne Spezialisierungen, in die Grundlagegebiete der Gehirnforschung eingeführt werden möchte.» Norddeutscher Rundfunk

ROWOHLT

JEAN-DIDIER VINCENT

Biologie des Begehrens
Wie Gefühle entstehen

Deutsch von Hainer Kober
Mit Illustrationen von François Durkheim
416 Seiten mit zahlreichen Abbildungen. Gebunden

Wie entstehen Hunger und Durst, Mut und Angst, Liebe und Haß? Wie
wirken sich die Hormone auf unser Verhalten, auf Persönlichkeit und
Identität aus? Wie dirigiert das Gehirn dieses Labor der Seele? Sind wir
Sklaven unserer Biochemie? Wie kommt es zu Störungen der hormo-
nellen Balance, etwa zu Sucht und neurologischen Erkrankungen? Welche Heilungsaussichten ergeben sich aus den Forschungen der Neuro-
endokrinologie? – Das sind einige der Fragen, die Vincent sich stellt.
Dabei kristallisiert sich – zum erstenmal in der Geschichte der Gehirnforschung – eine differenzierte, wissenschaftlich gesicherte Theorie der
Gefühle heraus, die die im Zeitalter der «Computer-Rationalität» so
populären maschinenhaften, mechanischen Modelle des Geistes ad ab-
surdum führt.

ROWOHLT

JULIAN JAYNES

Der Ursprung des Bewußtseins durch den Zusammenbruch der bikameralen Psyche

Deutsch von Kurt Neff
560 Seiten mit zahlreichen Abbildungen. Gebunden

«Lassen Sie sich nicht abschrecken von dem akademisch klingenden Titel dieses Buches», schrieb die *New York Times* bei Erscheinen von *The Origin of Consciousness in the Breakdown of the Bicameral Mind*. «Die Sprache ist immer klar und verständlich, häufig sogar von poetischer Schönheit und Kraft.»

Eines der originellsten und aufregendsten Bücher unserer Zeit durchdringt die für uns moderne Menschen als naturgegeben erscheinenden Schichten des Bewußtseins, bis sich in einer Entfernung von drei Jahrtausenden der vor-bewußte Frühmensch des bikameralen Anfangs aller Kulturen und Religionen entdecken läßt.

Das angesehene Rezensionsorgan *Kirkus Review* urteilte: «Die Urknall-Theorie des Bewußtseins, packend vorgetragen, von beeindruckender Gelehrsamkeit und Akribie, schneidend in ihrer Kritik älterer Hypothesen, mit interessanten Darlegungen über Hypnose, Schizophrenie, Weissagung und über das Wesen des Schöpferischen bei Dichtern und Künstlern.»

ROWOHLT

DIETRICH DÖRNER

Die Logik des Mißlingens
Strategisches Denken in komplexen Situationen
320 Seiten mit zahlreichen Grafiken. Gebunden

Professor Dietrich Dörner ist bekannt durch seine ideenreichen und hochaktuellen Forschungen über Denken, Planen und Informationsverarbeitung beim Problemlösen vor allem in realitätsnahen, also ziemlich komplexen Situationen. Zusammen mit seinem Team an der Universität Bamberg kann Dörner auf einen reichen Fundus von empirischen Resultaten zurückgreifen, um den Zusammenhang von Denken, Fühlen und Wollen bei der Lösung komplizierter Probleme aufzuhellen. Der Autor resümiert: «Wir berichten über die Ergebnisse von Experimenten, die wir unternommen haben, um die Merkmale menschlichen Planens und Entscheidens in komplexen Situationen festzustellen. Wir haben uns bei diesen Experimenten einer spezifischen Methode bedient: Die Computertechnik bietet die Möglichkeit, komplizierte Realitäten zu *simulieren.*

Dabei fanden wir heraus, daß nicht die großen Fehler, auch nicht moralische Defekte, nicht Dummheit, Faulheit oder Bosheit und kein rücksichtsloser Wille zur Macht schuld daran sind, wenn etwas schiefgeht. Viele kleine Fehler im Denken und Handeln, zum Beispiel verursacht durch die Unzulänglichkeiten des menschlichen Kurzzeitgedächtnisses, addieren sich unbemerkt, bis die Katastrophe eintritt. Alltägliches und allzumenschliches Versagen unseres Planens in schwer durchschaubaren Situationen, wie das Leben sie ständig neu bietet – das ist die Logik des Mißlingens.»

«Originelle Wissenschaft kann sich durch verschiedenes auszeichnen: durch originelle Fragestellungen, Methoden, Konzepte oder Begriffsbildungen; im glücklichsten Fall durch dies alles zusammen. Mit der ‹Logik des Mißlingens› ist ein solcher Glücksfall gelungen.»

Michael Maar, FAZ

ROWOHLT